肉毒毒素在头颈部疾病与整形美容之应用

Botulinum Neurotoxin for Head and Neck Disorders

主编

（美）安德鲁·布利策（Andrew Blitzer）MD, DDS, FACS

Professor Emeritus of Otolaryngology–Head and Neck Surgery

Columbia University College of Physicians and Surgeons

Adjunct Professor of Neurology

Icahn School of Medicine at Mt. Sinai

Director, NY Center for Voice and Swallowing Disorders

Co-Founder and Director of Research, ADN International

New York, New York

（美）布莱恩·E. 本森（Brian E. Benson）MD, FACS

Chairman

Department of Otolaryngology–Head and Neck Surgery

Hackensack Meridian School of Medicine

Hackensack, New Jersey

（美）戴安娜·N. 柯克（Diana N. Kirke）MBBS, MPhil, FRACS

Assistant Professor

Department of Otolaryngology–Head and Neck Surgery

Icahn School of Medicine at Mount Sinai

New York, New York

主译

陶斯静　李乃浩　王雪瑞　黄　晶

北方联合出版传媒（集团）股份有限公司

辽宁科学技术出版社

Original title:
Botulinum Neurotoxin for Head and Neck Disorders, 2/e
by Andrew Blitzer / Brian E. Benson / Diana N. Kirke
Anatomical illustrations: Markus Voll, Karl Wesker

图书在版编目（CIP）数据

肉毒毒素在头颈部疾病与整形美容之应用 /（美）安德鲁 · 布利策（Andrew Blitzer），（美）布莱恩 · E. 本森（Brian E. Benson），（美）戴安娜 · N. 柯克（Diana N. Kirke）主编；陶斯静等主译. —沈阳：辽宁科学技术出版社，2024.10
ISBN 978–7–5591–3546–9

Ⅰ. ①肉… Ⅱ. ①安… ②布… ③戴… ④陶… Ⅲ. ①肉毒毒素—临床应用 Ⅳ. ①R996.1

中国国家版本馆CIP数据核字（2024）第081509号

出版发行：辽宁科学技术出版社
（地址：沈阳市和平区十一纬路25号 邮编：110003）
印 刷 者：鹤山雅图仕印刷有限公司
经 销 者：各地新华书店
幅面尺寸：210mm × 285mm
印　　张：12.5
插　　页：4
字　　数：360 千字
出版时间：2024 年 10 月第 1 版
印刷时间：2024 年 10 月第 1 次印刷
责任编辑：凌　敏　于　倩
封面设计：刘　彬
版式设计：袁　舒
责任校对：闻　洋

书　　号：ISBN 978–7–5591–3546–9
定　　价：198.00 元

投稿热线：024–23284356
邮购热线：024–23284502
E-mail:lingmin19@163.com
http://www.lnkj.com.cn

我们共同将这本书献给我们的患者，他们为了不断改善功能和生活质量而做出的努力也在不断挑战和激励作为医生的我们。

此外，我还将这本书献给我的孙子们：杰克逊·布利策、塞缪尔·沃尔克斯坦、迈尔斯·沃尔克斯坦和艾拉·比·布利策。

——**安德鲁·布利策**

谨以此书献给我的父母罗斯和弗吉尼亚·本森，我的妻子艾米丽娅·戈尔德，我的导师阿诺德和桑德拉·戈尔德，以及一直支持我的乔纳森和玛吉·塞利格。

——**布莱恩·E. 本森**

这本书献给我的父母尼克和玛丽·柯克，献给我在美国和澳大利亚的导师，最后献给我的丈夫里德·德·莱西和我的女儿德尔芬。

——**戴安娜·N. 柯克**

目录

视频观看方法及内容

安卓系统：进入手机浏览器后，打开扫一扫，扫描二维码即可观看。

苹果系统：下拉屏幕进入“控制中心”界面，用扫一扫功能扫描二维码，即可观看视频。

由于本书视频挂在外方出版社官网，目前不支持微信扫码，给您带来的不便敬请谅解！

视频2.1

眼睑痉挛。对眼轮匝肌功能亢进的肌肉收缩部位进行分析。一般来说，包括上睑的2个点在内共注射6个点位。注射点位会选取在靠近外侧和内侧，以避免肉毒毒素扩散到中央区域影响上睑提肌，上睑提肌力量减弱会导致上睑下垂。沿眶缘横向注射其余的点位。如果存在眶上眼睑痉挛，则可以在眉毛上方的内侧或外侧再次进行注射。[1:30]

视频3.1

下面部肌张力障碍。注射颏肌和降口角肌有助于改善下巴“橘皮样”外观，以及嘴角和下唇的下拉。下面部肌张力障碍患者可能还需要对上颈阔肌进行注射，以防止对下面部结构的过度牵拉。[3:08]

视频4.1

梅杰（Meige）综合征（多发性颅肌张力障碍）。视频显示该患者过度眨眼，下面部肌肉、颈阔肌和前颈的拉动。他还患有间歇性构音障碍。[0:26]

视频6.1

外展肌痉挛性发音障碍（喉部肌张力障碍）。该患者在连接的语音片段上出现呼吸中断并伴有面部抽搐，他的外展肌断裂，需要治疗环杓后肌（PCA）。首先，将少量的利多卡因通过隔膜注射到声门下。用中空的带有特氟龙（聚四氟乙烯）涂层的肌电针通过环甲膜进行注射。肌电针穿过环甲膜，穿过气道，穿过环状软骨的喙，直到PCA被刺穿，然后在肌电图上看到一阵电活动。随后注射3.75U：0.15mL到PCA。两侧PCA不要同时进行注射，以免出现喘鸣或气道紧急情况。[1:28]

视频6.2

外展肌痉挛性发音障碍。在这两例患者中，喉复合体被旋转，肌电针穿过后椎板，穿过咽下缩肌，并刺入环状软骨喙背面的PCA。嘱患者做“闻嗅”的动作，以激活肌肉活动，然后注射3.75U：0.15mL剂量。[2:04]

视频6.3

内收肌痉挛性发音障碍。通过环甲膜使用中空的带有特氟龙（聚四氟乙烯）涂层的肌电针注射甲状肌复合体。一旦肌肉开始活动，就嘱患者发声，并且在EMG上可以看到电活动。每块肌肉平均注射剂量为1.0U：0.1mL。[1:18]

视频6.4 另一个内收肌痉挛性发音障碍的例子。本例在EMG引导下经环甲膜注射TA肌肉复合体。双侧平均给药剂量为1.0U：0.1mL。[1:01]

视频7.1 颈部肌张力障碍（斜颈）。该患者有斜颈，头部倾斜并向右旋转。肌电图引导下，在胸锁乳突肌、头夹肌、颈阔肌、斜方肌和枕肌的多个部位注射5U：0.1mL BoNT。[6:52]

视频8.1 面肌痉挛。功能亢进如反复紧闭眼会产生应激性的左侧面部抽搐。在患者眼轮匝肌功能最亢进的部位皮下注射2.5U：0.1mL肉毒毒素。对许多患者来说，注射眼部和减少痉挛也能使中面部平缓。如果没有效果，也可以注射颧肌和提上唇肌。[1:25]

视频8.2 面部联动症。该患者有Bell麻痹后的左侧面部联动症。注意闭眼时她左脸中部会抬高。在她左侧眼轮匝肌每个标记点皮下注射2.5U：0.1mL剂量的BoNT。[3:02]

视频9.1 鱼尾纹治疗。要求患者斜视，以便能看到最大的皱纹形成区域。然后沿眶缘距外眦角至少1cm注射3个点位（2.5U：0.1mL）。[0:58]

视频9.2 眉间纹注射。在这个视频中可以看到一个划定的“Blitzer”安全三角区。如果把一个点放在两侧眉毛内侧的中间，然后另一个点在上眶缘上方1cm、双侧的中乳突线处，可以标记出一个三角形。在这个三角形内可以安全地进行注射。留下一点外侧额肌可以保证做一些模仿动作和表情。在这个视频中可以看到在三角区内注射皱眉肌以消除眉间纹。在5个点位均注射2.5U：0.1mL剂量。[0:52]

视频9.3 下睑注射。沿着睑板进行皮下注射。不应该在瞳孔中线的内侧注射，以防止削弱下睑的抽吸作用而产生溢泪。这些注射将减少下睑线，使眼睑开口更圆。沿下睑在两个点位注射1.0U：0.05mL剂量。[0:32]

视频9.4 颏肌注射。这些注射治疗颏部“橘皮样”皮肤变化。每侧颏肌注射（2.5～5）U：0.1mL剂量，注射部位不得高于下颌骨下缘至下唇上缘的中点。超过这条线可能会削弱口轮匝肌的功能，并可能产生流涎或构音障碍。[0:52]

视频9.5 颈阔肌注射。标记出颈阔肌的前缘和后缘。间隔约2cm标记梯形的水平线。用肌电针将标记线连在一起，观察到良好的肌肉肌电活动，每次退针时注射2.5U：0.1mL的剂量。对于重度颈阔肌皱纹，可以用手指捏住皱纹，并注射肉毒毒素。[2:14]

视频10.1 环咽肌。注射是在双侧环咽肌内进行的。剂量为2.5U：0.1mL，分别在咽部两侧的2个部位进行注射。注射应在环状软骨底部以下1cm处进行。进针至听到电生理活动，如果注射环咽肌，电生理活动应在吞咽时减弱。[2:03]

视频11.1 腭肌阵挛。经鼻内镜到位后，在软腭和腭咽肌的外侧可以看到不规则的阵挛性抽搐。在肌电图引导下进行经口注射。左侧腭部注射剂量为2.5U：0.1mL。[1:50]

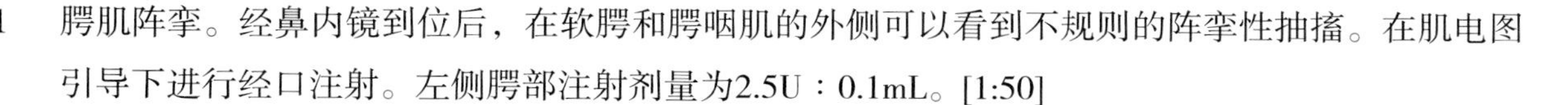

视频12.1 颞下颌关节紊乱综合征。（a）咬肌注射：用中空肌电针注射。在每个肌肉的5个点位注射（2.5～5）U：0.1mL的Botox。针头插入后，患者在指示下咬紧牙关以诱发活动。（b）颞肌注射：经触诊引出压痛区域。在该患者肌肉前部的3个区域注射了2.5U：0.1mL的Botox。（c）翼外肌注射：在肌电图引导下经口内途径是达到翼外肌的最佳途径。这使得肉毒毒素可以精确地沿着肌肉的长轴分布。患者被要求左右移动她的下巴来激活肌肉。[1:51]

视频14.1 偏头痛。左侧颞部和眼后疼痛的患者，如视频所示，在3个位置注射眉间区（眶上神经和颈上神经），每个点位注射2.5U：0.1mL肉毒毒素。左颞前肌也在3～5个不同点位注射2.5U：0.1mL肉毒毒素。[1:24]

视频16.1 中面部三叉神经痛。最初，用牙签标记异常疼痛和感觉过敏的区域。为该区绘制一个间距1cm的网格。然后，在每个交叉点皮内注射2.5U/cm^{2}肉毒毒素。[2:47]

视频16.2 下面部三叉神经痛。[0:19]

视频17.1 弗雷综合征。首先进行碘淀粉测试。这是通过用碘涂抹面部区域来完成的。干燥后，将淀粉撒在该区域。然后给患者一颗酸柠檬糖，随着汗液的积累，它将碘和淀粉混合在一起，形成一个深染区域。描绘完成后，使用记号笔标记1cm网格。在网格的每个交叉点位，皮内注射2.5U：0.1mL肉毒毒素。患者在2周后复诊，再次进行碘淀粉测试，以查看是否有任何残留汗液。如果仍有残留汗液，可以补充注射肉毒毒素。[2:19]

视频20.1 颈部肌张力障碍。该患者在喉癌放射治疗后，双侧胸锁乳突肌（SCM）出现疼痛性痉挛。患者接受EMG引导下的双侧SCM（视频中显示的右侧SCM）注射25U，当患者推压注射器的对侧手时，可以听到其肌肉活动的声音。[0:45]

序 I

肉毒毒素已被证明是所有临床医学实践中的多面手。众所周知，肉毒毒素是一种强效毒素，世界范围内，每年仍有许多人死于肉毒毒素中毒。但当医生在严格控制的情况下使用肉毒毒素时，它是非常安全的。眼科医生艾伦·B. 斯科特（Alan B. Scott）在对斜视的研究中首次发现了肉毒毒素的治疗潜力，此后，肉毒毒素在临床治疗领域出现了突破性的进展。由于这种毒素阻断神经肌肉接头的传递，因此其最初（也是最主要的）应用于不希望出现的肌肉痉挛。眼睑痉挛和面肌痉挛等局灶性肌张力障碍是最明确的适应证，也最早获得了FDA的批准。本书的第一主编安德鲁·布利策博士是第一位使用肉毒毒素治疗喉肌局灶性肌张力障碍（痉挛性发音障碍）的先驱。事实证明，面部皱纹是由于皮肤中的小肌肉收缩所致，注射肉毒毒素可以消除这些痉挛。那么很明显，肉毒毒素也可以阻断其他神经递质的释放，因此可以用于多汗症等自主神经疾病和偏头痛等疼痛性疾病。其临床应用的“版图”正在不断扩大。

肉毒毒素的适应证非常广泛，以至于大多数专家都有将其用于自己专业范围内的条件。现在，越来越多的眼科医生、耳鼻喉头颈外科医生、面部整形科医生、神经科医生、康复科医生、皮肤科医生、泌尿科医生、胃肠科医生和风湿病科医生，都发现肉毒毒素疗法很有价值。与任何治疗一样，它必须正确地进行注射才能成功。失败和副作用通常是由于技术不够娴熟。因此，从业者应该学会正确地进行注射。网络上我们可以找到各种学习论坛或学习课程，但这都没有一本专门阐述这些技术的专著来得更有价值。

这本书聚焦于肉毒毒素注射在头颈部的应用，涵盖广泛，从喉部肌张力障碍到面部皱纹（从耳鼻喉科到皮肤科）、从腭部震颤到偏头痛（罕见到常见）都有详细的阐述。对于任何使用肉毒毒素的从业者来说，了解肉毒毒素所有可能的临床用途是很有价值的。按照目前的指南，肉毒毒素每次注射应至少间隔3个月，因此患者不应频繁接受治疗，例如，一次眼睑痉挛治疗后2周，才能再次进行面部除皱治疗。一位对这两种临床情况都能熟练使用肉毒毒素的医生就能够在同一时间对这两种症状进行治疗。

这本书辅以各种讲解注射技巧的视频，着眼于教会医生“如何做”。我认为，一张图片值1000个字，一个视频值100万个字。这种类型的教学非常有价值，因为人们善于模仿（现在证明，至少部分原因是大脑中高效的镜像神经元系统所致）。因此，此文本加视频可以成为学习和/或改进技术的重要方法。

在指导头颈部肉毒毒素治疗这一领域，没有比布利策博士及其联合撰稿人更好的导师了。在这些适应证方面，布利策博士不仅是一位先驱，更拥有常人难以累积到的深厚的临床经验。自第一版出版以来，他们的理论与技术仍然在不断迭代与完善，并全新呈现在新修订的第二版中。例如，关于口下颌肌张力障碍和颞下颌关节紊乱的章节已经扩展，纳入了近30年的治疗该紊乱的经验。此外，还有一个关于使用肉毒毒素治疗放射治疗后肌肉痉挛和疼痛的新章节。

这本书对任何使用肉毒毒素治疗头颈部疾病的人来说都是价值千金的。

Mark Hallett, MD, DrMed(Hon)
Chief, Human Motor Control Section
National Institute of Neurological Disorders and Stroke
National Institutes of Health
Bethesda, Maryland

序 II

在大多数领域即时获得最新医学进展的当前环境中，人们可能会问这样一个问题：一些在产出时就有可能滞后的文本，是否还有进行出版的必要？在某些情况下，我的信念是肯定的。这本关于肉毒毒素在头颈部使用的第二版图书是一部力作。它由世界范围内该领域领先的临床专家编写，为该主题提供了卓越的职业视角。去芜存菁，这些指南和数据将作为我们接收与判断新信息最有力的参考。

整部作品涵盖了头颈部所有适用部位，详细说明了注射剂量和注射点位等细节。翔实的视频文件也详细介绍了技术的细微差别，为医生提供了获得良好结果的最佳机会，同时减轻了潜在的不良事件的发生概率。这本书在单一主题上进行了非常深度的探索，信息密度是独一无二的。这是该领域的执牛耳之作，也是一本必读的书，推荐给所有对肉毒毒素的临床实践感兴趣的学生和医生。

Marshall Strome, MD, MS, FACS
Professor and Chairman Emeritus
Cleveland Clinic Head and Neck Institute
Cleveland, Ohio
Director, Center for Head and Neck Oncology
Roosevelt St. Luke' s Hospital
New York, New York

前言

这本书填补了医学文献中关于使用肉毒毒素治疗头颈部功能亢进、分泌过多和疼痛综合征的治疗技术的空白。更新的第二版更是完善了运动、感觉和自主神经系统等所涉及的领域，综述了肉毒毒素的药理学，讨论了其适应证和使用技术，并在每个部分都提供了相应的注射视频。一些章节中，专家学者们讨论了高功能性的运动障碍，这些章节涉及眼睑痉挛、面部肌张力障碍、Meige综合征、口下颌肌张力障碍、痉挛性发音障碍（喉部肌张力障碍）和颈部肌张力障碍。这些章节回顾了这些疾病的诊断和临床表现，并讨论了在不同肌肉中使用肉毒毒素治疗的方法。本书中涉及的其他功能亢进症包括面肌痉挛、面部皱纹和皱襞、上下食管括约肌痉挛和腭部肌阵挛。还有一些章节讨论了肉毒毒素对传入神经系统和疼痛综合征的影响。本书综述了肉毒毒素对外周疼痛介质释放的影响以及由此引起的中枢疼痛阈值的变化。疼痛的具体治疗方法在偏头痛和慢性日常紧张性头痛、颞下颌关节紊乱、三叉神经痛和辐射引起的痉挛与疼痛章节中进行了阐述。本文还回顾了自主神经系统疾病的治疗，并讨论了自主神经疾病的具体治疗方法，如弗雷综合征、面部水肿和流涎症状。

本书对为功能亢进运动障碍、疼痛和感觉障碍以及头颈部分泌性疾病患者提供护理的临床医生来说应该是有价值的。这些临床医生包括耳鼻喉头颈外科医生、神经科医生、口腔科医生、皮肤科医生、疼痛专家、物理医学和康复专家，以及其他可能治疗这些疾病的医生和学生。这本书可以作为使用肉毒毒素治疗头颈部运动、感觉和自主神经系统疾病的指南。

致谢

感谢所有编者分享他们的专业知识。我们感谢Thieme Medical Publishers的编辑人员在整个写作和编辑过程中提供的建议、意见和鼓励。我们还感谢Peter Morgen Blitzer拍摄、编辑和制作了相关视频。

推荐序

肉毒毒素是一种强效毒素，但在医学领域从美容到相关疾病的诊疗得到广泛应用，在头颈部的应用中呈现突破性的进展，涵盖了头颈部运动神经功能障碍（包括喉部肌张力障碍、面部皱纹及腭部震颤等）、头颈部疼痛（如偏头痛、颞下颌关节紊乱和三叉神经痛等）及自主神经系统疾病（如弗雷综合征、面部水肿和唾液溢等）。该书以20个章节详细论述了从肉毒毒素的结构及药理机制到每种疾病的解剖、病理生理、肉毒毒素的剂量控制、治疗方法及操作流程。以95张精美插图及22个清晰的视频对使用肉毒毒素治疗的相关疾病进行论述及讲解，使得医生学习更加直观，更易学习操作方法及技巧。

对于初学者来说，该书不仅提供了肉毒毒素及相关疾病的丰富理论知识，同时提供了肉毒毒素治疗相关疾病的方法及技巧，堪称一本精雕细琢的教科书；对于任何使用肉毒毒素的医生来说，这本书提供了肉毒毒素在临床治疗领域最新的研究进展，拓宽了其临床应用的视野。因此，《肉毒毒素在头颈部疾病与整形美容之应用》不仅是具有最前沿的理论知识的教科书，也是一本关于肉毒毒素诊疗头颈部疾病的指南及操作手册，值得推荐给广大读者。

教育部科研基金及成果评奖专家
中国医师协会委员
武汉大学中南医院耳鼻咽喉头颈外科
头颈肿瘤首席专家
主任医师，教授
博士，研究生导师
周绪红

编著者名单

Ronda E. Alexander, MD, FACS
Assistant Professor of Otorhinolaryngology–Head and Neck Surgery
McGovern Medical School
University of Texas Health Science Center
Houston, Texas

Brian E. Benson, MD, FACS
Chairman
Department of Otolaryngology–Head and Neck Surgery
Hackensack Meridian School of Medicine
Hackensack, New Jersey

Boris L. Bentsianov, MD
Assistant Professor of Otolaryngology–Head and Neck Surgery
Director of Laryngology and Voice Disorders
SUNY Downstate Medical Center
Brooklyn, New York

William J. Binder, MD, FACS
Assistant Clinical Professor
Department of Head and Neck Surgery
UCLA School of Medicine
Los Angeles, California

Muna I. Bitar, PharmD
Associate Director in Medical Affairs
Regeneron Pharmaceuticals Inc.
West Caldwell, New Jersey

Andrew Blitzer, MD, DDS, FACS
Professor Emeritus of Otolaryngology–Head and Neck Surgery
Columbia University College of Physicians and Surgeons
Adjunct Professor of Neurology
Icahn School of Medicine at Mt. Sinai
Director, NY Center for Voice and Swallowing Disorders
Co–Founder and Director of Research, ADN International
New York, New York

Lesley French Childs, MD
Assistant Professor
Laryngology, Neurolaryngology, and Professional Voice
Associate Medical Director, Clinical Center for Voice Care
Department of Otolaryngology–Head and Neck Surgery
University of Texas Southwestern Medical Center
Dallas, Texas

Ajay E. Chitkara, MD
Clinical Assistant Professor
Department of Surgery
Stony Brook University Hospital
Stony Brook, New York
ENT and Allergy Associates
Port Jefferson, New York

Brianna K. Crawley, MD
Associate Professor
Loma Linda Voice and Swallowing Center
Department of Otolaryngology–Head and Neck Surgery
Loma Linda University
Loma Linda, California

Scott R. Gibbs, MD
Chief, Division of Otolaryngology
Associate Professor
Marshall University School of Medicine
Huntington, West Virginia

Elizabeth Guardiani, MD
Assistant Professor of Otorhinolaryngology–Head and Neck Surgery
University of Maryland School of Medicine
Baltimore, Maryland

Joel Guss, MD
Department of Head and Neck Surgery
Kaiser Permanente
Walnut Creek, California

Rachel Kaye, MD
Department of Otolaryngology
Rutgers New Jersey Medical School
Newark, New Jersey

Diana N. Kirke, MBBS, MPhil, FRACS
Assistant Professor
Department of Otolaryngology–Head and Neck Surgery
Icahn School of Medicine at Mount Sinai
New York, New York

Nikita Kohli, MD
Assistant Professor

Department of Surgery, Division of Otolaryngology
Yale University School of Medicine
Yale New Haven Hospital
New Haven, Connecticut

Michael Z. Lerner, MD
Assistant Professor
Department of Otolaryngology–Head and Neck Surgery
Albert Einstein College of Medicine
Bronx, New York

Tanya K. Meyer, MD
Associate Professor
Residency Program Director
Department of Otolaryngology–Head and Neck Surgery
University of Washington School of Medicine
Seattle, Washington

Niv Mor, MD
ENT at Summit
Division of Otolaryngology–Head and Neck Surgery
Overlook Medical Center
Summit, New Jersey

Daniel Novakovic, FRACS, MBBS, MPH
Associate Professor
Faculty of Medicine and Health, Central Clinical School
Director, Dr Liang Voice Program
University of Sydney
Sydney, Australia

Amit Patel, MD
Voice Center of Rhode Island
Warwick, Rhode Island

Scott M. Rickert, MD
Director, Pediatric Voice and Airway Center
Associate Director, Pediatric Otolaryngology
Assistant Professor
Department of Otolaryngology, Pediatrics, and Plastic Surgery
New York University Langone Medical Center
New York, New York

Maya M. Samman
Research Assistant
Center for Voice & Swallowing Disorders
New York, New York

Jerome S. Schwartz, MD, FACS
Volunteer Clinical Faculty–Otolaryngology
Georgetown University Medical Center
Washington, DC
Centers for Advanced ENT Care LLC
Chevy Chase, Maryland

Catherine F. Sinclair, BSc(Biomed), MBBS(Hons), FRACS, FACS
Associate Professor
Icahn School of Medicine at Mount Sinai
New York, New York

Phillip C. Song, MD
Chief, Division of Laryngology
Massachusetts Eye and Ear Infirmary
Assistant Professor
Department of Otolaryngology–Head and Neck Surgery
Harvard Medical School
Boston, Massachusetts

Lucian Sulica, MD
Sean Parker Professor of Laryngology
Director, The Sean Parker Institute for the Voice
Department of Otolaryngology–Head and Neck Surgery
Weill Cornell Medical College
New York, New York

Senja Tomovic, MD
Vice Chairman
Department of Otolaryngology
Hackensack Meridian School of Medicine
Seton Hall University
Nutley, New Jersey

Amy P. Wu, MD
Founder, Soho Otolaryngology PC
Clinical Assistant Professor of Otolaryngology
Hofstra/Northwell School of Medicine
New York, New York

Nwanmegha Young, MD
Yale University School of Medicine
New Haven, Connecticut

Craig H. Zalvan, MD, FACS
Chief of Otolaryngology and Medical Director
The Institute for Voice and Swallowing Disorders at Phelps Hospital
Sleepy Hollow, New York
Clinical Professor of Otolaryngology
New York Medical College
Valhalla, New York

译者名单

主　译

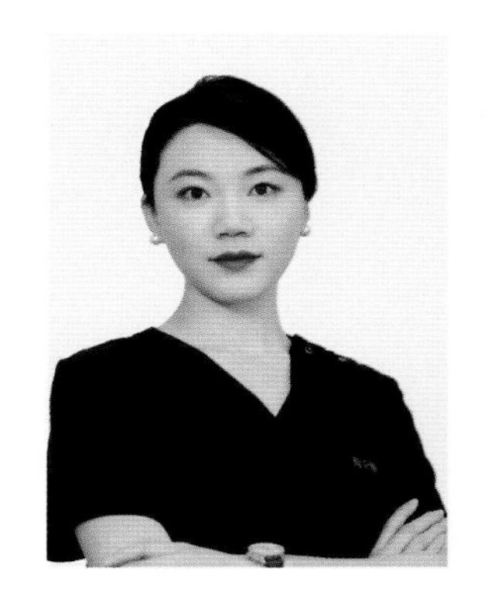

陶斯静

武汉大学临床医学（七年制中法联培）硕士，皮肤科副主任医师，皮肤美容主诊医师，现就职于杭州智美颜和医疗美容门诊部，从事医疗美容工作10余年，《热玛吉抗衰操作指南》主编，《面部年轻化微创手术与治疗并发症预防与管理》《激光与强脉冲光治疗中皮肤镜快速指南》主译，发表国家核心期刊文章数篇。

现任中国整形美容协会抗衰老专业委员会理事，中国整形美容协会皮肤管理专业委员会委员，中国整形美容协会微针专业委员会委员，中国整形美容协会微创与皮肤美容专业委员会委员，MEC中国医美精英院长俱乐部成员，CIAM中国整合医学美容学会（中国香港）眶周整合年轻化专业委员会委员，湖南省医疗整形美容学会脂肪分会专业委员，湖南省中西医结合学会皮肤美容分会委员。高德美、艾尔建、艾维岚、伊妍仕认证注射医师，热玛吉认证操作医师，科医人、赛诺龙、赛诺秀、飞顿、FOTONA等激光设备认证操作医师及临床培训导师，Endymed中国区顾问医师。

从业10年来致力于研究皮肤健康与皮肤美学的关系，致力于皮肤抗衰及美容专业知识的分享与科普，擅长综合光声电治疗、美塑疗法、注射填充等，基于皮肤生理结构与老化改变，为求美者提供全层次、全肤质、全过程的整合年轻化解决方案。

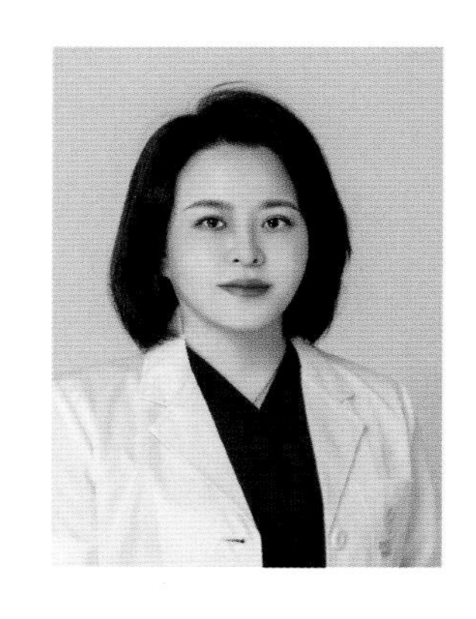

李乃浩

大连医科大学临床医学硕士，中国科学院心理研究所临床心理、心理咨询治疗专业在职博士，皮肤科副主任医师，皮肤美容主诊医师，现就职于上海智美颜和医疗美容门诊部，从事医疗美容工作10余年。

《肉毒素注射与临床美学实践》第三版副主译，《微整形注射指导手册：肉毒素与填充剂的注射》副主译，《激光与强脉冲光治疗中皮肤镜快速指南》主译；拥有国家级实用新型专利2项；中国整形美容协会医美与艺术分会注射美容艺术委员会委员，中国医师协会皮肤科医师分会会员，中国医师协会美容与整形医师分会会员；华熙学院技术导师；热玛吉培训导师，半岛超声炮三星认证医师，高德美、艾尔建、艾维岚、伊妍仕认证注射医师，科医人、赛诺龙、赛诺秀、飞顿、FOTONA等激光设备认证操作医师及临床培训导师。

从业10余年来持续地学习和分享关于皮肤抗衰老和医疗美容的专业知识，擅长将光声电治疗、美塑疗法和注射填充等多种技术手段相融合，以达到最佳治疗效果。深知皮肤生理结构的复杂性以及随年龄增长所带来的变化，根据求美者的具体肤质和老化程度，量身定制个性化的年轻化治疗解决方案。

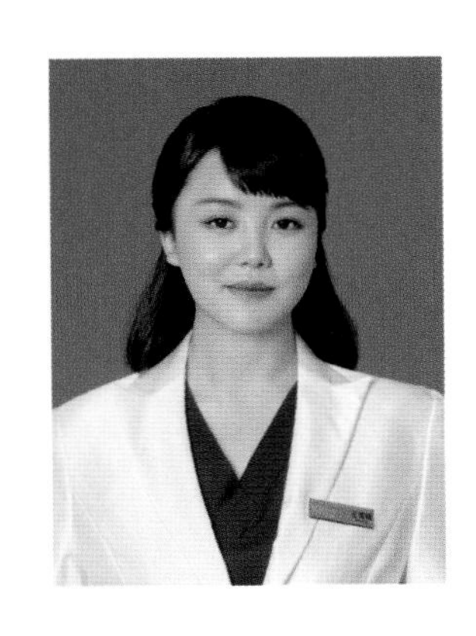

王雪瑞

毕业于郑州大学，皮肤与性病学主治医师，皮肤美容主诊医师，杭州艺星医疗美容医院美容皮肤科副院长。从事本专业近20年，治疗人次逾10万次。中国医师协会皮肤科医师分会会员。《激光与强脉冲光治疗中皮肤镜快速指南》副主译。M22/AOPT超光子逐光之星医师；以色列美迪迈医疗科技公司Endymed PRO中国区指定认证医师；Thermage中国大陆规范化操作专业人士；GALDERMA VITAL临床医师；Botox临床注射医师；Picoway新锐医师；酷塑（coolsculpting）金牌体雕师。擅长激光美容、射频紧肤、面部年轻化、全层抗衰、美塑疗法。近20年专精深耕于皮肤美容领域，在扎实全面的医学理论基础上，从丰富的临床实战经验中凝练、研创出独有的面部整合年轻化疗法。以耐心细致的诊疗风格，赢得求美者的良好口碑，以精益求精的匠心精神，引领皮肤美容抗衰新风尚，并成为国内医疗美容界的中坚力量。

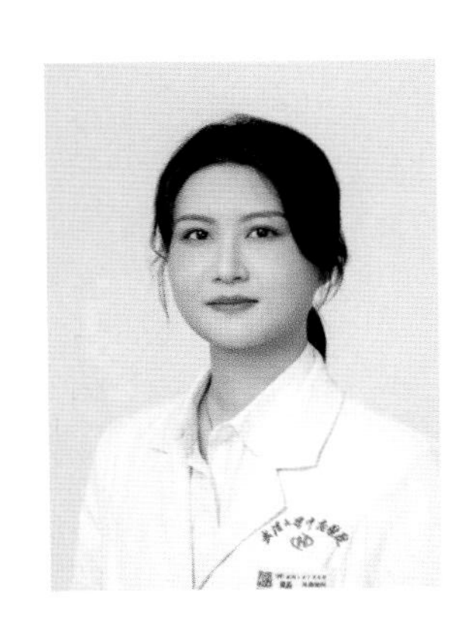

黄　晶

武汉大学临床医学（七年制中法联培）硕士，主治医师，法国洛林大学南锡中心医院耳鼻咽喉头颈外科住院医师。现就职于武汉大学中南医院耳鼻咽喉头颈外科，任湖北省临床肿瘤学会头颈肿瘤专业委员会委员，从事耳鼻咽喉头颈肿瘤及头颈部修复10余年。擅长头颈部良恶性肿瘤的诊断及微创手术，鼻面和头颈部畸形与缺损的修复与重建手术。

副主译

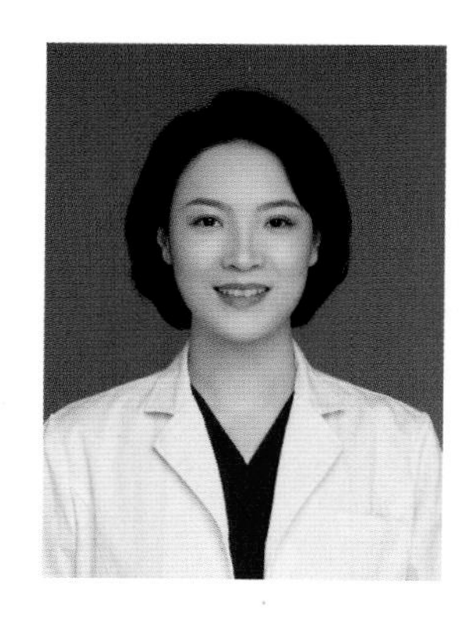

范潇雨

整形外科主治医师，毕业于浙江大学临床医学专业，现就职于杭州智美颜和医疗美容门诊部，曾就职于武警浙江省总队医院，深造于上海第九人民医院整复外科。浙江省眼部整形专业委员会委员，浙江省脂肪整形协会委员，中国中西医结合学会医学美容专业委员会委员；乔雅登、艾维岚、伊妍仕认证注射医师，热玛吉认证操作医师，半岛超声炮三星认证医师及临床导师。擅长光电仪器面部治疗，面部注射、面部综合抗衰、私密整形等治疗。

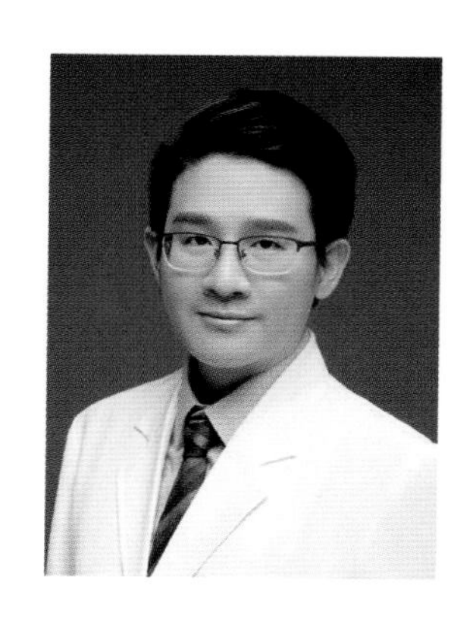

梁智凯

毕业于北京大学医学部临床医学系，主治医师，皮肤美容主诊医师。中国非公立医疗机构协会整形与美容专业委员会委员，中国台湾激光医学会会员。艾尔建乔雅登及保妥适讲师，瑞蓝唯瑅导师，艾尔建、双美、高德美、艾维岚、伊妍仕认证注射医师，美特拉线雕认证医师，热玛吉、半岛超声炮、Picoway、美迪迈黄金微针认证医师，M22超光子逐光之星。

主要从事微整形及面颈部年轻化微创治疗及皮肤仪器抗衰光电治疗，擅长应用透明质酸、胶原蛋白、PLLA、PCL、羟基磷灰石CaHA及肉毒毒素等微整形材料，结合抗衰光电仪器，实现整体美观年轻化。

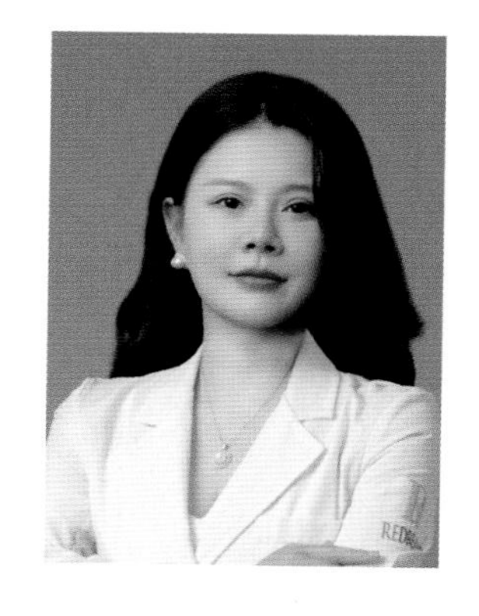

柳　盈

毕业于大连医科大学，皮肤美容副主任医师，皮肤美容主诊医师，杭州依妮德融美医疗美容诊所无创中心院长。从事本专业近20年，《热玛吉抗衰操作指南》第一主编，曾参与《微整形注射并发症》《现代皮肤病与性病学》《面部年轻化微创手术与治疗并发症预防与管理》《肉毒毒素注射与临床美学实践》《微整形注射指导手册》《激光与强脉冲光治疗中皮肤镜快速指南》等书的编写及翻译工作。中国整形美容协会医美线技术分会理事；中国解剖学会生物组织保存与利用分会委员；中国医师协会美容海峡两岸分会理事，MEC中国医美精英院长俱乐部成员；艾尔建乔雅登全系列注射导师；艾尔建区域医生培训导师；艾维岚临床注射全国导师、“百瓶大师”俱乐部成员；伊妍仕“超级专家”团成员、临床注射导师；强生鱼骨线“力量大使”大赛评委。

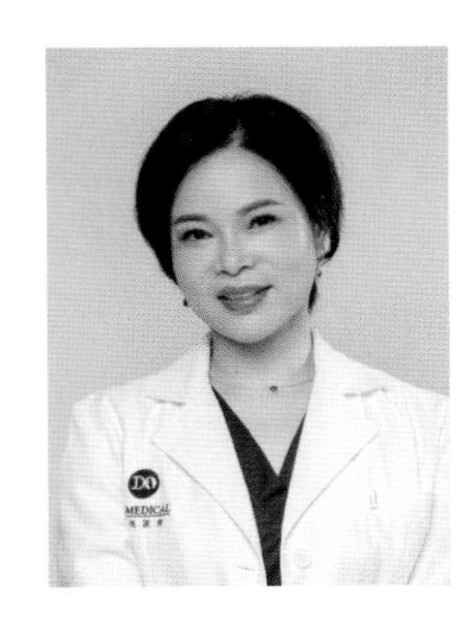

唐春琴

主治医师，毕业于新疆医科大学临床医学专业，曾深造于上海第九人民医院整复外科。现任北京愉悦美容医院私密中心院长、新疆和田地区人民医院皮肤年轻化中心主任、中国台湾海峡两岸整形协会委员、中国性器官整形与性别整形协会委员、面部年轻化中国区委员等。曾从事妇产科工作10余年，目前主要从事私密相关整形和面颈部年轻化微创治疗及皮肤光电治疗，擅长应用透明质酸、胶原蛋白、童颜针和肉毒毒素等非手术手段实施面部及全身年轻化美容治疗。

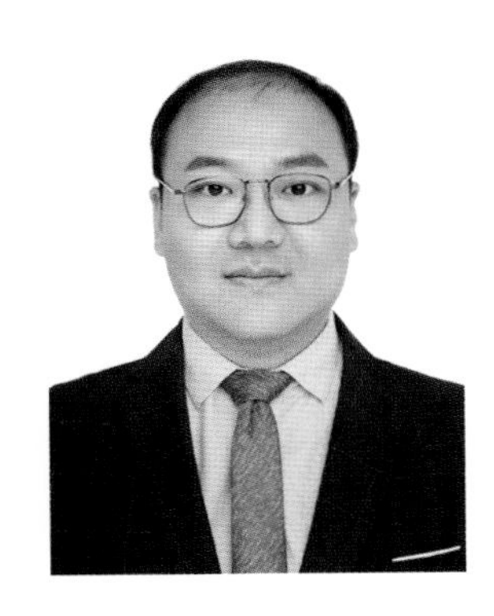

王　鸣

南京医科大学第一附属医院江苏省人民医院整形外科，副主任医师，博士。从事整形美容医教研工作近20余年。擅长眼部及面部年轻化、脂肪移植、鼻部整形修复手术、乳房整形及腹壁整形手术。现任中国医师协会美容与整形医师分会青年委员会委员、中华医学会整形外科学分会眼部美容专业委员、中国整形美容协会微创与皮肤整形美容分会委员、中华医学会显微外科学分会第十一届委员会青年学组成员、江苏省医学会显微外科学分会委员兼秘书、江苏省整形美容协会眼鼻整形分会委员。

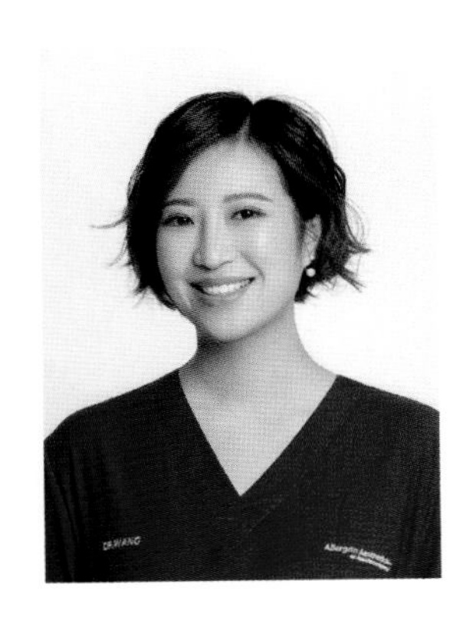

王　超

昆明医科大学硕士，娄底市中心医院医疗整形科主治医师，美容外科主诊医师。中国中西医结合协会医学美容专业委员会眼整形专家委员会委员。擅长注射、面部及生殖器官等多种整形手术。

第1章
肉毒毒素的药理作用

Muna I. Bitar, Nikita Kohli, Maya M. Samman, and Andrew Blitzer

摘要

肉毒毒素（BoNT）是最有效的毒素，它可以阻断神经递质乙酰胆碱以及降钙素基因相关肽、P物质和谷氨酸等神经递质的释放。

作为一种安全、有效的治疗方案，BoNT已被批准用于治疗许多运动、感觉和自主神经疾病。本章将对肉毒毒素的生物化学和作用机制、药代动力学以及这些肉毒毒素可能的多种临床应用进行回顾与综述。

关键词：肉毒毒素、运动神经元、慢性疼痛、自主神经紊乱、神经递质、抗伤害作用、流涎、偏头痛、肌张力障碍、三叉神经痛

1.1　简介

作为一种安全有效的治疗方法，肉毒毒素（BoNT）已被批准用于多种临床病症。所有适用于BoNT治疗的疾病的共同基础是神经递质或神经肽释放的过度活跃。BoNT的临床疗效基于神经元内胞吐机制的局灶性、高度特异性、可逆性的破坏，使得将其注射到特定肌肉或其他组织后神经递质的释放受到暂时抑制。

1.2　肉毒毒素的亚型

肉毒毒素是由多种梭状芽孢杆菌属合成的，最著名的是肉毒梭状芽孢杆菌，或称肉毒杆菌（Clostridium Botulinum），但也包括巴拉蒂梭菌（BoNT-F）、丁酸梭菌（BoNT-E）和阿根廷梭菌（BoNT-G）[1]。近来的一些研究发现，非梭状芽孢杆菌、米氏韦杆菌也能产生BoNT-A；然而，还需要进一步的研究来确定这种新型细菌毒素的生物学作用[1]。

这些细菌合成几种免疫上不同的肉毒毒素，分为血清型A～G，有超过40个亚型。描述这些亚型的时候我们引入了数字符号，以指定亚型，例如BoNT-A1和BoNT-A2[2]。流行病学研究和体外研究表明，只有血清型A、B、E和F会引起人类中毒，而血清型C和D在禽类和牛的肉毒杆菌中毒中普遍存在[3]。此外，还描述了3种杂交镶嵌类型，包括BoNT-CD、BoNT-DC和BoNT-HA[4]。BoNT-HA最初被称为“BoNT-H”，但后来根据氨基酸和基因组序列分析被重新命名，这是过去40多年来描述的第一个新的BoNT血清型。

1.3　肉毒毒素生物化学：毒素结构

肉毒毒素的生物活性包含在一个通常称为核心神经毒素的大小约150kd的蛋白质中。在自然界中，单个150kd的肉毒毒素被合并到一个分子复合体中，该复合体的大小根据相关的无毒蛋白的数量而变化，这些蛋白被分为血凝素或非血凝素[5]。最大的肉毒毒素复合体是900kd，仅由血清型A形成。根据前面描述的排序，A型包含7个亚型，称为A1～A7[6]。目前还不清楚这些氨基酸的差异是如何影响该亚型的生物活性的，只阐明了一些特征

上的差异。BoNT-A2已被证明可以比BoNT-A1更快地进入细胞[7]，更有效地抑制大鼠局部给药后的握力，并在半膈肌试验中更有效[8-9]。

血清型A、B、C1和血凝素阳性D以500kd和300kd复合物的形式存在，而血清型E、F和血凝素阴性D仅以300kd复合物的形式存在[10]。已知肉毒毒素复合物除了保护肉毒毒素免受酶降解外，还可以稳定和保护核心肉毒毒素免受热能和pH的损伤[11-13]。

核心肉毒毒素被合成为一个150kd的单链蛋白，必须被蛋白酶切割才能发挥其活性[14]。切割产生一个由100kd的C端重链和50kd的N端轻链金属蛋白酶组成的双链分子，它们通过二硫键连接在一起。C端重链可分为两个区域：N-末端重50kDa是释放到胞浆中所需的易位结构域，C-末端是受体结合结构域，允许BoNT特异性结合和内吞进入运动神经元（▶图1.1）[4]。

在所有梭状芽孢杆菌神经毒素中，双链蛋白的三级结构都被保留；然而，不同血清型的蛋白质序列之间存在着相当大的异质性（据报道高达70%），这是由于它们的神经元亲和力、抗原性和细胞内靶点不同[15]。

1.4 作用机制

在治疗骨骼肌过度活动时，BoNT抑制神经肌肉连接处的乙酰胆碱释放，从而减少肌肉的过度收缩。这种对钙依赖性泡状神经递质释放的抑制是通过多步骤过程发生的。在第一步中，肉毒毒素必须从它的保护性蛋白屏障中分离出来，使游离的神经毒素结合到神经元表面。其体内解离动力学目前尚不清楚，但已知肉毒毒素复合物的稳定性受碱性pH和溶质离子强度增加的影响[16-17]。

游离的BoNT与神经元的结合是通过150kd肉毒毒素的重链与神经元受体的相互作用完成的，这些受体主要（但不完全）位于胆碱能神经末梢。对于BoNT-A（临床上最常用的），有人提出了一种双受体机制：肉毒毒素首先与细胞表面驻留神经节苷脂相互作用，神经节苷脂将肉毒毒素保留在质膜附近，促进肉毒毒素与其同源蛋白受体的结合。A型、E型和F型肉毒毒素的蛋白受体被确认为SV2，是突触囊泡的一种组成蛋白[18-21]。肉毒毒素只有在神经递质释放过程中蛋白质暴露在细胞表面时才能与SV2结合。因此，肉毒毒素优先进入积极分泌神经递质或神经肽的神经元[19]。A型和B型的受体分

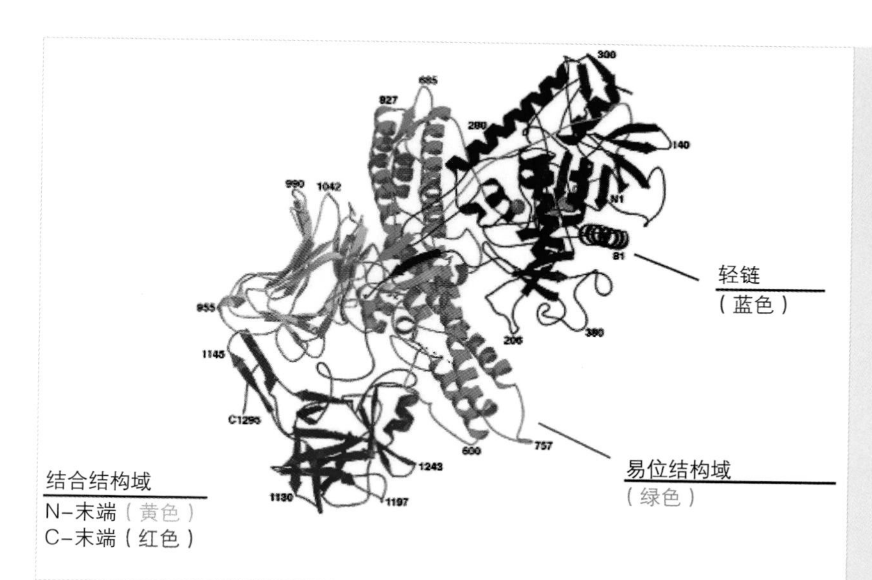

图1.1 肉毒毒素分子结构（Lacy DB, Tepp W, Cohen AC, et al Crystal structure of botulinum neurotoxin type A and implication for toxicity. Nat Struct Biol 1998;5:898-902.）

子是不同的，B型和G型的蛋白受体被鉴定为另一种称为突触结合蛋白的突触囊泡蛋白[20]。其他血清型也可能与独特的位点结合，但目前尚未对其进行鉴定。

结合后，BoNT通过受体介导的内吞作用内化到神经元内[22]。肉毒毒素在酸化的内吞囊泡内发生构象变化，使易位结构域与内吞囊泡的膜相互作用，为轻链穿过核内体壁提供了通道[23]。内吞细胞囊泡内的低pH也减少了二硫键，使轻链从重链中释放出来，使其进入神经元细胞质[24]。一旦进入细胞质，含有锌依赖性肽内酶的轻链会破坏一个或多个囊泡对接和融合所需的SNARE（可溶性n-乙基马来酰亚胺-融合-蛋白附着蛋白受体复合物）蛋白，从而减少胞外神经递质的释放（▸图1.2）[25]。

SNARE复合体的功能受损会抑制神经传递，导致弛缓性麻痹，并可能有死亡的风险。每个血清型都会裂解这些蛋白质中的一个或多个特定肽键。A型肉毒毒素裂解膜相关的SNARE蛋白SNAP-25（重25kDa的突触体相关膜蛋白），而B型肉毒毒素裂解囊泡相关蛋白VAMP（突触短蛋白）。最近有研究认为，调节间质锌浓度可能改变BoNT活性的临床疗效；然而，这一概念目前仍未得到深入研究。

值得注意的是，BoNT-HA分裂为VAMP-2或突触短肽，这与BoNT-FA的行为相同[4]。

1.5　肉毒毒素的药代动力学

抑制神经递质释放的相对持续时间在不同血清型中有所不同，可能是基于轻链的半衰期[26]和神经元恢复完整SNARE蛋白所需的时间不同（▸图1.3）。在临床前模型中，A型肉毒毒素的持续时间最长，其次是C1型、B型、F型和E型[27]。在人体肌肉注射后，血清型A和C1似乎有最长的持续时间[28]。

BoNT诱导的去神经后神经活性的恢复已经在几个临床模型中进行了验证[29-31]。早期的研究表明，轴突芽是从受影响的神经中发育出来的，可能是对去神经支配的肌肉分泌的生长因子的反应。这些芽是活跃的，并在早期恢复阶段产生暂时的再生神经。BoNT在神经元中的药理作用的确切持续时间尚不清楚；然而，在恢复的后期，人们发现原来的末端又出现泡状释放，这一过程伴随着神经元芽的收缩。这表明，随着时间的推移，最初受影响的神经末梢的活动重新建立，与萌芽过程有关。

BoNT对神经递质释放的抑制是可逆的，在临

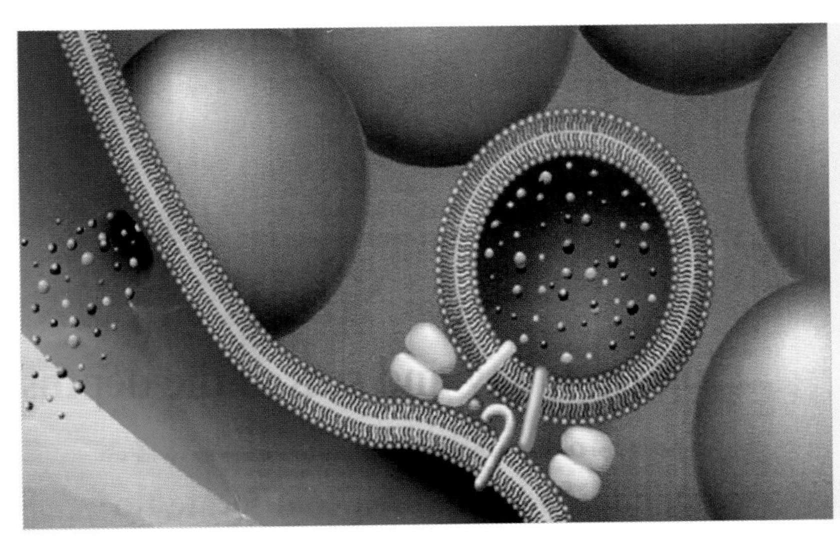

图1.2　胞吐抑制［Martin TF, Stages of regulated exocytosis. Trends Cell Biol 1997;7(7):271-276.］

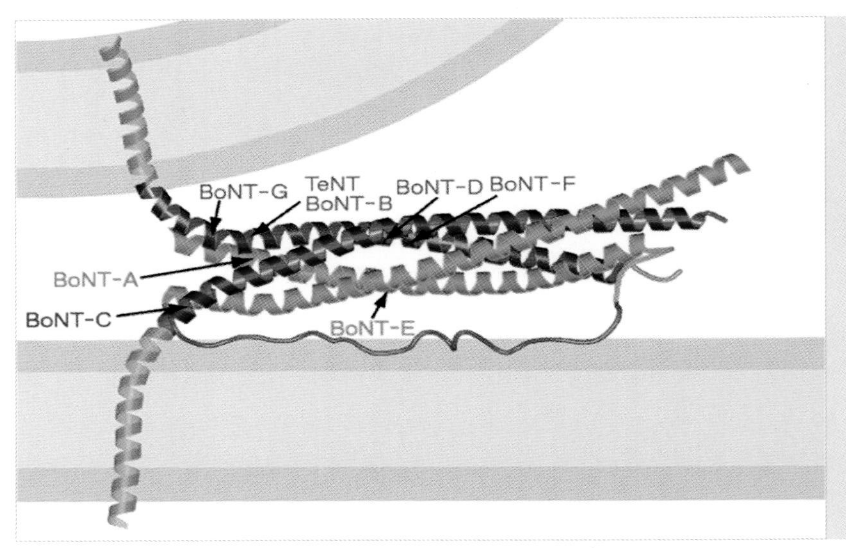

图1.3 肉毒毒素（BoNT）与破伤风毒素（TeNT）裂解位点（Sutton RB, Fasshauer D, Jahn R, Brunger AT. Crystal structure of a SNARE complex involved in synaptic exocytosis at 2.4 A resolution. Nature 1998;395:347–353.）

床应用中既有益处也有局限性。其好处包括根据肌肉的活动水平（可能随时间波动）灵活地注射肌肉，避免手术等永久性干预，并解决BoNT治疗的任何意外影响。与BoNT效应可逆性相关的主要限制是需要反复注射；然而，重复治疗可以导致持续的疗效。由于使用BoNT治疗的大多数疾病本质上是慢性的，较长的疗效持续时间是一个可取的特性，也是A型肉毒毒素在临床上使用更优于其他血清型BoNT的基本原理。

1.6 次要作用机制

除了抑制α运动神经元的乙酰胆碱的释放外，BoNT-A还抑制支配肌肉纺锤体内部纤维的γ运动神经元的神经递质的释放[32–34]。γ运动系统有助于肌肉张力的维持，并且已知在维持痉挛和肌张力障碍的高活性肌肉收缩方面发挥着重要作用。在这些情况下，减少γ传出的影响减少了通过1a型传入神经元的传入反馈，这种情况可能在脊髓水平层面上发生了感觉运动整合的改变[35]。据报道，至少有些产生面部表情的肌肉缺乏肌肉纺锤体[36–37]，因此，这种影响对BoNT在面部美容中的应用的贡献方面尚不清楚。

1.7 临床应用

目前，美国食品和药品监督管理局（FDA）已经批准了两种血清型，即A1（Abo，ona和incobotulinum toxin A）和B1（riabotulinum toxin B）用于人体。BoNT-A1是用于制药应用的BoNT的主要血清型，也是现阶段研究得最深入的。它的效力、作用时长和肌肉注射后抑制神经肌肉活动的局部活性有助于其在临床和美容上的应用[6]。据报道，BoNT对汗腺（多汗症）[38]和唾液腺（流涎）[39]功能亢进以及其他分泌性疾病，如鼻炎[40]和味觉性出汗[41]，都有疗效。这表明，将BoNT注射到适当的组织中对自主神经系统节后神经元的活性也有影响[42]。通过阻断这些纤维中的乙酰胆碱释放，腺体的分泌物可能减少或被阻断。相对而言，BoNT-A对自主神经的作用持续时间似乎要长得多，在多汗症和膀胱过度活动等疾病中的临床效果持续6~9个月，而横纹肌的临床效果通常为3~4个月[38,43]。这可能反映了自主神经支配的组织与躯体神经支配的组织中恢复机制的不同；例如，有证据表明，使用BoNT后的膀胱中，轴突萌发的程度不如在横纹肌中轴突萌发的程度[44]；然而，也可能有其他因素参与其中。

除了BoNT对肌张力和腺分泌的影响外，

BoNT-A还被报道可减轻与颈部肌张力障碍、颞下颌关节疾病、带状疱疹后疼痛[47]和三叉神经痛[48]相关的疼痛。此外，最近的数据表明，一种BoNT产品，即Onabotulinumtoxin A，可以有效降低慢性偏头痛患者的头痛频率[49]。肉毒毒素在这些情况下的作用机制尚不清楚；然而，有人提出，它是通过抑制传入神经元外围终端的神经肽和神经递质的释放而发生的。

已知C-纤维痛觉神经元在激活时从其外周终端释放谷氨酸和促炎症神经肽，如P物质和降钙素基因相关肽（CGRP）。P物质和CGRP的释放导致血管扩张和其他炎症介质外渗，如缓激肽、前列腺素、组胺和血清素。这些炎症介质或直接刺激或使周围的痛觉感受器敏感，引发疼痛的感觉和外周致敏[54]。外周痛觉感受器的致敏可能反过来触发脊髓中更多P物质和谷氨酸的释放，导致中枢敏感化，驱动慢性疼痛的发生[55]。外周释放的谷氨酸也被认为是通过激活外周传入神经的受体来刺激痛觉神经元的[56]。SNARE蛋白已被证明可以介导这些神经肽和神经递质的释放[57]，因此，BoNT-A的抗痛作用的机制被认为涉及抑制这些因素的释放，导致外周敏感的直接降低，然后间接降低中枢敏感性。

较新的数据表明，在BoNT的抗痛作用之外还有一个潜在的补充。TRPV1是在一些感觉神经元上发现的离子通道，可被辣椒素、质子和有害热量激活，已知在慢性疼痛和炎症期间组织中TRPV1表达上调[58]。BoNT-A已被证实可降低多种细胞和组织类型中TRPV1的表达，提示BoNT可能通过另一种机制降低外周致敏[59-61]。A-δ感觉纤维（介导急性疼痛信号）或a-β纤维（介导触摸和压力感觉）不从外周末端释放神经肽或递质，因此不受BoNT影响。因此，BoNT不会引起皮肤麻醉或干扰对急性疼痛的正常感知。

1.8　肉毒毒素其他血清型的应用

Kaji还开发了一种用于临床的低分子量（150kD）肉毒毒素BoNT-A2，它来自一种高度纯化的初级肉毒杆菌的蛋白衍生物。第一项人体研究表明，这种肉毒毒素的临床疗效是Onabotulinum-toxin A的1.5倍，起效时间更快，扩散更少。动物试验研究还表明，它对SNAP-25的裂解效力高于其他任何细胞类型，并且进入细胞的速度也更快。它的免疫原性也可能较低，但需要进行更大规模的研究才能证实[62]。BoNT-A2的治疗可能包括治疗对A型肉毒毒素有抗体的患者。

一种新的蛋白质Daxibotulinumtoxin A（RT002）受到关注。它是由150kDa的BoNT-A分子组成的，具有专利多肽，其专利多肽被设计为不含动物来源成分或人类白蛋白成分的长效注射肉毒毒素。这种蛋白质由Revance Therapeutics公司生产，在两项关键的SAKURA 3期临床研究中达到了6个月的持续时间，用于治疗眉间纹，与安慰剂相比，有统计学上的显著改善。目前正在进行一项评估其安全性的长期试验，有待成功完成[63]。

1.9　结论与展望

自20世纪70年代首次提出将BoNT作为一种治疗工具以来，该药物的批准适应证数量显著增加，而且文献中也报道了许多其他潜在的用途。这可以归因于其微妙的特异性：它是一个具有3个结构域的单分子，负责特定的功能，包括细胞结合、细胞内易位和细胞内底物的裂解。它的生化特性允许进行蛋白质工程手段的进一步加工，因此已经考虑采取一些方法来增强肉毒毒素的能力或重新定位其功能[3]。随着对其药理学的进一步了解，可以想象，未来BoNT的临床适应证范围将会扩大。

鉴于BoNT对神经元靶点的强大的选择性活性，以及其将一个50kDa的蛋白质结构域递送到神经元细胞质的能力，BoNT也被作为一种蛋白质转运体进行研究。BoNT的高度特异性重链已被用于靶向运动神经元细胞。将BoNT重链作为DNA结合蛋白伴侣，不仅可用于靶向运动神经元，而且还能利用BoNT的细胞内运输能力。

将药理学的进展与分子生物学和蛋白质合成技术的进展相结合，促进了在大肠埃希菌中合成的重组蛋白质的产生。这些技术使研究人员能够修改肉毒毒素的蛋白质结构，创造出具有改变神经元特异性的"设计"毒素，并可能在未来开发出针对非常特定的神经元亚型的肉毒毒素，或具有改变药理特性的肉毒毒素[64-66]。

也有人提议开发BoNT的替代给药系统，并且正在进行临床试验，评估局部应用肉毒毒素配方对鱼尾纹和多汗症的疗效[67-68]。

1.10　要点回顾

- 肉毒毒素（BoNT）是最有效的神经递质（如乙酰胆碱）释放抑制剂，但也是炎症介质，如降钙素基因相关肽、P物质和谷氨酸的释放抑制剂。
- BoNT可用于治疗肌张力障碍、震颤、肌阵挛、面部美容纹等肌肉功能亢进的疾病。
- BoNT可用于治疗疼痛疾病，如偏头痛、三叉神经痛、颞下颌关节紊乱、紧张性头痛等。
- BoNT可用于治疗自主神经紊乱，如Frey综合征（弗雷综合征）、流涎、腭裂、面部多汗症等。

参考文献

[1] Zornetta I, Azarnia Tehran D, Arrigoni G, et al. The first non Clostridial botulinum-like toxin cleaves VAMP within the juxtamembrane domain. Sci Rep.; 6(6):30257.

[2] Peck MW, Smith TJ, Anniballi F, et al. Historical perspectives and guidelines for botulinum neurotoxin subtype nomenclature. Toxins (Basel).; 9(1):E38.

[3] Masuyer G, Chaddock JA, Foster KA, Acharya KR. Engineered botulinum neurotoxins as new therapeutics. Annu Rev Pharmacol Toxicol.; 54:27–51.

[4] Yao G, Lam KH, Perry K, Weisemann J, Rummel A, Jin R. Crystal structure of the receptor-binding domain of botulinum neurotoxin type HA, also known as Type FA or H. Toxins (Basel).; 9(3):1–13.

[5] Popoff MR, Marvaud CC. Structural and genomic features of clostridial neurotoxins. In: Alouf J, Ladant D, Popoff M, ed. The Comprehensive Sourcebook of Bacterial Protein Toxins. 2nd ed. London: Elsevier; 1999:174–201.

[6] Whitemarsh RC, Tepp WH, Bradshaw M, et al. Characterization of botulinum neurotoxin A subtypes 1 through 5 by investigation of activities in mice, in neuronal cell cultures, and in vitro. Infect Immun.; 81(10):3894–3902.

[7] Pier CL, Chen C, Tepp WH, et al. Botulinum neurotoxin subtype A2 enters neuronal cells faster than subtype A1. FEBS Lett.; 585(1):199–206.

[8] Torii Y, Akaike N, Harakawa T, et al. Type A1 but not type A2 botulinum toxin decreases the grip strength of the contralateral foreleg through axonal transport from the toxin-treated foreleg of rats. J Pharmacol Sci.; 117(4):275–285.

[9] Torii Y, Kiyota N, Sugimoto N, et al. Comparison of effects of botulinum toxin subtype A1 and A2 using twitch tension assay and rat grip strength test. Toxicon.; 57(1):93–99.

[10] Sakaguchi G. Clostridium botulinum toxins. Pharmacol Ther.; 19(2):165–194.

[11] Ohishi I, Sugii S, Sakaguchi G. Oral toxicities of Clostridium botulinum toxins in response to molecular size. Infect Immun.; 16(1):107–109.

[12] Kukreja RV, Singh BR. Comparative role of neurotoxin-associated proteins in the structural stability and endopeptidase activity of botulinum neurotoxin complex types A and E. Biochemistry.; 46(49):14316–14324.

[13] Chen F, Kuziemko GM, Stevens RC. Biophysical characterization of the stability of the 150–kilodalton botulinum toxin, the nontoxic component, and the 900–kilodalton botulinum toxin complex species. Infect Immun.; 66(6):2420–2425.

[14] DasGupta BR. Botulinum neurotoxin: studies on the structure and structure-biological activity relation. Toxicon.; 17:41–101.

[15] Smith TJ, Lou J, Geren IN, et al. Sequence variation within botulinum neurotoxin serotypes impacts antibody binding and neutralization. Infect Immun.; 73(9):5450–5457.

[16] Wagman J. Isolation and sedimentation study of low molecular weight forms of type A botulins toxin. Arch Biochem Biophys.; 50(1):104–112.

[17] Wagman J, Bateman JB. The behavior of the bolulinus toxins in the ultracentrifuge. Arch Biochem Biophys.; 31(3):424–430.

[18] Dong M, Liu H, Tepp WH, Johnson EA, Janz R, Chapman

ER. Glycosylated SV2A and SV2B mediate the entry of botulinum neurotoxin E into neurons. Mol Biol Cell.; 19(12):5226–5237.
[19] Dong M, Yeh F, Tepp WH, et al. SV2 is the protein receptor for botulinum neurotoxin A. Science.; 312(5773):592–596.
[20] Rummel A, Häfner K, Mahrhold S, et al. Botulinum neurotoxins C, E and F bind gangliosides via a conserved binding site prior to stimulation-dependent uptake with botulinum neurotoxin F utilising the three isoforms of SV2 as second receptor. J Neurochem.; 110(6):1942–1954.
[21] Fu Z, Chen C, Barbieri JT, Kim JJ, Baldwin MR. Glycosylated SV2 and gangliosides as dual receptors for botulinum neurotoxin serotype F. Biochemistry.; 48(24):5631–5641.
[22] Simpson LL. Ammonium chloride and methylamine hydrochloride antagonize clostridial neurotoxins. J Pharmacol Exp Ther.; 225(3):546–552.
[23] Koriazova LK, Montal M. Translocation of botulinum neurotoxin light chain protease through the heavy chain channel. Nat Struct Biol.; 10(1):13–18.
[24] Fischer A, Montal M. Crucial role of the disulfide bridge between botulinum neurotoxin light and heavy chains in protease translocation across membranes. J Biol Chem.; 282 (40):29604–29611.
[25] Schiavo G, Rossetto O, Santucci A, DasGupta BR, Montecucco C. Botulinum neurotoxins are zinc proteins. J Biol Chem.; 267 (33):23479–23483.
[26] Fernández-Salas E, Steward LE, Ho H, et al. Plasma membrane localization signals in the light chain of botulinum neurotoxin. Proc Natl Acad Sci U S A.; 101(9):3208–3213.
[27] Foran PG, Mohammed N, Lisk GO, et al. Evaluation of the therapeutic usefulness of botulinum neurotoxin B, C1, E, and F compared with the long lasting type A. Basis for distinct durations of inhibition of exocytosis in central neurons. J Biol Chem.; 278(2):1363–1371.
[28] Eleopra R, Tugnoli V, Quatrale R, Rossetto O, Montecucco C. Different types of botulinum toxin in humans. Mov Disord.; 19 Suppl 8:S53–S59.
[29] de Paiva A, Meunier FA, Molgó J, Aoki KR, Dolly JO. Functional repair of motor endplates after botulinum neurotoxin type A poisoning: biphasic switch of synaptic activity between nerve sprouts and their parent terminals. Proc Natl Acad Sci U S A.; 96(6):3200–3205.
[30] Meunier FA, Schiavo G, Molgó J. Botulinum neurotoxins: from paralysis to recovery of functional neuromuscular transmission. J Physiol Paris.; 96(1–2):105–113.
[31] Rogozhin AA, Pang KK, Bukharaeva E, Young C, Slater CR. Recovery of mouse neuromuscular junctions from single and repeated injections of botulinum neurotoxin A. J Physiol.; 586(13):3163–3182.
[32] Filippi GM, Errico P, Santarelli R, Bagolini B, Manni E. Botulinum A toxin effects on rat jaw muscle spindles. Acta Otolaryngol.; 113(3):400–404.
[33] Rosales RL, Arimura K, Takenaga S, Osame M. Extrafusal and intrafusal muscle effects in experimental botulinum toxin-A injection. Muscle Nerve.; 19(4):488–496.
[34] Trompetto C, Currà A, Buccolieri A, Suppa A, Abbruzzese G, Berardelli A. Botulinum toxin changes intrafusal feedback in dystonia: a study with the tonic vibration reflex. Mov Disord.; 21(6):777–782.
[35] Caleo M, Antonucci F, Restani L, Mazzocchio R. A reappraisal of the central effects of botulinum neurotoxin type A: by what mechanism? J Neurochem.; 109(1):15–24.
[36] McComas AJ. Oro-facial muscles: internal structure, function and ageing. Gerodontology.; 15(1):3–14.
[37] Goodmurphy CW, Ovalle WK. Morphological study of two human facial muscles: orbicularis oculi and corrugator supercilii. Clin Anat.; 12(1):1–11.
[38] Lowe NJ, Glaser DA, Eadie N, Daggett S, Kowalski JW, Lai PY, North American Botox in Primary Axillary Hyperhidrosis Clinical Study Group. Botulinum toxin type A in the treatment of primary axillary hyperhidrosis: a 52-week multicenter double-blind, randomized, placebo-controlled study of efficacy and safety. J Am Acad Dermatol.; 56(4):604–611.
[39] Lagalla G, Millevolte M, Capecci M, Provinciali L, Ceravolo MG. Botulinum toxin type A for drooling in Parkinson' s disease: a double-blind, randomized, placebo-controlled study. Mov Disord.; 21(5):704–707.
[40] Kim KS, Kim SS, Yoon JH, Han JW. The effect of botulinum toxin type A injection for intrinsic rhinitis. J Laryngol Otol.; 112(3):248–251.
[41] Naumann M, Zellner M, Toyka KV, Reiners K. Treatment of gustatory sweating with botulinum toxin. Ann Neurol.; 42(6):973–975.
[42] Naumann M, Jost WH, Toyka KV. Botulinum toxin in the treatment of neurological disorders of the autonomic nervous system. Arch Neurol.; 56(8):914–916.
[43] Dmochowski R, Chapple C, Nitti VW, et al. Efficacy and safety of onabotulinumtoxinA for idiopathic overactive bladder: a double-blind, placebo controlled, randomized, dose ranging trial. J Urol.; 184(6):2416–2422.
[44] Haferkamp A, Schurch B, Reitz A, et al. Lack of ultrastructural detrusor changes following endoscopic injection of botulinum toxin type a in overactive neurogenic bladder. Eur Urol.; 46(6):784–791.
[45] Greene P, Fahn S, Brin M, Moskowitz C, Flaster E. Doubleblind, placebo-controlled trial of botulinum toxin injections for the treatment of spasmodic torticollis. Neurology.; 40:1213–1218.
[46] Song PC, Schwartz J, Blitzer A. The emerging role of botulinum toxin in the treatment of temporomandibular

disorders. Oral Dis.; 13(3):253–260.
[47] Ranoux D, Attal N, Morain F, Bouhassira D. Botulinum toxin type A induces direct analgesic effects in chronic neuropathic pain. Ann Neurol.; 64(3):274–283.
[48] Piovesan EJ, Teive HG, Kowacs PA, Della Coletta MV, Werneck LC, Silberstein SD. An open study of botulinum-A toxin treatment of trigeminal neuralgia. Neurology.; 65(8):1306–1308.
[49] Dodick DW, Turkel CC, DeGryse RE, et al. PREEMPT Chronic Migraine Study Group. OnabotulinumtoxinA for treatment of chronic migraine: pooled results from the double-blind, randomized, placebo-controlled phases of the PREEMPT clinical program. Headache.; 50(6):921–936.
[50] Gazerani P, Pedersen NS, Staahl C, Drewes AM, Arendt-Nielsen L. Subcutaneous Botulinum toxin type A reduces capsaicin-induced trigeminal pain and vasomotor reactions in human skin. Pain.; 141(1–2):60–69.
[51] Carmichael NM, Dostrovsky JO, Charlton MP. Peptide-mediated transdermal delivery of botulinum neurotoxin type A reduces neurogenic inflammation in the skin. Pain.; 149(2):316–324.
[52] Richardson JD, Vasko MR. Cellular mechanisms of neurogenic inflammation. J Pharmacol Exp Ther.; 302(3):839–845.
[53] Brain SD, Williams TJ, Tippins JR, Morris HR, MacIntyre I. Calcitonin gene-related peptide is a potent vasodilator. Nature.; 313(5997):54–56.
[54] McMahon SB, Bennett DLH, Bevan S. Inflammatory mediators and modulators of pain. 5th ed. Philadelphia, PA: Churchill Livingstone; 2005.
[55] Latremoliere A, Woolf CJ. Central sensitization: a generator of pain hypersensitivity by central neural plasticity. J Pain.; 10(9):895–926.
[56] Du J, Koltzenburg M, Carlton SM. Glutamate-induced excitation and sensitization of nociceptors in rat glabrous skin. Pain.; 89(2–3):187–198.
[57] Purkiss J, Welch M, Doward S, Foster K. Capsaicin-stimulated release of substance P from cultured dorsal root ganglion neurons: involvement of two distinct mechanisms. Biochem Pharmacol.; 59(11):1403–1406.
[58] Planells-Cases R, Garcìa-Sanz N, Morenilla-Palao C, Ferrer-Montiel A. Functional aspects and mechanisms of TRPV1 involvement in neurogenic inflammation that leads to thermal hyperalgesia. Pflugers Arch.; 451(1):151–159.
[59] Morenilla-Palao C, Planells-Cases R, García-Sanz N, Ferrer-Montiel A. Regulated exocytosis contributes to protein kinase C potentiation of vanilloid receptor activity. J Biol Chem.; 279(24):25665–25672.
[60] Apostolidis A, Popat R, Yiangou Y, et al. Decreased sensory receptors P2X3 and TRPV1 in suburothelial nerve fibers following intradetrusor injections of botulinum toxin for human detrusor overactivity. J Urol.; 174(3):977–982, discussion 982–983.
[61] Coelho A, Dinis P, Pinto R, et al. Distribution of the high-affinity binding site and intracellular target of botulinum toxin type A in the human bladder. Eur Urol.; 57(5):884–890.
[62] Kaji R. Clinical differences between A1 and A2 botulinum toxin subtypes. Toxicon.; 107 Pt A:85–88.
[63] Carruthers J, Solish N, Humphrey S, et al. Injectable daxibotulinumtoxin A for the treatment of glabellar lines: a phase 2, randomized, dose-ranging, double-blind, multicenter comparison with onabotulinumtoxin A and placebo. Dermatol Surg.; 43(11):321–1331.
[64] Chaddock JA, Marks PM. Clostridial neurotoxins: structurefunction led design of new therapeutics. Cell Mol Life Sci.; 63(5):540–551.
[65] Wang J, Meng J, Lawrence GW, et al. Novel chimeras of botulinum neurotoxins A and E unveil contributions from the binding, translocation, and protease domains to their functional characteristics. J Biol Chem.; 283(25):16993–17002.
[66] Meng J, Ovsepian SV, Wang J, et al. Activation of TRPV1 mediates calcitonin gene-related peptide release, which excites trigeminal sensory neurons and is attenuated by a retargeted botulinum toxin with anti-nociceptive potential. J Neurosci.; 29(15):4981–4992.
[67] Brandt F, O' Connell C, Cazzaniga A, Waugh JM. Efficacy and safety evaluation of a novel botulinum toxin topical gel for the treatment of moderate to severe lateral canthal lines. Dermatol Surg.; 36 Suppl 4:2111–2118.
[68] Glogau RG. Topically applied botulinum toxin type A for the treatment of primary axillary hyperhidrosis: results of a randomized, blinded, vehicle-controlled study. Dermatol Surg.; 33(1 Spec No):S76–S80.

第2章
肉毒毒素治疗眼睑痉挛

Amit Patel, Andrew Blitzer, and Boris L. Bentsianov

摘要

眼睑痉挛，即原发性眼轮匝肌肌张力障碍性收缩，通常以局灶性肌张力障碍的形式存在。患者双眼都可能受到影响，症状严重时可导致功能性失明。检查和治疗前首先要排除潜在的其他眼部疾病，如睑缘炎、结膜炎或角膜刺激征，并注意保持眼睑卫生和润滑。肉毒毒素是主要的治疗方法，耐受性良好，最常见的并发症是眼睛干涩和部分上睑下垂。可以根据患者的喜好，制订灵活或固定的注射计划。

关键词：眼睑痉挛、梅杰综合征、眼轮匝肌

2.1　简介

眼睑痉挛是一种面部肌肉肌张力障碍，其严重程度不一，轻则导致患者眨眼频率增加，重则伴有疼痛和视觉功能障碍导致的收缩功能障碍。与其他肌张力障碍一样，它被认为是一种复杂的神经系统疾病，在感觉输入、中央处理和运动输出方面存在异常，并相互作用产生运动障碍[1]。

眼睑痉挛累及的主要肌肉是眼轮匝肌。其他能够收缩眼睑的肌肉有皱眉肌和降眉间肌。痉挛通常在双侧眼睑发生，但也可能主要影响单侧眼睑。眼睑痉挛最常见的表现为局灶性肌张力障碍，也可能是“梅杰综合征”的一部分表现，这是一种节段性颅部肌张力障碍，包括眼睑痉挛和口下颌肌张力障碍，有时也包括颈部或喉部肌张力障碍（见第4章）[2]。眼睑痉挛不常见，估计患病率为1/10 000。女性的患病率比男性高。确诊的平均年龄为60岁[3]。这种情况通常从患者眨眼频率增加，或眼睑、前额及中面部肌肉的痉挛开始。患者主诉眼睛刺痛、畏光或异常流泪，最初可能被诊断为各种其他眼部疾病。眼睑痉挛可能是由感官刺激引起的，如风、空气污染物或强光，在患者精神压力大的情况下可能会更严重。一些患者会通过触摸面部、使用人工泪液（眼药水）、说话和唱歌等手段来暂时缓解痉挛。症状往往是渐进式加重的，会导致少数患者产生功能性失明[4]。患者可能会避免进行社交、阅读、开车或看电视，随之而来的是焦虑和抑郁的产生。据统计，平均在发病后3年的时间达到疾病所致功能失调的顶峰状态。

眼睑痉挛的严重程度可能不同，但自发缓解的情况很少。长期以来，持续的收缩会导致眼睑筋膜附着力减弱，导致眉毛下垂、皮肤松弛和眼睑外翻，并进一步阻碍视野。这种疾病通常是局灶性的，但也可能累及其他面部肌肉，并极少累及身体其他部位。

治疗前首先要排除所有可能潜在的眼部疾病，如睑缘炎、结膜炎或角膜刺激征，并注意保持眼睑卫生和眼内润滑。有报道称能阻挡紫外线的有色太阳镜有辅助功效[5]。一些患者使用“眼睑拐杖”或眼镜上的弹簧来使眼睑睁开。应用全身药物，如苯二氮䓬类药物和抗帕金森病药物苯海索（Artane），可以提供一些治疗效果，但疗效有限，并发症也较严重[2]。手术治疗常用于那些保守治疗失败的患者。相较于极少使用的面部神经分支的神经切除术，眼睑闭眼肌群切除术在临床上应用更普遍。

肉毒毒素（BoNT）注射已成为治疗眼睑痉挛的首选治疗方法，并已获得美国食品和药品监督管理局（FDA）的批准。许多研究从大型开放性研究到小型双盲试验，都证明了BoNT注射既有效又安全，成功率超过90%[6-14]。最近，美国神经病学学会指南制定小组委员会回顾了目前治疗眼睑痉挛的病例和结果。鉴于不同形式的BoNT的使用增加，包括Botox（Onabotulinumtoxin A）、Dysport（Bobotulinumtoxin A）和Xeomin（Incobotulinumtoxin A），小组委员会还审查比较了这几种BoNT的研究试验。比较Botox和Dysport的随机对照试验显示，两者的疗效相当。还回顾了较长期结果的观察性研究，并注意到Botox、Dysport和Xeomin的持续临床应用效果。总体而言，他们得出的结论是：BoNT被大多数运动障碍专家视为治疗眼睑痉挛的一线药物，所有A型肉毒毒素似乎都具有类似的疗效，并在很长一段时间内持续应用有效[15]。其他研究对使用BoNT的灵活治疗方案与固定治疗方案进行了比较。Bladen等发现，在10年的时间里，灵活的肉毒毒素治疗方案比固定治疗方案能更有效且长期地缓解面部肌张力障碍。在并发症发生率方面固定治疗与肉毒毒素灵活治疗相似，但肉毒毒素的间隔治疗似乎提供了更高的患者满意度和更长的疗效持续时间[16]。同样，最近一项对接受BoNT治疗眼睑痉挛的患者的横断面调查表明，灵活的、个性化的治疗方案可以提高患者满意度和疗效[17]。

2.2 诊断

眼睑痉挛的诊断是基于临床表现的，因为眼睑痉挛的早期症状与其他眼部疾病症状存在重叠，所以早期诊断很有挑战性。应了解其他神经系统症状史、精神药物使用史和肌张力障碍家族史。眼科检查可以帮助所有疑似患者进一步明确诊断。在适当的时候，应该进行进一步的研究和影像学检查，以排除中枢神经病变。

眼睑开放失用症是一项重要的诊断，可能难以与眼睑痉挛相区别。与眼睑痉挛一样，它也表现为眼皮闭合异常，但主要是由于上睑提肌的不自主抑制引起的。眼睑痉挛患者的下睑检查通常会显示眼睑隆起。当BoNT治疗不能改善眼睑痉挛时，这个诊断是一个重要的考虑因素[1]。

2.3 解剖学结构

眼轮匝肌位于皮下组织深层，分为眶部和眼睑部。眶部围绕眶缘形成一个宽圈，并与其他面部肌肉交叉。它在自主控制下，负责眼睑的闭合。在眨眼和睡眠时眼轮匝肌会使眼睛不由自主地轻轻闭上，眼轮匝肌分为覆盖眶隔的前睑部分，以及在睑板前方的内眦和外眦之间延伸的睑板前部分。眼睑部位的皮肤是身体中最薄的皮肤，含有少量皮下脂肪。因此，眼轮匝肌可能仅位于皮表浅层1mm处。在眉毛和脸颊部位，皮肤逐渐增厚。

2.4 注射技术

注射使用1mL的注射器和30G或32G的短针。由于这些肌肉的皮下位置相同，所以不需要肌电图仪来指导注射。每次注射的剂量和确切位置是根据以前的注射结果量身定制的。首先，将A型肉毒毒素（Botox）稀释至每0.1mL 2.5～5U的浓度。最初治疗眼轮匝肌的起始剂量较低，每侧为12～15U，但也可能需要更高的剂量。将2.5～5U的肉毒毒素以0.1mL的注射量，在眼眶边缘外周的3～6个点位处注射眼轮匝肌眶部。建议避免直接在眼部正上方进行注射，以尽量避免扩散到上睑提肌引起上睑下垂，并避免向下内侧眼轮匝肌注射以免扩散到下斜肌，干扰泪液的正常流出（► 图2.1，► 图2.2）。在上睑肌的内侧和外侧两个部位注射1.25U、容量为0.05mL的肉毒毒素，同样注意避开眼睑中部（► 图2.3，► 图2.4）。

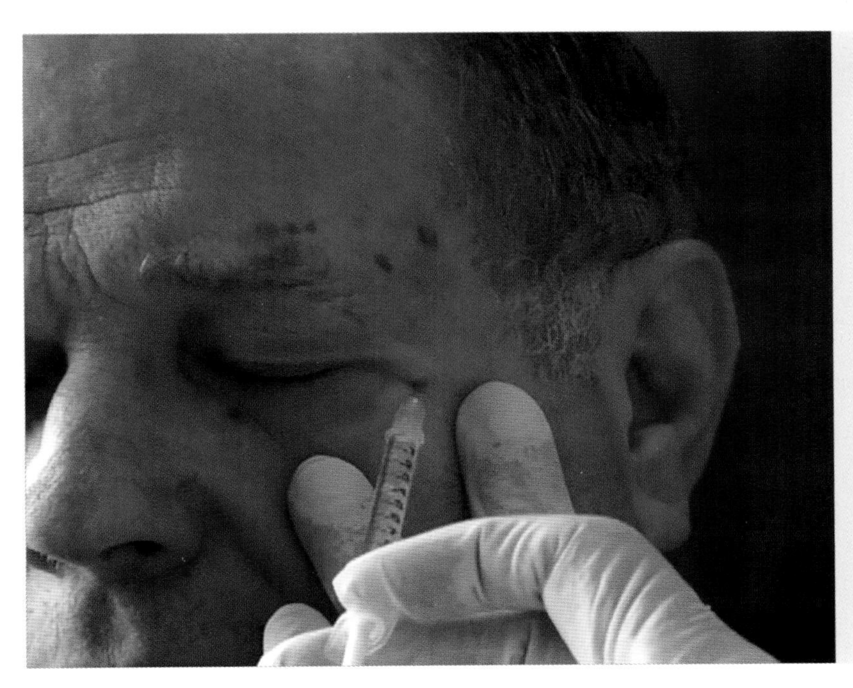

图2.1　眼轮匝肌外侧眶部的注射

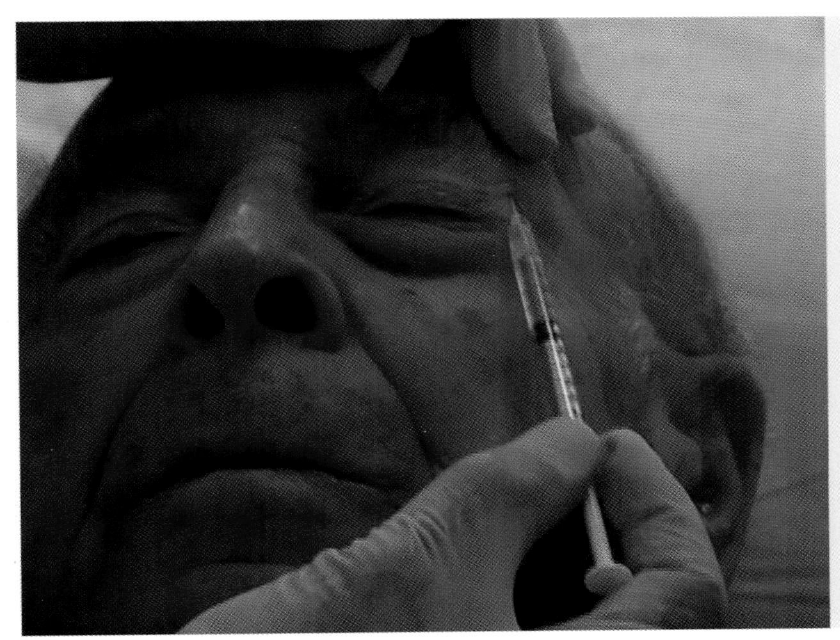

图2.2　眼轮匝肌眶上部分的注射

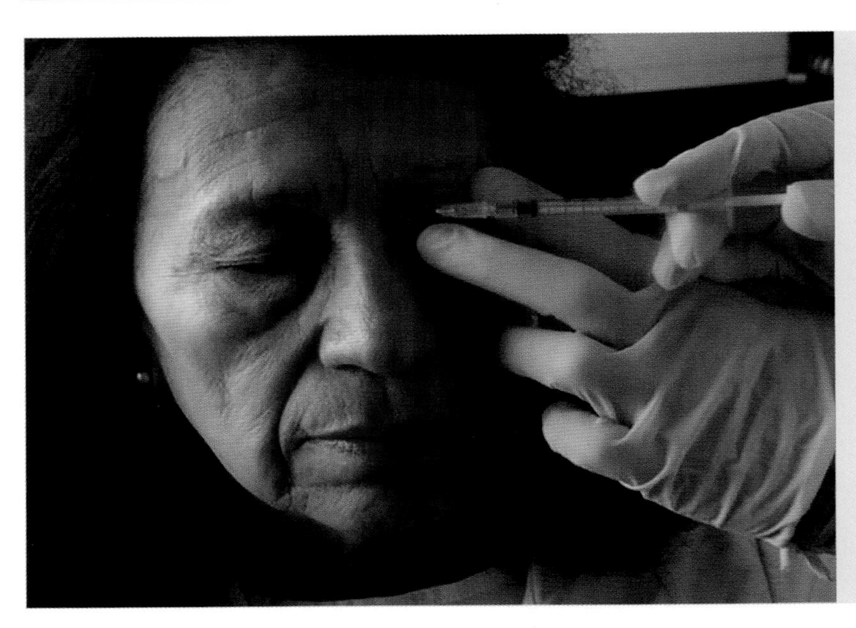

图2.3 眼轮匝肌内侧眼睑部分的注射

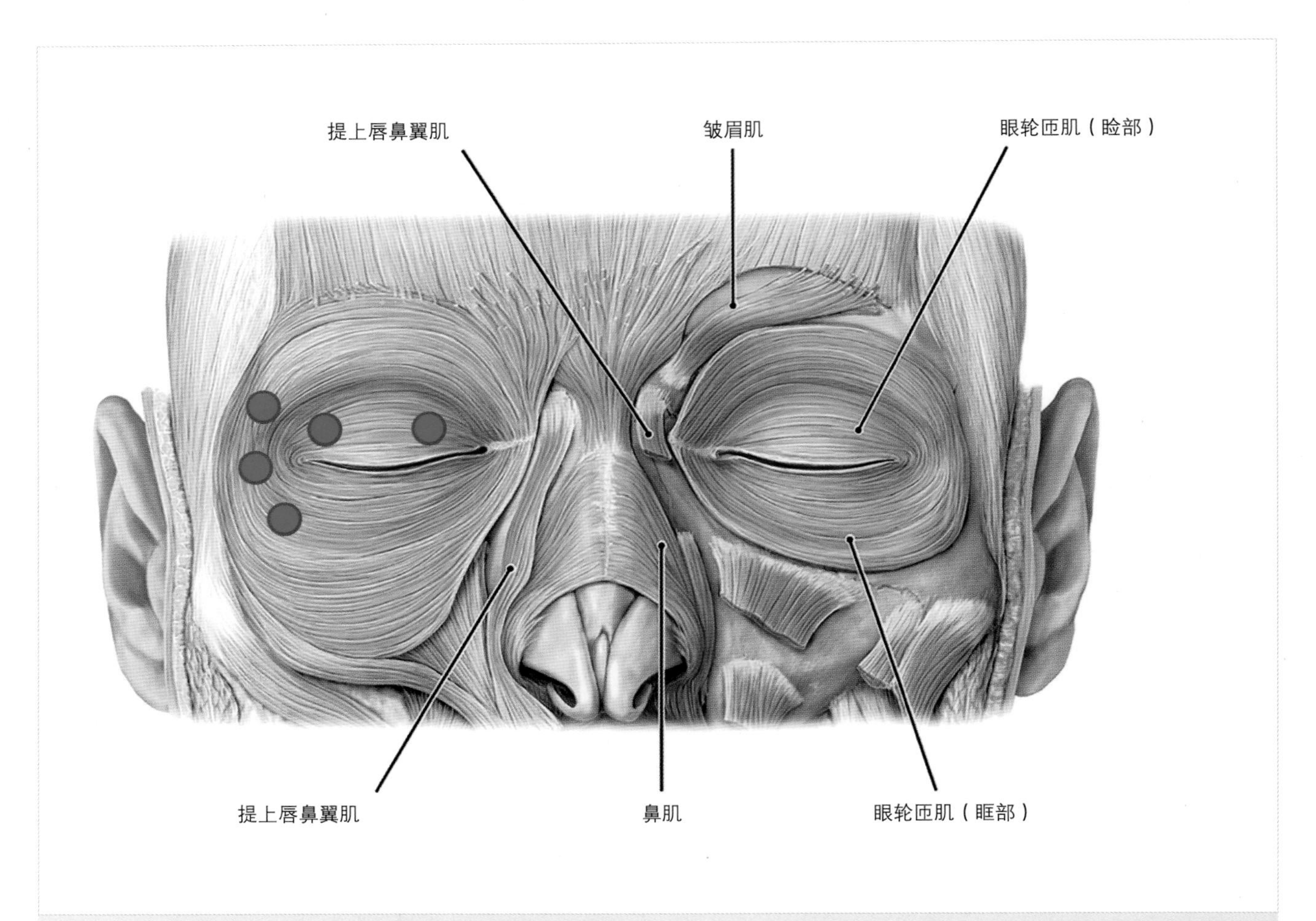

图2.4 眼轮匝肌的解剖结构，以及肉毒毒素的注射点位（Gilroy AM et al Atlas of Anatomy. 1st Ed. New York: Thieme Medical Publishers; 2008. Based on: Schuenke M, Schulte E, Schumacher U. THIEME Atlas of Anatomy: Head and Neuroanatomy. Illustrations by Voll M and Wesker K. 1st Ed. New York: Thieme Medical Publishers; 2008.）

2.5　随访与预后

平均起效时间在注射后3～5天，药效在1～2周达到峰值。效果的平均持续时间约为3个月，但有些患者的药效持续时间更长，可达6个月。患者应该记录恢复情况和出现的并发症，以帮助指导后期的注射。治疗医生应仔细记录每个注射部位和剂量。痉挛的缓解不充分时应增加注射剂量。可以考虑用低剂量（例如1.25U）的肉毒毒素注射眼轮匝肌的颧前部分，但是这可能会产生并发症。如果相关的肌肉，如皱眉肌和降眉间肌也参与其中，它们也可以通过注射产生效果。在某些部位需要使用较低的剂量，或避免在某些部位进行注射以减少和避免并发症的发生。

2.6　并发症

通过使用较小的注射剂量和尽量减少注射部位，可以减少患者不适感和淤青。与BoNT相关的并发症在剂量优化早期更为常见。最常见的并发症是眼睛干涩和由于上睑提肌功能减弱而导致的部分上睑下垂。可能会发生眼睑闭合不全，应指导患者保护好眼睛，防止角膜暴露。复视是罕见并发症，发生率不到1%[18]。所有并发症通常都是自限性的。正确的患者教育和充分告知很重要，这样患者才能知道注射后会发生什么。

2.7　结论

眼睑痉挛是一种会导致功能性失明的衰弱性神经障碍。BoNT注射已成为首选的一线治疗方法。眼眶周围解剖学结构知识、注射技术的精益求精、正确的患者教育是获得良好结果的关键因素。

2.8　要点回顾

- 检查应包括仔细的眼部病史和身体检查，以排除睑缘炎或眼睑功能失调等问题。
- 使用BoNT治疗时，需要注射在眼轮匝肌上，应避免直接在眼部正上方进行注射，以避免扩散到上睑提肌，从而导致上睑下垂。
- 应避免在下内侧眼轮匝肌上方进行注射，以防止扩散到下斜肌，干扰泪液流出。
- 与BoNT相关的并发症在剂量优化早期更常见。最常见的并发症是眼睛干涩和由于上睑提肌功能减弱导致的部分上睑下垂。

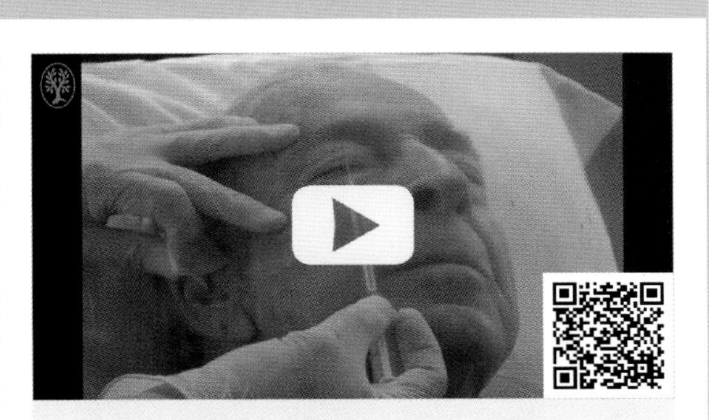

视频2.1　眼睑痉挛。对眼轮匝肌功能亢进的肌肉收缩部位进行分析。一般来说，包括上睑的2个点在内共注射6个点位。注射点位会选取在靠近外侧和内侧，以避免肉毒毒素扩散到中央区域影响上睑提肌，上睑提肌力量减弱会导致上睑下垂。沿眶缘横向注射其余的点位。如果存在眶上眼睑痉挛，则可以在眉毛上方的内侧或外侧再次进行注射。[1:30]

参考文献

[1] Hallett M, Evinger C, Jankovic J, Stacy M, BEBRF International Workshop. Update on blepharospasm: report from the BEBRF InternationalWorkshop. Neurology.; 71(16):1275–1282.

[2] Jankovic J, Ford J. Blepharospasm and orofacial-cervical dystonia:clinical and pharmacological findings in 100 patients. Ann Neurol.; 13(4):402–411.

[3] Defazio G, Livrea P. Epidemiology of primary blepharospasm. Mov Disord.; 17(1):7–12.

[4] Jankovic J, Orman J. Botulinum A toxin for cranial-cervical dystonia: a double-blind, placebo-controlled study. Neurology.; 37(4):616–623.

[5] Blackburn MK, Lamb RD, Digre KB, et al. FL–41 tint improves blink frequency, light sensitivity, and functional limitations in patients with benign essential blepharospasm. Ophthalmology.; 116(5):997–1001.

[6] Truong D, Comella C, Fernandez HH, Ondo WG, Dysport Benign Essential Blepharospasm Study Group. Efficacy and safety of purified botulinum toxin type A (Dysport) for the treatment of benign essential blepharospasm: a randomized, placebo-controlled, phase II trial. ParkinsonismRelat Disord.; 14(5):407–414.

[7] Silveira-Moriyama L, Gonçalves LR, Chien HF, Barbosa ER. Botulinum toxin a in the treatment of blepharospasm: a 10-year experience. Arq Neuropsiquiatr.; 63 2A:221–224.

[8] Costa J, Espírito-Santo C, Borges A, et al. Botulinum toxin type A therapy for blepharospasm. Cochrane Database Syst Rev.; 1(1):CD004900.

[9] Calace P, Cortese G, Piscopo R, et al. Treatment of blepharospasm with botulinum neurotoxin type A: long-term results. Eur J Ophthalmol.; 13(4):331–336.

[10] Jankovic J, Schwartz K, Donovan DT. Botulinum toxin treatment of cranial-cervical dystonia, spasmodic dysphonia, other focal dystonias and hemifacial spasm. J Neurol Neurosurg Psychiatry.; 53(8):633–639.

[11] Simpson DM, Blitzer A, Brashear A, et al. Therapeutics and Technology Assessment Subcommittee of the, American Academy of Neurology. Assessment: Botulinum neurotoxin for the treatment of movement disorders (an evidence-based review): report of the Therapeutics and Technology Assessment Subcommittee of the American Academy of Neurology. Neurology.; 70(19):1699–1706.

[12] Jost WH, Kohl A. Botulinum toxin: evidence-based medicine criteria in blepharospasm and hemifacial spasm. J Neurol.; 248 Suppl 1:21–24.

[13] Cillino S, Raimondi G, Guépratte N, et al. Long-term efficacy of botulinum toxin A for treatment of blepharospasm, hemifacial spasm, and spastic entropion: a multicentre study using two drug-dose escalation indexes. Eye (Lond).; 24(4):600–607.

[14] Bentivoglio AR, Fasano A, Ialongo T, Soleti F, Lo Fermo S, Albanese A. Fifteen-year experience in treating blepharospasm with Botox or Dysport: same toxin, two drugs. Neurotox Res.; 15(3):224–231.

[15] Simpson DM, Hallett M, Ashman EJ, et al. Practice guideline update summary: Botulinum neurotoxin for the treatment of blepharospasm, cervical dystonia, adult spasticity, and headache: report of the Guideline Development Subcommittee of the American Academy of Neurology. Neurology.; 86(19):1818–1826.

[16] Bladen JC, Feldman I, Favor M, Dizon M, Litwin A, Malhotra R. Long-term outcome of flexible onabotulinum toxin A treatment in facial dystonia. Eye (Lond).; 33(3):349–352.

[17] Fezza J, Burns J, Woodward J, Truong D, Hedges T, Verma A. A cross-sectional structured survey of patients receiving botulinum toxin type A treatment for blepharospasm. J Neurol Sci.; 367:56–62.

[18] Coté TR, Mohan AK, Polder JA, Walton MK, Braun MM. Botulinum toxin type A injections: adverse events reported to the US Food and Drug Administration in therapeutic and cosmetic cases. J Am Acad Dermatol.; 53(3):407–415.

第3章 肉毒毒素治疗面部肌张力障碍

Scott M. Rickert, Amy P. Wu, and Andrew Blitzer

摘要

面部肌张力障碍有多种类型，包括眼睑痉挛、口下颌肌张力障碍和颈部肌张力障碍。梅杰（Meige）综合征是眼睑痉挛和口下颌肌张力障碍的联合表现。局灶性肌张力障碍独立于常见的症候群发生，并可能进展为更广泛的肌张力障碍。面肌痉挛不是肌张力障碍，而是节段性肌阵挛。面肌痉挛伴随着头面部震颤、面部舞蹈病、面部抽搐和面部肌炎，最初可能被误诊为肌张力障碍。获得良好的病史和体格检查以区分这些容易混淆的临床表现是至关重要的。肉毒毒素是治疗所有面部肌张力障碍的首选药物。口服药物经常与肉毒毒素注射联合应用，但也可以在少数情况下作为单一治疗方式应用。较少应用手术干预方式，但手术干预方式可以帮助改善最棘手的面部肌张力障碍。

关键词：面部肌张力障碍、眼睑痉挛、面肌痉挛、肉毒毒素、口下颌肌张力障碍、梅杰（Meige）综合征、颈部肌张力障碍、面部舞蹈病、面部抽搐

3.1 简介

面部肌张力障碍有多种分类方法。肌张力性运动障碍可影响上面部、中面部、下面部和/或颈部。每种肌张力障碍都有不同的发病年龄范围、发病率和遗传外显率，这增加了表现的复杂性。由于面/颈部肌张力障碍的表现多种多样，本章简要介绍了几种常见的面部肌张力障碍和类似的颅面肌肉障碍，并回顾了基本的治疗方案。具体的病例将在本书后面的独立章节中进一步深入讨论。

良性眼睑痉挛（BEB）是一种局灶性肌张力障碍，可导致眼周肌肉组织不自主地闭合。BEB可能包括单纯的不自主闭合或抽搐，以及重复闭合动作。这种不自主的动作通常是慢性和持续性的，最终有可能导致功能性失明。BEB很罕见（发病率为1/200 000），发病年龄多在50～60岁。在许多报道的临床试验中，在局部肌肉组织中注射肉毒毒素有效[1-3]。美国神经病学学会目前的建议是，肉毒毒素可能对BEB有效，应考虑作为一线治疗[4]方法。

面肌痉挛是由Gowers在1884年首次描述的，它不是一种肌张力障碍，而是一种节段性肌阵挛，导致面部反复发作，不自主的面部协同肌张力障碍性肌肉收缩。Gowers这样描述：挛缩的肌肉是受面神经支配的肌肉，通常是单侧受累的，很少有双侧受累的案例（每个报告少于5%）。发病年龄在40～50岁，发病率为万分之一，发病部位首先出现在眼轮匝肌。面神经中断最通常是由一个异常的血管环路（来自小脑后下动脉）造成局部压迫[5]引起的。可能导致压迫的原因有局部肿瘤、血管畸形和感染[6]。面肌痉挛可能被误诊为单纯性眼睑痉挛、眼轮匝肌痉挛或Bell麻痹后的联合运动。在最近的一项研究中显示，导致面肌痉挛的原因有：原发性血管因素的概率为62%，遗传因素的概率为2%，继发性因素的概率为19%（Bell麻痹、面神经损伤、脱髓鞘、脑梗死），拟似因素的概率为18%（心因性、抽搐、肌张力障碍、肌阵挛和半乳突痉挛）[7]。

考虑到有误诊的情况，全面评估所有的肌张力障碍对做出准确诊断是很重要的。抗惊厥药物治疗，如口服卡马西平或丙戊酸，有助于控制中枢性肌阵挛。肌肉注射肉毒毒素是一种安全、可重复操作的方法，能可靠地减轻同步痉挛[7-9]。Defazio等报道了A型肉毒毒素在缓解原发性面肌痉挛症状方面的有效率为95%[10]。对于血管压迫，当确定局部原因后，建议进行手术治疗。

口下颌肌张力障碍（OMD）的表现为肌肉收缩失调，影响下颌、口腔和下面部。在较严重的情况下，舌肌可能会受累。在OMD患者中，下颌骨开合的肌肉和咀嚼肌会不自主地收缩，这导致OMD的临床表现有很大差异。相关的症状可能有：下颌闭合痉挛导致张嘴困难、下颌紧闭和/或磨牙症、下颌张开痉挛，以及下颌的侧向偏移和/或突起。还可能出现其他症状，例如嘴唇收紧/噘嘴、嘴角后缩，以及舌头偏斜和/或突出。由于这些表现各有不同，但症状局限于局部，许多OMD患者可能表现为下颌疼痛、进食困难或构音障碍。在最近的一项回顾性研究中发现，OMD平均发病年龄为51岁，女性的发病率为男性的2倍，其中62%为张口型OMD，20%为闭口型OMD，18%为混合型OMD。27%的OMD患者表现为舌肌张力障碍[11]。

肌张力障碍痉挛有时可由某些面部动作激发，如说话、咀嚼或咬人。据报道，有药物可导致口唇肌张力障碍或迟发性肌张力障碍的发生，如5-羟色胺再摄取抑制剂，但尚未发现确切的机制[8,11]。特殊的感官技巧有助于暂时缓解患者的OMD症状。据报道，有效的感官技巧包括嚼口香糖、说话、在嘴里放一根牙签、轻触嘴唇或下巴，或在下颌骨部位施加稳定的压力。肌张力障碍痉挛可能会波及邻近部位，包括眼睑、鼻子、颈部或声带的肌肉。虽然已经使用了一些药物，但它们在OMD方面的疗效较差。注射肉毒毒素是所有类型OMD的首选治疗方法，但对治疗闭口型OMD效果最好[2]。由于有吸入的风险，舌部注射是被禁忌的，对于相关的舌肌张力障碍，首选补充口服药物。

Meige综合征是眼睑痉挛和OMD的结合。临床表现是多样性的。随着病情的发展，患者有可能从单纯的眼睑痉挛发展为Meige综合征。所有被诊断为Meige综合征的患者都存在眼睑痉挛和OMD的某些临床表现。肉毒毒素是首选的治疗方法，治疗方案是根据其临床症状个性化定制的。口服药物与局部注射肉毒毒素有协同作用。对于那些在医学上难以治愈的Meige综合征患者，脑深部刺激在治疗原发性Meige综合征中有疗效。特别是对丘脑下核的脑深部刺激使肌张力障碍的运动评分从19.3分改善到5.5分，残疾评分从15.6分改善到6.1分[12]。确定了这些治疗方案后，Meige综合征可以有几种有效治疗方案的选择。

颈部肌张力障碍也称为痉挛性斜颈，是一种影响颈部和肩部的局灶性肌张力障碍。这些肌张力障碍性运动会导致体态异常和不适，表现为强直、阵挛或强直-阵挛。与OMD类似，感官技巧有助于暂时缓解症状。物理治疗可以起到缓解作用，但对治疗颈部肌张力障碍可能并不完全有效。治疗方法有应用抗胆碱能药物，以及向受影响的肌肉组织注射肉毒毒素。物理治疗和肉毒毒素的联合应用也可以为颈部肌张力障碍提供有效的治疗[13-14]方法。

除了眼睑痉挛、OMD和颈部肌张力障碍之外，还存在局灶性肌张力障碍。虽然大多数影响下面部的肌张力障碍也会影响到OMD，但也可能只影响下面部和下面部局部区域，称为局灶性肌张力障碍。这些局灶性肌张力障碍的治疗方法为每3～4个月在患处注射肉毒毒素[10]。如果局部注射不完全有效，则联合应用口服药物。如果病情继续发展，局灶性肌张力障碍可能会扩散到初始部位以外，导致诊断为OMD、Meige综合征，甚至更广泛的肌张力障碍。进行性局灶性肌张力障碍的治疗方法与OMD、Meige综合征或全身性肌张力障碍的治疗方法相似[15]。

其他面部肌肉收缩的表现也存在，并可能与

局灶性肌张力障碍的症状相似。面部震颤与原发性震颤、帕金森病和电解质失衡相关[16]，实际上是一种局灶性癫痫。面部表现为发作后面部无力，最常见于下面部。通常通过治疗震颤或局灶性癫痫来治疗。

面部舞蹈病是一种无序的运动障碍，发生在更系统性的运动障碍的背景下。一旦确定了最系统性的运动障碍，就可以在系统性运动障碍的背景下治疗面部舞蹈病。另外，面部抽搐是面部表现为重复的、部分有目的的、简单的动作。药物、生理变化和脑病是抽动障碍的典型原因，对潜在原因的治疗可以改善抽动障碍。其通常始于唇缘，并以波浪状模式扩散。面肌痉挛通常是特发性的，在几周到几个月的时间里就会自愈，无须进一步治疗。

3.2　诊断

面部肌张力障碍和肌张力障碍样肌肉收缩的严重程度、性质和位置各不相同。因此，鉴别个体肌张力障碍依赖于临床表现。全面的病史和体格检查应该能够区分特发性眼睑痉挛、OMD、颈部肌张力障碍、Meige综合征和局灶性肌张力障碍。肌肉收缩的其他面部表现，如面部震颤、面部痉挛、面部舞蹈病、面部肌肉痉挛或半面部痉挛，最初可能被误诊为肌张力障碍。然而，如果仔细检查患者病史和身体状况，它们的细微表现（面肌痉挛的波浪状扩散模式、面部震颤的后遗症、重复的面部抽搐和简单的动作）应该可以帮助识别。

3.3　解剖

面部肌肉解剖学结构复杂，有30块单独的肌肉。重要的是要认识到受到影响的面部肌肉组织，以及它们是如何导致面部不对称的。无论肌张力障碍或肌张力障碍样综合征是表现于单侧（面肌痉挛）、局限于下面部（面部震颤、局限性OMD），还是表现于多个部位（Meige综合征），识别受影响的肌肉都有助于正确诊断并且进行规划治疗。在制订肌张力障碍的治疗计划时，注射后的对称性也是一个重要的考虑因素。

3.4　治疗与注射技术

面部肌张力障碍的治疗包括口服药物、肌肉注射肉毒毒素和/或手术干预。注射肉毒毒素是有代表性的治疗方案，但它只影响注射局部。在94例颈部肌张力障碍（n=33）、BEB（n=32）和面肌痉挛（n=29）患者中，肉毒毒素治疗有效率为92%[17]。肌电监测可以更好地定位受影响的肌肉，从而获得肉毒毒素的最佳疗效。注射效果通常持续3～4个月，随着肉毒毒素作用的减弱，需要进行再次注射。肉毒毒素注射的优点是操作简单、安全，而且一般情况下通常可以无限重复注射。一些开放性研究和少数对照研究报道称，在注射肉毒毒素的OMD和/或眼睑痉挛的患者中，有76%～100%的患者改善良好或极好。

口服药物（伴或不伴物理治疗）可作为单一治疗方案应用，或与肉毒毒素注射联合应用，以更好地治疗肌张力障碍。如果联合应用口服药物和注射肉毒毒素的方案，可能需要调整肉毒毒素的剂量，因为这些药物在本质上是产生协同作用的。手术干预方案较少应用，只适用于口服药物和肉毒毒素注射均失败的患者。较新的外科手术干预技术（脑深部刺激）已初步显示对顽固性肌张力障碍有疗效。

3.5　并发症

肉毒毒素使用中的并发症可能是由于局部扩散或肉毒毒素对其他肌肉组织的过度反应造成的。如果肉毒毒素注射扩散到眼睑痉挛患者的上睑提肌，那么就有可能出现提肌无力并继发上睑下垂。如果发生这种情况，可以应用局部交感神经刺激药物来帮助刺激肌肉，如0.5%～1.0%的阿可乐定滴剂。将肉毒毒素注射到OMD患者的翼状肌、咬肌或颞肌中会导致颌骨过度张开或闭合困难。靠近舌头/舌根进行注射可能会导致严重的吞咽困难和误吸风险。在颧肌和笑肌进行注射可能会使鼻唇线变平，并可能会改变微笑状态，导致不对称的嘴角下垂，这是不美观的。这些都是与剂量相关的并发症，可以在后期的治疗中通过小剂量或不对称补偿性注射加以纠正。

3.6 结论

面部肌张力障碍有几种不同的分类，包括眼睑痉挛、OMD和颈部肌张力障碍。梅杰（Meige）综合征是眼睑痉挛和OMD的结合。局灶性肌张力障碍的表现区别于较常见的症状，有时也可以进展为肌张力障碍或更广泛的肌张力障碍。面肌痉挛实际上不是肌张力障碍，而是节段性肌阵挛。面肌痉挛伴随着面部震颤、面部舞蹈病、面部抽搐和面部肌肉痉挛，最初都可能被误诊为肌张力障碍。获得良好的患者病史和体格检查以区分这些令人混淆的临床表现是至关重要的。肉毒毒素是治疗所有面部肌张力障碍的首选药物。口服药物经常与肉毒毒素注射联合应用，但在极少数情况下也可以作为单一治疗方法应用。手术干预较少应用，但可以帮助治疗最棘手的肌张力障碍。

3.7 要点回顾

- 面部肌张力障碍有几种分类，包括眼睑痉挛、口下颌肌张力障碍、颈部肌张力障碍、Meige综合征和局灶性肌张力障碍。
- 多种面部肌张力障碍局限于面部解剖的特定部位，但有些可能同时影响面部的多个部位。
- 其他肌肉收缩可能与肌张力障碍的症状相似，但实际上是局灶性震颤或运动性癫痫。
- 考虑到症状的多样性，全面的病史和体格检查是必要的，是诊断的依据。
- 肉毒毒素注射和口服药物是大多数面部肌张力障碍的主要治疗方法。
- 深入了解面部解剖学结构，可以使肉毒毒素注射后并发症的发生率减至最低。
- 如果治疗有效，根据患者的症状，可能需要每3～4个月重复注射一次肉毒毒素。
- 手术干预较少应用，但可以帮助治疗最棘手的肌张力障碍。

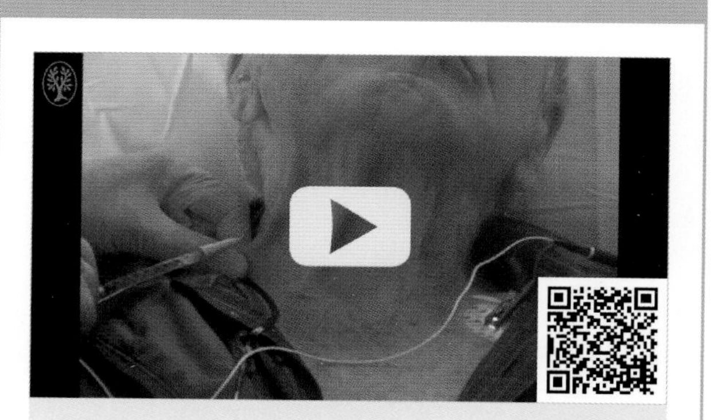

视频3.1 下面部肌张力障碍。注射颏肌和降口角肌有助于改善下巴“橘皮样”外观，以及嘴角和下唇的下拉。下面部肌张力障碍患者可能还需要对上颈阔肌进行注射，以防止对下面部结构的过度牵拉。[3:08]

参考文献

[1] Mauriello JA. The role of botulinum toxin type A (BOTOX) in the management of blepharospasm and hemifacial spasm. In: Brin MF, Jankovic J, Hallett M, eds. Scientific and Therapeutic Aspects of Botulinum Toxin. Philadelphia, PA: Lippincott Williams & Wilkins; 2002:197–205.

[2] Brin MF, Danisi F, Blitzer A. Blepharospasm, oromandibular dystonia, Meige' s syndrome, and hemifacial spasm. In: Moore P, Naumann M, eds. Handbook of Botulinum Toxin Treatment, 2nd ed. Oxford, UK: Blackwell Science; 2003:119–142.

[3] Defazio G, Lamberti P, Lepore V, Livrea P, Ferrari E. Facial dystonia: clinical features, prognosis and pharmacology in 31 patients. Ital J Neurol Sci.; 10(6):553–

560.
[4] Simpson DM, Hallett M, Ashman EJ, et al. Practice guideline update summary: Botulinum neurotoxin for the treatment of blepharospasm, cervical dystonia, adult spasticity, and headache: report of the Guideline Development Subcommittee of the American Academy of Neurology. Neurology.; 86(19):1818–1826.
[5] Campos-Benitez M, Kaufmann AM. Neurovascular compression findings in hemifacial spasm. J Neurosurg.; 109(3):416–420.
[6] Kraft SP, Lang AE. Cranial dystonia, blepharospasm and hemifacial spasm: clinical features and treatment, including the use of botulinum toxin. CMAJ.; 139(9):837–844.
[7] Mauriello JA, Jr, Leone T, Dhillon S, Pakeman B, Mostafavi R, Yepez MC. Treatment choices of 119 patients with hemifacial spasm over 11 years. Clin Neurol Neurosurg.; 98(3):213–216.
[8] Yaltho TC, Jankovic J. The many faces of hemifacial spasm: differential diagnosis of unilateral facial spasms. Mov Disord.; 26(9):1582–1592.
[9] Jankovic J, Schwartz K, Donovan DT. Botulinum toxin treatment of cranial-cervical dystonia, spasmodic dysphonia, other focal dystonias and hemifacial spasm. J Neurol Neurosurg Psychiatry.; 53(8):633–639.
[10] Defazio G, Abbruzzese G, Girlanda P, et al. Botulinum toxin A treatment for primary hemifacial spasm: a 10–year multicenter study. Arch Neurol.; 59(3):418–420.
[11] Slaim L, Cohen M, Klap P, et al. Oromandibular dystonia: demographics and clinical data from 240 patients. J Mov Disord.;11(2):78–81.
[12] Zhan S, Sun F, Pan Y, et al. Bilateral deep brain stimulation of the subthalamic nucleus in primary Meige syndrome. J Neurosurg.;128(3):897–902.
[13] Limpaphayom N, Kohan E, Huser A, Michalska-Flynn M, Stewart S, Dobbs MB. Use of combined botulinum toxin and physical therapy for treatment resistant congenital muscular torticollis. J Pediatr Orthop.; 39(5):e343–e348.
[14] Borodic GE. Hemifacial spasm: evaluation and management, with emphasis on botulinum toxin therapy. In: Jankovic J, Hallett M, eds. Therapy with Botulinum Toxin. New York: Marcel Dekker; 1994:331–353.
[15] Brin MF, Fahn S, Moskowitz C, et al. Localized injections of botulinum toxin for the treatment of focal dystonia and hemifacial spasm. Mov Disord.; 2(4):237–254.
[16] Milton JC, Abdulla A. Prolonged oro-facial dystonia in a 58 year old female following therapy with bupropion and St John' sWort. Br J Clin Pharmacol.; 64(5):717–718.
[17] Hahn K, Niklai E, Garzuly F, Szupera Z. [Botulinum toxin therapy for focal dystonia]. Orv Hetil.; 150(29):1381–1384.

第4章
肉毒毒素治疗梅杰（Meige）综合征

Niv Mor and Andrew Blitzer

摘要

梅杰（Meige）综合征是一种以口下颌肌张力障碍伴眼睑痉挛为特征的局灶性肌张力障碍。眼睑痉挛通常表现为双侧的、对称的、无节律的不自主抽动。梅杰（Meige）综合征是一种基底神经节神经系统疾病。虽然可以采用肌电图检查，但诊断主要是基于患者病史和体格检查。在治疗梅杰（Meige）综合征时，单一应用全身药物效果往往是不明显的。将肉毒毒素（BoNT）靶向注射到受累肌肉是最有效的治疗方法。BoNT的积极作用大约持续12周，大多数潜在的并发症通常较轻微，且是自限性的。深部脑刺激治疗在抑制大脑信号方面有较好的治疗潜能，但通常只在BoNT注射无效的情况下应用。

关键词：梅杰（Meige）综合征、口下颌肌张力障碍、眼睑痉挛、肌电图、肉毒毒素、肌张力障碍

4.1　简介

梅杰（Meige）综合征是一种罕见的局灶性肌张力障碍，表现为口下颌肌张力障碍（OMD）和眼睑痉挛。1910年，法国神经学家Henry Meige（亨利・梅杰）首次描述了梅杰（Meige）综合征。大多数病例的发病年龄在60岁，女性的发病率是男性的2倍。虽然发病症状通常在30～70岁首次出现，但报道的病例中也有更加年轻的患者。肌肉痉挛通常是渐进式发展的，并在1～4年逐渐加重，累及更多的肌肉群[1]。

4.2　症状

与梅杰（Meige）综合征相关的口面部痉挛通常表现为双侧的、对称的、无节律的不自主抽动，持续时间从几秒钟到几分钟不等。眼睑痉挛会导致患者不自主地眨眼，有时会引起眼睛刺激或眼睛干涩[2]。症状通常与强光、情绪压力、风、空气污染或其他刺激相关。眼睑痉挛可以表现为单侧性，但通常会发展到双眼受累。严重者可能会导致患者不自主闭眼。OMD通常被认为是下颌的不自主收缩，患者通常有张口或闭口困难，可表现为咬紧牙关、磨牙或反复噘嘴。在某些情况下，舌头和喉咙会受到影响，导致舌头突出、吞咽困难或呼吸困难[3]。

4.3　病理生理学

梅杰（Meige）综合征的确切症状和严重程度因人而异。过去人们曾一度认为这种疾病是心理因素引起的。现在证实，虽然其症状容易受到心理压力的影响，但这种疾病本质上是神经性疾病，是遗传和环境因素共同作用的结果。继发性梅杰（Meige）综合征在神经退行性疾病的背景下，发生在长期服用抗精神病药物后，或在脑局灶性病变的患者中。继发性梅杰（Meige）综合征的病例有助于将疾病定位于中枢神经系统的基底节或中脑/间脑区域[4]。一项使用功能性磁共振成像（fMRI）的研究显示，在不自主的口下颌活动中，除了体感皮层的激活增加外，初级运动皮层和腹侧前皮层的

激活减少。这可能反映了活动和活动前皮质中皮质抑制的减少，以及躯体感觉活动的改变[5]。

4.4 诊断

梅杰（Meige）综合征的诊断，首先是基于患者全面的病史和体格检查，重点是眼科、耳鼻喉科和神经系统疾病检查。关注患者的用药史，可能会发现其他神经系统疾病的存在，或继发性梅杰（Meige）综合征的危险因素。关注其他神经系统疾病的完整家族史也很重要。

其次，必须充分识别特定的受影响肌肉。关注口轮匝肌、降口角肌、眼轮匝肌、颞肌、咬肌、颈阔肌和翼状肌（▶图4.1）。

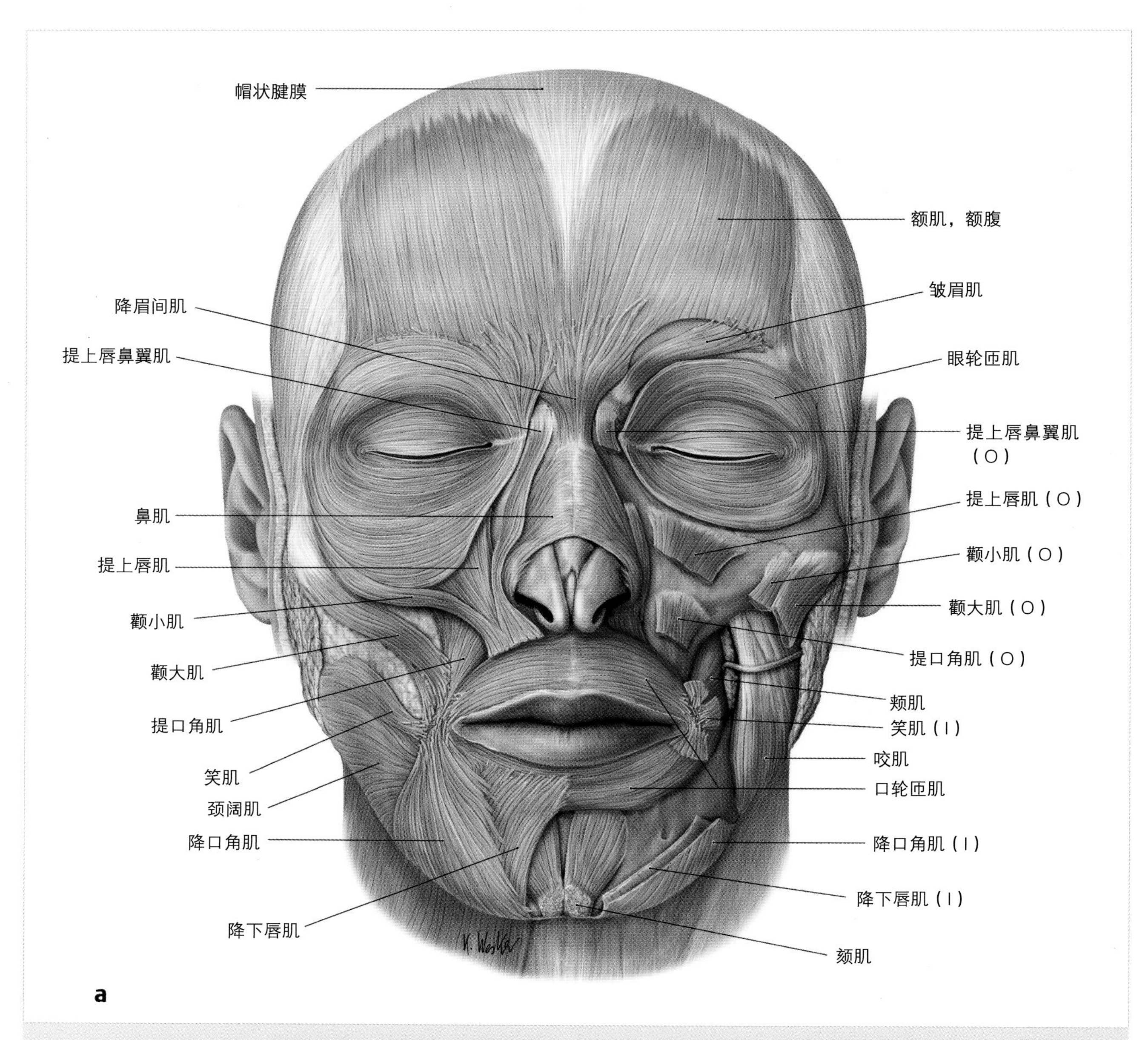

图4.1 a. 面部肌肉解剖正视图，关注眼轮匝肌、口轮匝肌、降口角肌、颞肌、咬肌和颈阔肌（Gilroy AM et al Atlas of Anatomy. 1st Ed. New York: Thieme Medical Publishers; 2008. Based on: Schuenke M, Schulte E, Schumacher U. THIEME Atlas of Anatomy: Head and Neuroanatomy.Illustrations by Voll M and Wesker K. 1st Ed. New York: Thieme Medical Publishers; 2008.）

一旦确定了受影响的肌肉，还可以使用肌电图（EMG）进行客观确诊。咨询专门治疗运动障碍方面的神经科医生，有助于帮助患者进行适当的口服药物治疗，并帮助确诊其他可能存在的神经系统疾病。请眼科医生联合会诊将有助于确诊患者的基线视力，并评估是否需要其他眼科方面的治疗。最后，可以考虑咨询口腔科医生，明确病程是否对患者的牙列或牙齿健康有不良影响[6]。

4.5　治疗

虽然应用全身药物治疗的疗效与时效都不尽如人意，但还是有大约1/3的患者接受了全身神经系统药物的治疗。全身系统性用药包括多巴胺能/抗

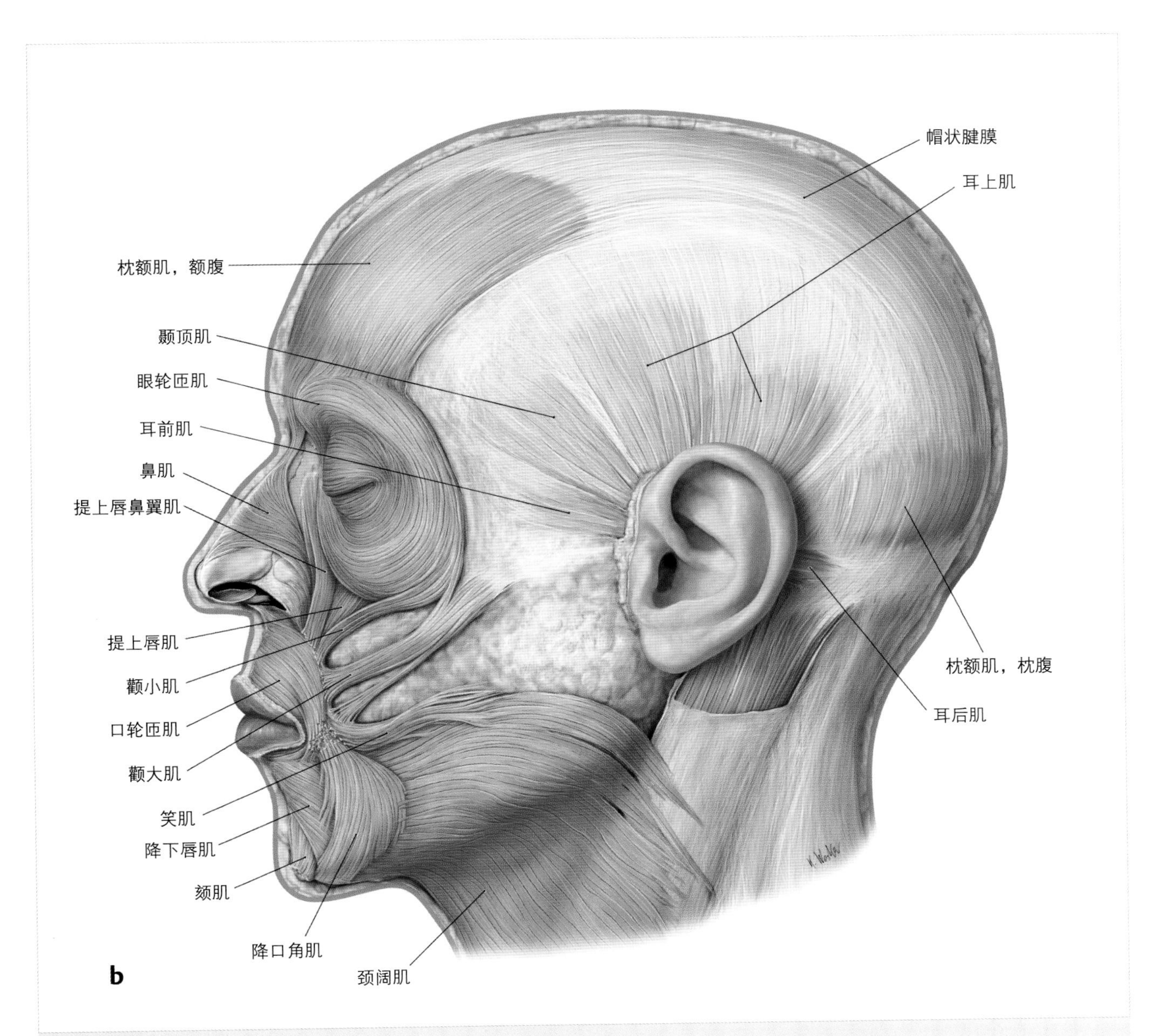

图4.1　b. 面部肌肉解剖侧视图，关注眼轮匝肌、口轮匝肌、降口角肌、颞肌、咬肌和颈阔肌（Gilroy AM et al Atlas of Anatomy. 1st Ed. New York: Thieme Medical Publishers; 2008. Based on: Schuenke M, Schulte E, Schumacher U. THIEME Atlas of Anatomy: Head and Neuroanatomy. Illustrations by Voll M and Wesker K. 1st Ed. New York: Thieme Medical Publishers; 2008.）

胆碱类药物、四苯肼、苯二氮䓬和巴氯芬。消融手术已被证明是无效的，不再应用于临床上。回顾历史病例，消融手术也包括眼睑肌层切除术、眼睑成形术和眼睑提升术等，都仅限于控制眼睑痉挛。针对原发性全身性肌张力障碍患者，在通过苍白球深部脑刺激（DBS）后症状明显改善[7-8]。针对受累肌肉注射肉毒毒素（BoNT），在控制患者相关肌肉痉挛方面取得了显著成绩。

4.6 深部脑刺激（DBS）

虽然DBS的确切作用机制尚不完全清楚，但已有研究表明，DBS通过抑制过度的大脑活动来减轻患者的症状[9]。DBS并不适用于所有患者，也不是所有患者都能通过DBS获得相同的治疗效果。一般来说，患者在DBS后症状会减轻50%～60%，也有一些患者反馈，症状减轻了80%～90%。DBS的效果是持续性的，一些患者在手术后20年仍然自觉症状改善[9]。*DYT1*基因突变阳性的年轻患者，在疾病进展早期接受治疗，比非遗传性获得性肌张力障碍患者有更好的效果[9-11]。DBS治疗局灶性肌张力障碍（包括眼睑痉挛和OMD）的效果也较好[9]。DBS通常用于其他治疗（如BoNT注射）无效的、严重的肌张力障碍。

4.7 注射技术

BoNT的靶向注射在改善梅杰（Meige）综合征相关的肌张力障碍方面是安全有效的，可以单独应用，也可以与全身用药联合应用。最常见的可用BoNT进行治疗的部位是眼轮匝肌、口轮匝肌、降口角肌、颞肌、咬肌、翼外肌和颈阔肌。

4.7.1 颞肌和咬肌

在肌电图（EMG）的引导下对颞肌和咬肌进行注射。我们使用EMG引导单极电极27G注射针进行注射。嘱患者咬紧牙关以帮助肌电图定位。对每侧颞肌注射10～25U的起始剂量，对每侧咬肌注射25～50U的起始剂量。建议配比的药物浓度比为5U：0.1mL，以0.1mL为等分剂量进行注射。考虑到BoNT的扩散性，注射间隔应至少为1cm。当进行咬肌注射时，针尖斜面应指向外侧面，以最大限度地减少BoNT向邻近的表情肌扩散（► 图4.2）[12-13]。

4.7.2 翼外肌

翼外肌注射建议在肌电图的引导下进行，可以通过口内或口外途径进行。对于口内入路注射，注射针应放置在翼状板和下颌骨冠突之间（► 图4.3）。通过下颌侧向运动听到的听觉信号来进行肌电图的确认，确保行针位置正确，应沿着肌肉的

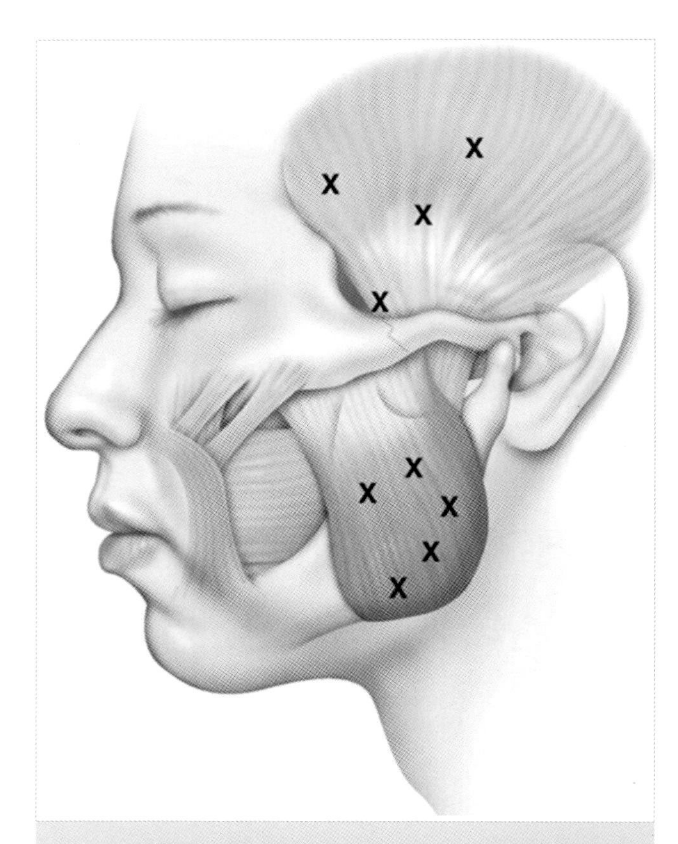

图4.2 颞肌与咬肌进行肉毒毒素注射的注射点位 [Bentsianov B, Francis A, Blitzer A. Botulinum toxin treatment of temporomandibular disorders, masseteric hypertrophy, and cosmetic masseter reduction. Oper Tech Otolaryng Head Neck Surg 2004;15 (2):110–113.]

长轴，边退针边推注[12]。

如果进行口外入路注射，当患者侧向移动下颌时，则触摸到髁状突头部的位置。注射针以45°角向后推进，针尖触及髁头。然后将注射针向前推进并深入，直到听到肌电图的信号。与口内入路相似，在注射BoNT之前，通过下颌的侧向运动来确认[14]肌电图信号。翼外肌的注射，建议将BoNT稀释至浓度比为2.5U：0.1mL，起始剂量为单侧7.5～10U。

4.7.3　口轮匝肌和降口角肌

眼轮匝肌、口轮匝肌和降口角肌位于浅表层，因此在注射这些肌肉群时无须肌电图引导。在注射眼轮匝肌时，尤其是上睑眼轮匝肌，应避免直接越过瞳孔中线向内侧注射，以减少扩散到上睑提肌的风险，避免出现医源性的上睑下垂；也应尽可能避免注射在眼轮匝肌的内下象限，防止肉毒毒素扩散到下斜肌。降口角肌位于口角联合外侧的正下方7mm处[15]。通常在降口角肌注射2～4U就可以满足治疗需求（▶图4.1，▶图4.4）。

4.7.4　颈阔肌

颈阔肌注射可以在肌电图引导下进行。颈阔肌的前后边界用横线标记，横线横跨颈阔肌的宽度。平行线间隔2cm，直到到达颈阔肌底部为止

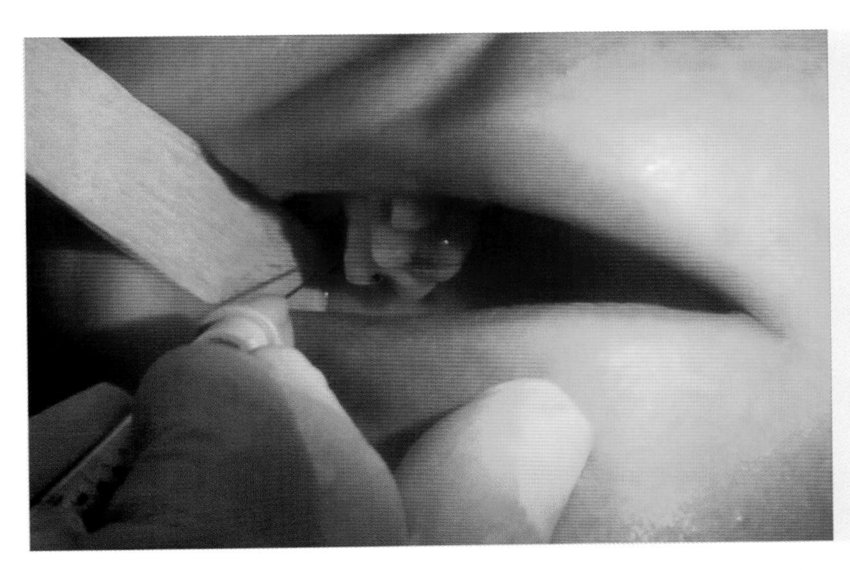

图4.3　口内肌电图引导下向翼外肌注射肉毒毒素

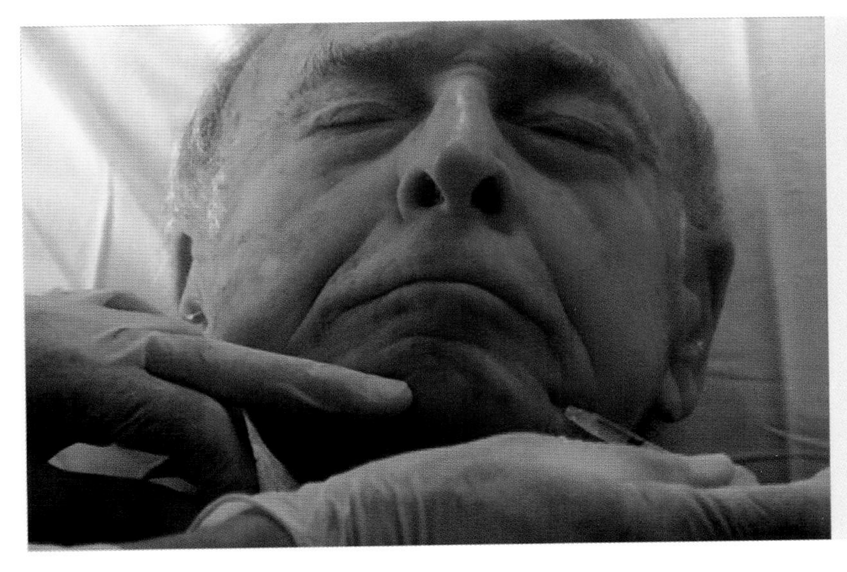

图4.4　经皮注射肉毒毒素至降口角肌

（▶图4.5）。

将肌电图引导下的注射针由颈阔肌前缘进针，直到听到肌肉活动。然后，注射针平行于皮肤并沿着标记好的平行线向后缘方向走行，边退针边给药[15]（▶图4.6）。

通常每侧注射3～4个点位，每个点位注射2.5～5.0U的BoNT。另一种注射颈阔肌的方法是沿着垂直的颈阔肌带进行注射。嘱患者用力咬紧牙关以激活颈阔肌，在每个垂直束均注射上述相同剂量的BoNT（▶图4.7）。

4.8 随访与预后

BoNT在首次注射后的3～5天开始起作用，药效持续时间通常为12周，但也有个体差异，一些患者主诉单次注射可维持长达6个月的有效期。通常建议患者在首次注射后3～4周复诊进行重新评估。医生应该记录每个注射部位和注射剂量，患者也应该记录注射后的症状和并发症。一些患者可能需要在复诊的时候进行再次注射。在调整并确认好有效的初始注射剂量后，后期应该每隔12周进行一次复

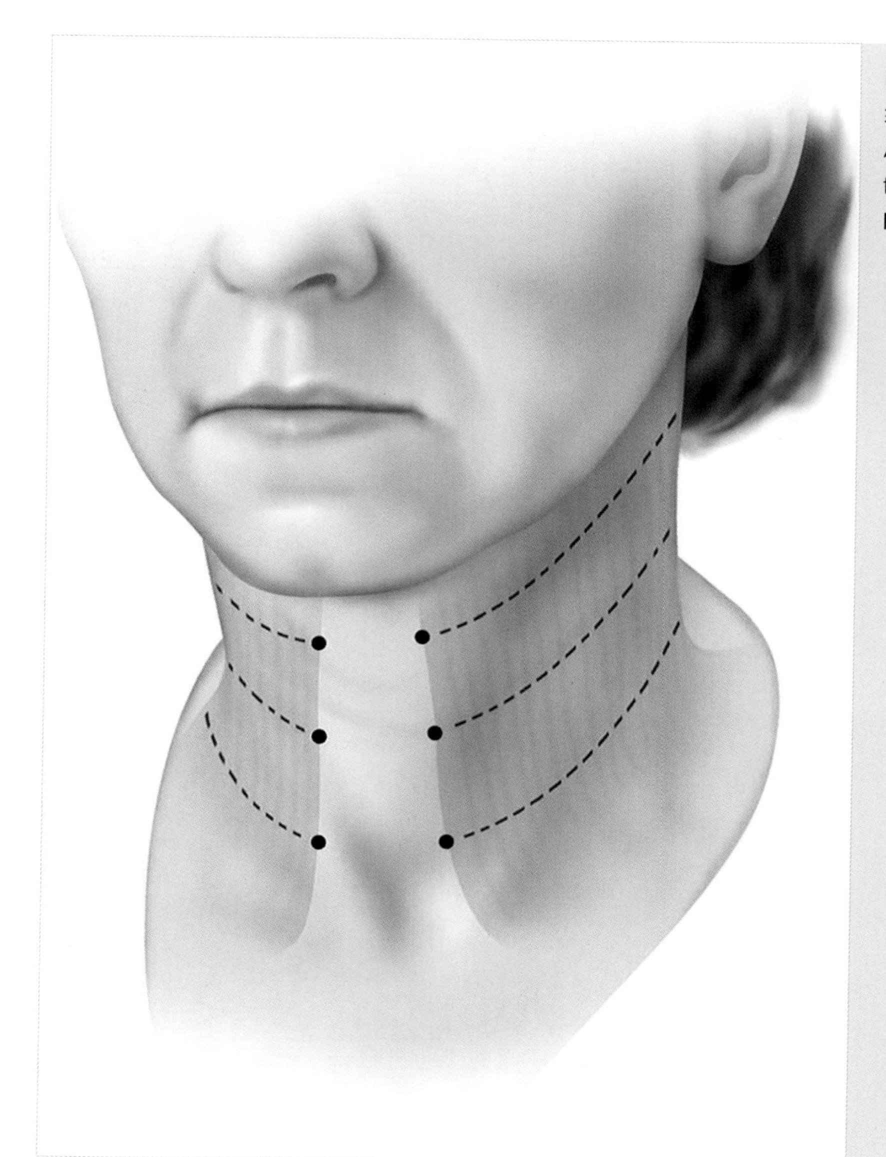

图4.5 颈阔肌用横跨肌肉宽度的水平线标记（Wynn R, Bentsianov B, Blitzer A.Botulinum toxin injection for the lower face and neck. Oper Tech Otolaryng Head Neck Surg 2004;12:139–142.）

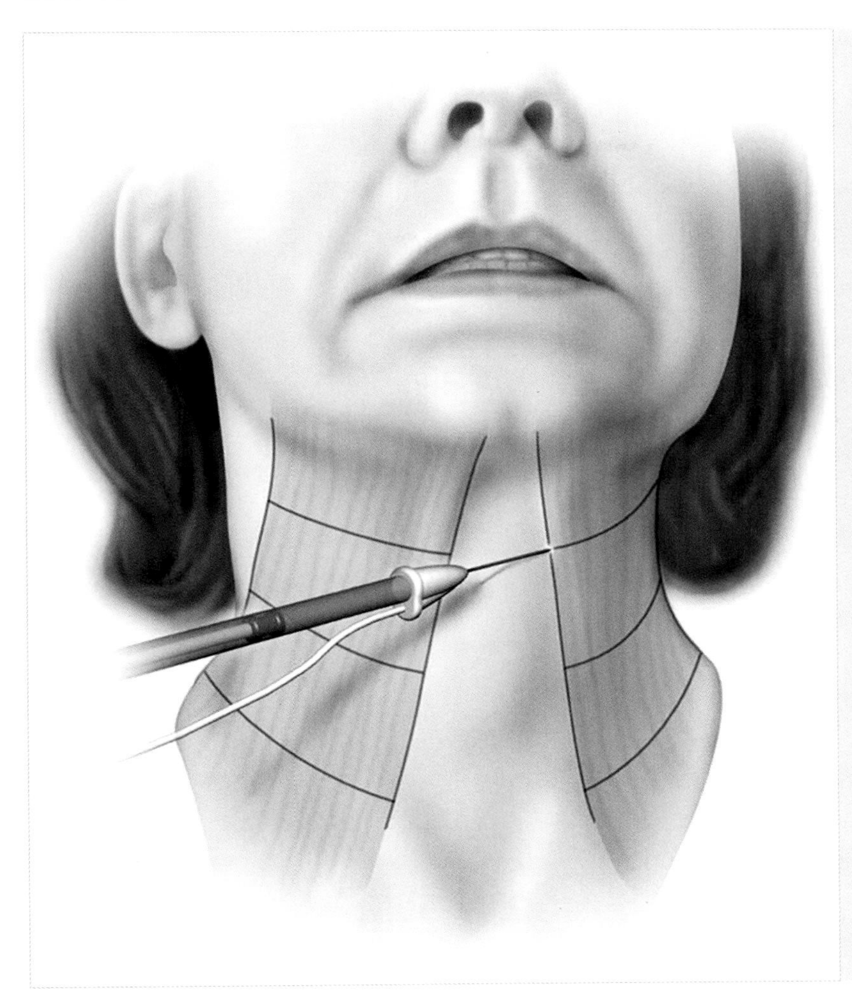

图4.6　沿标记的水平线经皮注射肉毒毒素（Used with permission from Wynn R, Bentsianov B, Blitzer A.Botulinum toxin injection for the lower face and neck. Oper Tech Otolaryng Head Neck Surg 2004;12:139–142.）

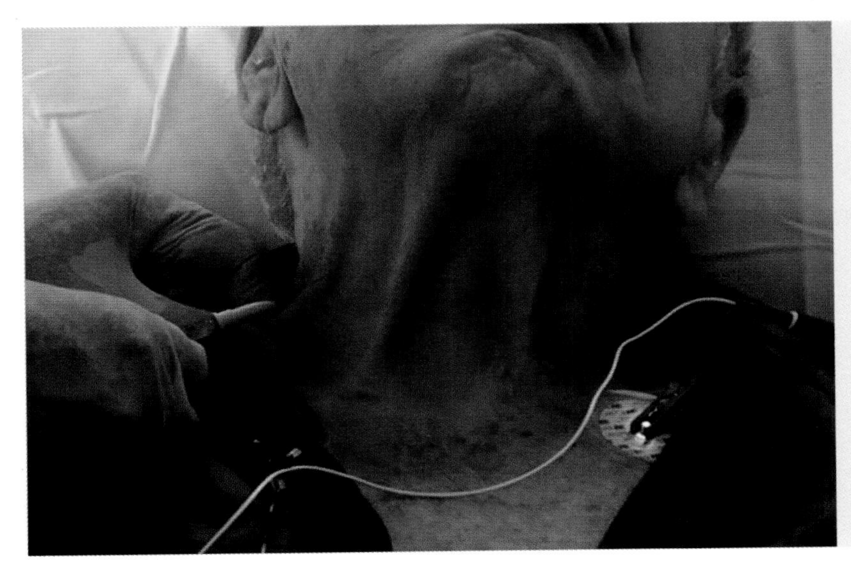

图4.7　经皮垂直向颈阔肌束注射肉毒毒素

诊。值得注意的是，个体患者对肉毒毒素的反应可能会随着时间的推移而改变，因此我们提倡根据患者对前期注射周期的反应进行剂量调整，以患者为导向制订给药方案[12]。

4.9 并发症

与BoNT注射相关的并发症容易出现在初始剂量优化调整期内，而且大多数是自限性的。注射部位的不适感和淤青可以通过后期减少注射剂量和减少注射部位来缓解。眼轮匝肌注射后扩散到上睑提肌可引起干眼症和上睑下垂。如果发生眼球突出症，患者应保护眼睛以防止角膜损伤。复视是一种罕见的并发症，发生率不到1%。咀嚼困难是注射颞肌、咬肌和翼状肌最常见的并发症。肌肉萎缩会影响面部外观的美观性。如果咬肌注射得离颧大肌太近，可能会发生面瘫或面部表情肌麻痹[16-19]。如果将BoNT注射到腮腺中，可能会发生口干。流感样症状很少出现，一旦出现也不用过于担心，这通常是暂时性的自限性症状。

4.10 结论

梅杰（Meige）综合征是一种罕见的、发生于成年人群体的局灶性肌张力障碍，以OMD和眼睑痉挛为特征。在肌电图引导下针对特定受累肌肉注射BoNT是一种安全有效的治疗方法，可以改善与梅杰（Meige）综合征相关的肌张力障碍。DBS是一种安全、有效的治疗难治性肌张力障碍的方法，通常用于BoNT注射无效的病例。

4.11 要点回顾

- 梅杰（Meige）综合征是一种伴有眼睑痉挛的局灶性口下颌肌张力障碍。
- 原发性梅杰（Meige）综合征是一种基底神经节神经系统疾病。
- 继发性梅杰（Meige）综合征可由神经退行性疾病、长期使用神经抑制剂或脑损伤引起。
- 梅杰（Meige）综合征的诊断须基于患者全面的病史和体格检查。
- 肌电图（EMG）有助于客观确认诊断。
- 系统性药物治疗梅杰（Meige）综合征的效果并不理想。
- 靶向肉毒毒素（BoNT）注射到受累肌肉是最有效的治疗方法。
- 患者通常需要每12周进行一次BoNT注射。
- 对受累肌肉的BoNT注射靶向治疗通常需辅以肌电图引导。
- 最常治疗的部位是眼轮匝肌、口轮匝肌、降口角肌、颞肌、咬肌、翼外肌和颈阔肌。
- 大多数潜在的并发症都不甚严重且是自限性的。
- 深部脑刺激为难治性病例提供了治疗的信心与希望。

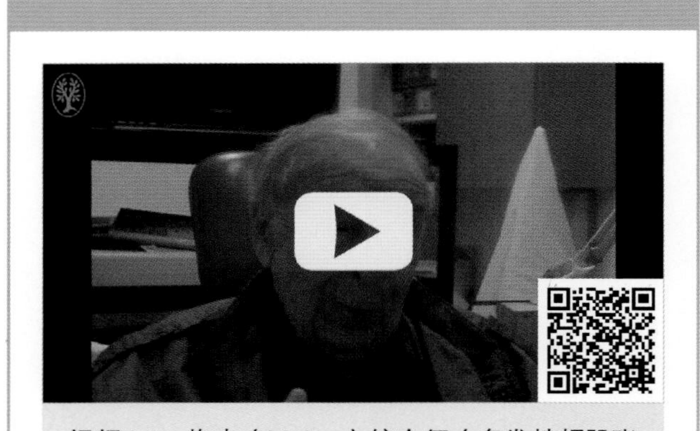

视频4.1 梅杰（Meige）综合征（多发性颅肌张力障碍）。视频显示该患者过度眨眼，下面部肌肉、颈阔肌和前颈的拉动。他还患有间歇性构音障碍。[0:26]

参考文献

[1] DeLong MR. Oromandibular dystonia and Meige syndrome. NORD Guide to Rare Disorders. Philadelphia, PA: Lippincott Williams & Wilkins; 2003:615–616.

[2] Tsubota K, Fujihara T, Kaido M, Mori A, Mimura M, Kato M. Dry eye and Meige' s syndrome. Br J Ophthalmol.; 81(6):439–442.
[3] Tolosa ES. Clinical features of Meige' s disease (idiopathic orofacial dystonia): a report of 17 cases. Arch Neurol.; 38(3):147–151.
[4] Tolosa E, Martí MJ. Blepharospasm-oromandibular dystonia syndrome (Meige' s syndrome): clinical aspects. Adv Neurol.;49:73–84.
[5] Dresel C, Haslinger B, Castrop F, Wohlschlaeger AM, Ceballos-Baumann AO. Silent event-related fMRI reveals deficient motor and enhanced somatosensory activation in orofacial dystonia. Brain.; 129(Pt 1):36–46.
[6] Møller E, Werdelin LM, Bakke M, Dalager T, Prytz S, Regeur L. Treatment of perioral dystonia with botulinum toxin in 4 cases of Meige' s syndrome. Oral Surg Oral Med Oral Pathol Oral Radiol Endod.; 96(5):544–549.
[7] Markaki E, Kefalopoulou Z, Georgiopoulos M, Paschali A, Constantoyannis C. Meige' s syndrome: A cranial dystonia treated with bilateral pallidal deep brain stimulation. Clin Neurol Neurosurg.; 112(4):344–346.
[8] Houser M, Waltz T. Meige syndrome and pallidal deep brain stimulation. Mov Disord.; 20(9):1203–1205.
[9] Meoni S, Fraix V, Castrioto A, et al. Pallidal deep brain stimulation for dystonia: a long term study. J Neurol Neurosurg Psychiatry.; 88(11):960–967.
[10] Volkmann J, Wolters A, Kupsch A, et al. DBS study group for dystonia. Pallidal deep brain stimulation in patients with primary generalised or segmental dystonia: 5-year follow-up of a randomised trial. Lancet Neurol.; 11(12):1029–1038.
[11] Andrews C, Aviles-Olmos I, Hariz M, Foltynie T. Which patients with dystonia benefit from deep brain stimulation? A metaregression of individual patient outcomes. J Neurol Neurosurg Psychiatry.; 81(12):1383–1389.
[12] Mor N, Tang C, Blitzer A. Temporomandibular myofacial pain treated with botulinum toxin injection. Toxins (Basel).; 7(8):2791–2800.
[13] Bentsianov B, Francis A, Blitzer A. Botulinum toxin treatment of temporomandibular disorders, masseteric hypertrophy, and cosmetic masseter reduction. Oper Tech Otolaryngol-Head Neck Surg.; 15(2):110–113.
[14] Sunil Dutt C, Ramnani P, Thakur D, Pandit M. Botulinum toxin in the treatment of muscle specific oro-facial pain: a literature review. J Maxillofac Oral Surg.; 14(2):171–175.
[15] Wynn R, Bentsianov B, Blitzer A. Botulinum toxin injection for the lower face and neck. Oper Tech Otolaryngol-Head Neck Surg.; 12:139–142.
[16] Pomprasit M, Chintrakarn C. Treatment of Frey' s syndrome with botulinum toxin. J Med Assoc Thai.; 90(11):2397–2402.
[17] Shilpa PS, Kaul R, Sultana N, Bhat S. Botulinum toxin: the Midas touch. J Nat Sci Biol Med.; 5(1):8–14.
[18] D' Elia JB, Blitzer A. Temporomandibular disorders, masseteric hypertrophy, and cosmetic masseter reduction. In: Blitzer A, Benson BE, Guss J, eds. Botulinum Neurotoxin for Head and Neck Disorders. 1st ed. New York, NY: Thieme; 2012;141–151.
[19] Nixdorf DR, Heo G, Major PW. Randomized controlled trial of botulinum toxin A for chronic myogenous orofacial pain. Pain.; 99(3):465–473.

第5章
肉毒毒素治疗口下颌肌张力障碍

Daniel Novakovic and Ajay E. Chitkara

摘要

口下颌肌张力障碍（OMD）可影响口腔、面部和头部的各种肌肉群。OMD可以改变说话、咀嚼和吞咽功能。OMD可以通过向受累肌肉靶向注射肉毒毒素（BoNT）来治疗。不同的症状对BoNT注射的效果反馈并不一样，这可能与受累的肌肉不同有关。

关键词：口下颌肌张力障碍、梅杰（Meige）综合征、下颌肌张力障碍、舌肌张力障碍、咬肌张力障碍、肉毒毒素

5.1　简介

口下颌肌张力障碍（OMD）是一种神经系统疾病，男女皆可发病，主要发生年龄为50～60岁。它表现为咀嚼肌、舌肌和口周肌肉组织的重复、不自主、有规律的收缩或痉挛。通常情况下，肌张力障碍运动是由动作诱发的，会损害语言、咀嚼和吞咽功能，并导致严重的社交障碍。当OMD的症状与眼睑痉挛结合在一起时，这种情况被称为梅杰（Meige）综合征。与其他局灶性肌张力障碍一样，它通常是与基底神经节和小脑水平的潜在障碍相关的原发性疾病。然而，它也可能继发于其他原因，如药物暴露（特别是神经抑制剂）、Wilson病和牙科手术等外周损伤[1-4]。

口下颌肌张力障碍可分为张口型、闭口型、偏颌型和舌型肌张力障碍，大多数病例表现为这些亚型的组合。口周运动［降口角肌（DAO），颈阔肌］和转头［胸锁乳突肌（SCM）］也可能导致口下颌肌张力障碍，但尚不清楚它们是对OMD的代偿性改变，还是属于更复杂的多灶性肌张力障碍（如Meige综合征）。

5.2　诊断

应评估患者是否有肌张力障碍家族史或是否存在其他肌张力障碍。详细的用药史和精神病史有助于排除继发性肌张力障碍的可能性[1]。一些OMD患者可以通过感官技巧[5]或拮抗动作（如唱歌、嚼牙签、将橄榄核放入龈颊沟或挠下巴等）来暂时缓解症状。定制的口腔矫正器可能会导致张口型OMD[6-7]。

口服药物可被用作OMD的一线治疗方法，口服药物在大约1/3的患者中显示出良好的疗效[8]。但首先应该由神经科医生评估是否考虑药物治疗。肉毒毒素（BoNT）注射也可用于减少或消除不自主运动，自从Brin等和Blitzer等[9-10]于1987年首次描述OMD以来，它已被广泛确立为一种治疗方法。闭口型OMD患者往往比其他类型的肌张力障碍患者症状更轻。影像可显示患者有头部创伤史或基底神经节或小脑异常病史。尽管低血清铜蓝蛋白和某些遗传标记物可能与肌张力障碍的诊断一致，但在开始BoNT治疗之前，并不进行常规血液检测。

5.3 治疗部位的选择与解剖

5.3.1 咬合偏斜/前突

翼外（外侧）肌的不自主痉挛导致下颌偏斜和下颌突出运动。OMD运动的治疗从注射翼外肌开始，这块肌肉由2个头组成：上头起于蝶骨大翼，下头起于翼外板外侧面并向后外侧延伸。上下头汇合，走行至下颌骨髁状突的内侧（▶图5.1）。

这些肌肉的单侧动作会导致侧颌向对侧偏移。这些肌肉的双侧动作会导致颌骨突出或张开。内部（内侧）翼状肌是主要的下颌闭合肌肉，但在下颌偏斜的情况下也可以与外部翼状肌一起活动（▶图5.2）。颞肌的前部也可能成为治疗与颌骨偏斜相关的肌张力障碍的靶点[8]。

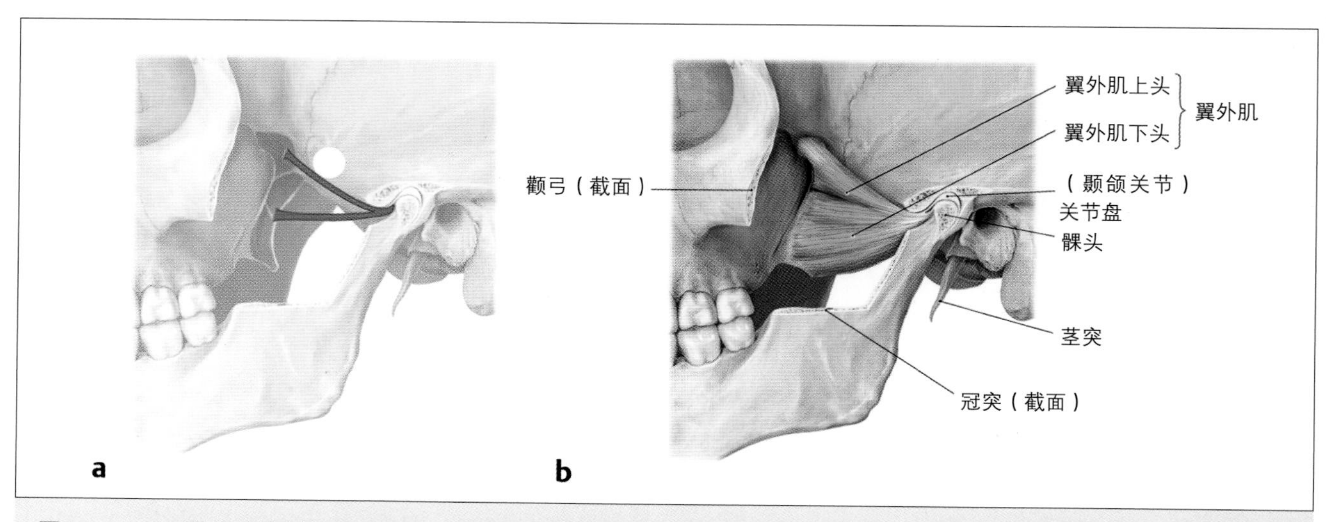

图5.1 a、b. 翼外（外侧）肌（From Gilroy AM et al Atlas of Anatomy. 1st Ed. New York: Thieme Medical Publishers; 2008. Based on: Schuenke M, Schulte E, Schumacher U. THIEME Atlas of Anatomy: Head and Neuroanatomy. Illustrations by Voll M and Wesker K. 1st Ed. New York: Thieme Medical Publishers; 2008.）

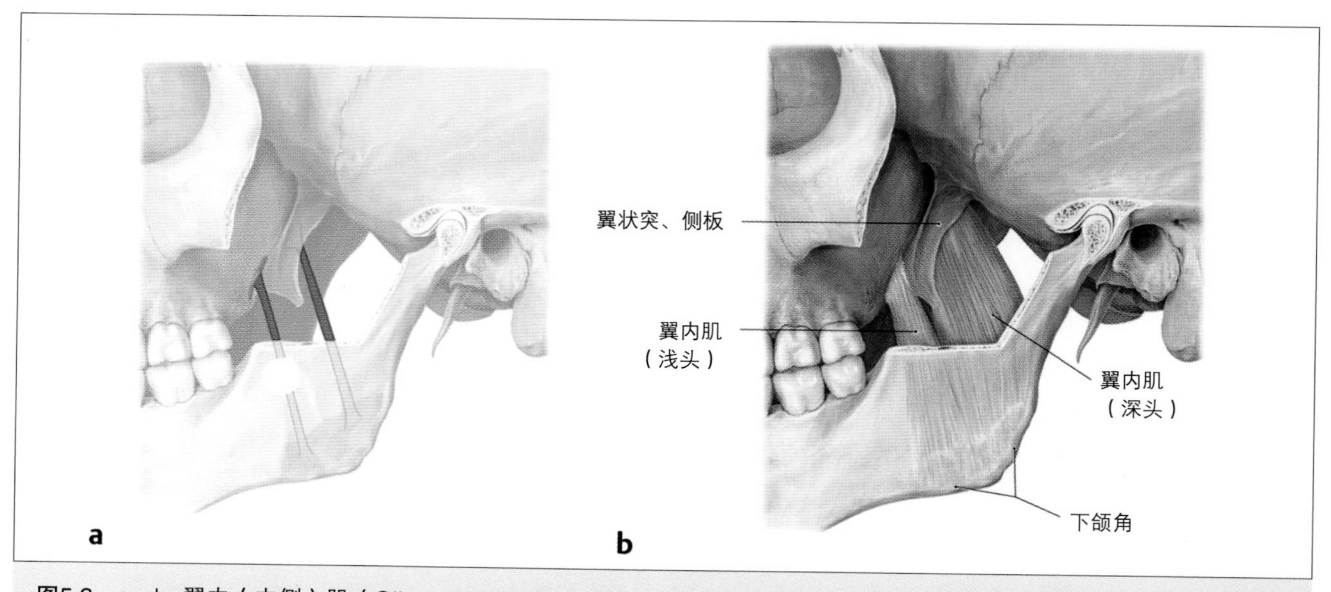

图5.2 a、b. 翼内（内侧）肌（Gilroy AM et al Atlas of Anatomy. 1st Ed. New York: Thieme Medical Publishers; 2008. Based on: Schuenke M, Schulte E, Schumacher U. THIEME Atlas of Anatomy: Head and Neuroanatomy. Illustrations by Voll M and Wesker K. 1st Ed. New York: Thieme Medical Publishers; 2008.）

5.3.2　下颌闭合

咬肌、颞肌或翼内肌的不自主运动导致下颌闭合的OMD运动（▶图5.3）。应首选咬肌和颞肌部位进行注射，对于无反应或效果不佳的病例，再进行翼内肌注射。

咬肌起源于颧弓的前2/3和上颌骨的颧突。它走行至下颌角和下支的下表面与外侧表面（▶图5.4）。翼内肌起源于翼外板内侧表面、腭骨锥体突和上颌结节。它走行至下颌内侧角，与咬肌一起在下颌下角周围形成一个U形悬带。这两块肌肉抬高了下颌骨，使口腔能够被迫闭合。

颞肌是一块宽阔的扇形肌肉，起源于颅骨顶骨的颞线，经颧弓内侧止于下颌骨冠突。它被坚固厚

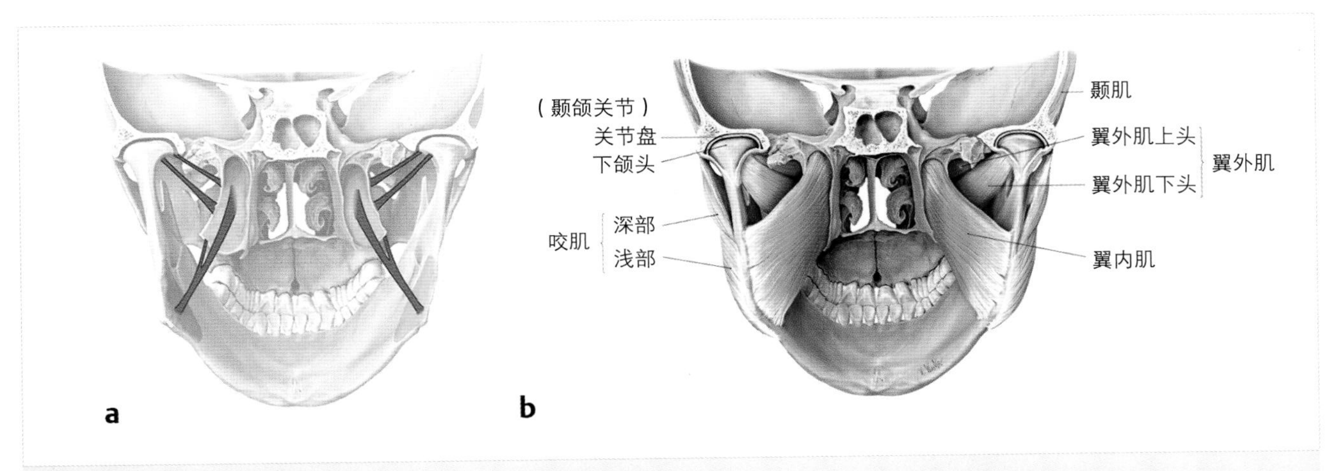

图5.3　a、b. 咀嚼肌（Gilroy AM et al Atlas of Anatomy. 1st Ed. New York: Thieme Medical Publishers; 2008. Based on: Schuenke M, Schulte E, Schumacher U. THIEME Atlas of Anatomy: Head and Neuroanatomy.Illustrations by Voll M and Wesker K. 1st Ed. New York: Thieme Medical Publishers; 2008.）

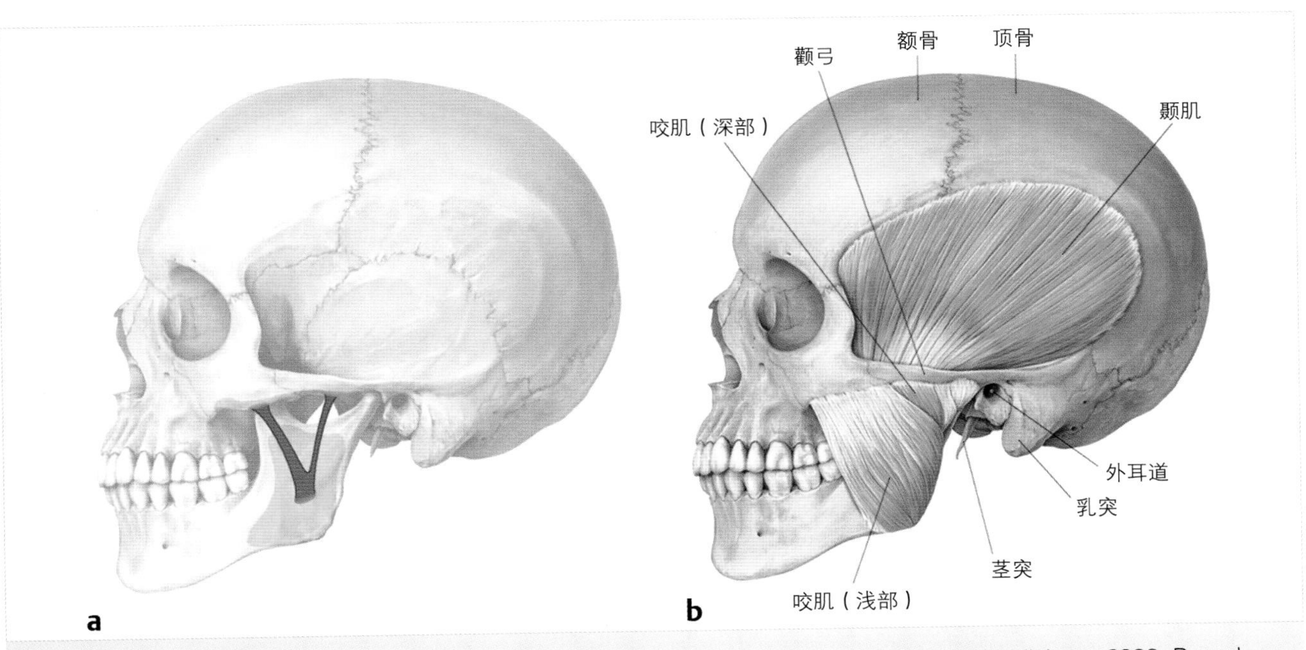

图5.4　a、b. 咬肌（Gilroy AM et al Atlas of Anatomy. 1st Ed. New York: Thieme Medical Publishers; 2008. Based on: Schuenke M, Schulte E, Schumacher U. THIEME Atlas of Anatomy: Head and Neuroanatomy.Illustrations by Voll M and Wesker K. 1st Ed. New York: Thieme Medical Publishers; 2008.）

实的筋膜覆盖，在注射时可以感觉到阻力，它提升和缩回下颌骨（▶图5.5）。

与开颌肌肉相比，闭颌肌肉的特点是具有更大的可收缩的组织体块[11]，因此需要注射更大剂量的BoNT。它对注射BoNT的效果反馈比下颌张开的OMD更好[12]。

5.3.3 开颌

下颌张开的OMD主要是由于颏下肌（二腹肌、颏舌肌、颏舌骨肌、下颌舌骨肌、舌骨舌肌）和翼外肌的不自主运动所致（▶图5.6）。颈阔肌也可以起到张开下颌的作用，它的治疗方法在本书第9章中有介绍。

二腹肌有两个腹肌，走行至舌骨大角上的中间肌腱。前腹源自下颌骨内前部的二腹肌窝，后腹源自颞骨乳突。当颞肌和咬肌放松时，肌肉会打开下颌。

颏舌肌、颏舌骨肌、下颌舌骨肌和舌骨舌肌对张开颌骨的影响较小，但都有助于舌运动和吞咽功能。由于过量注射、药物扩散或针头进针点不准确，导致发生吞咽困难和构音障碍的风险很高（超过10%），因此这些肌肉的治疗非常具有挑战性。注射BoNT引起的正常弛缓性麻痹也会对咀嚼和语言功能产生不良影响。

5.3.4 舌异常运动

OMD患者的舌异常运动可能主要是由于舌外或舌内肌肉组织的参与，或继发于下颌的运动。伸舌运动是患者最常见和最明显的症状。当OMD主要表现为舌前突时，向颏舌肌内注射BoNT进行治疗（▶图5.7），可以改善2/3患者的症状，但有约15%的患者出现轻度吞咽困难[13]。在某些病例中，当下颌运动治疗后仍存在舌前突时，应谨慎使用上述注射方法。对颏舌肌进行肉毒毒素注射可能导致的吞

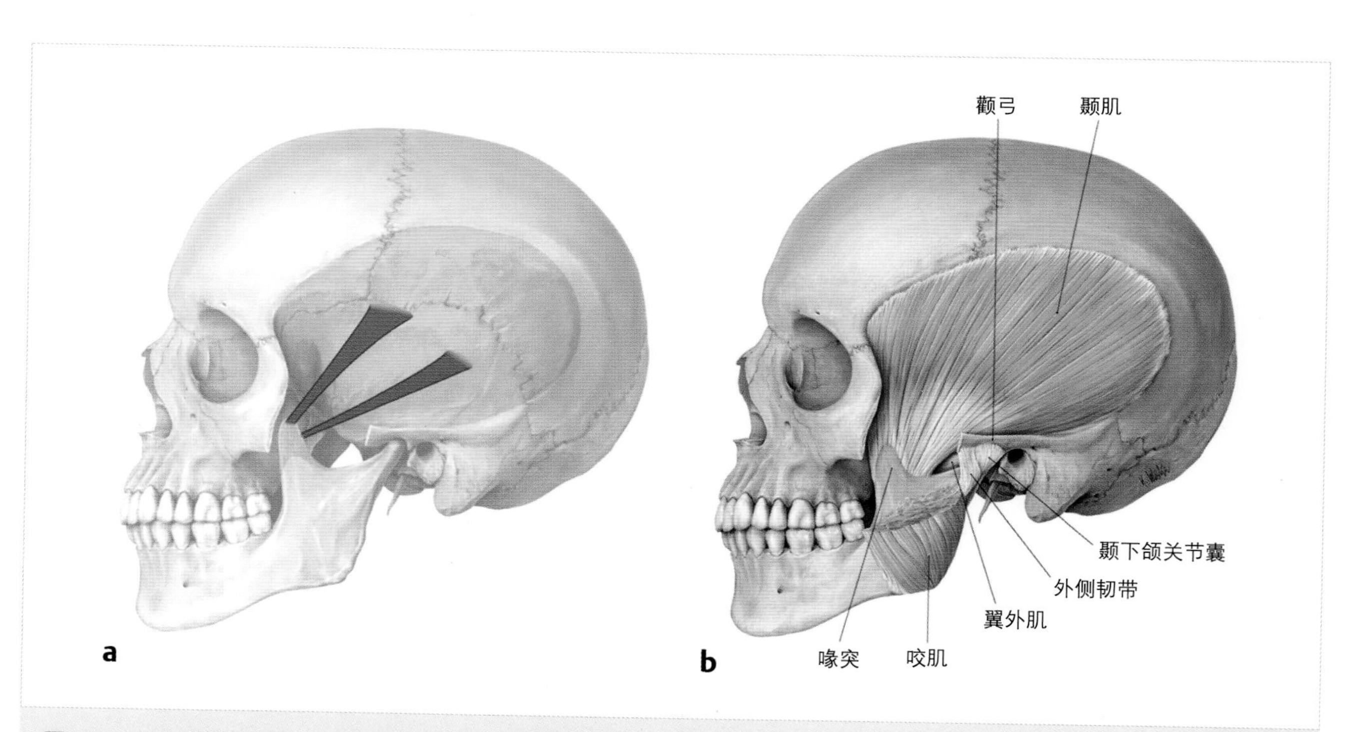

图5.5 a、b. 颞肌（Gilroy AM et al Atlas of Anatomy. 1st Ed. New York: Thieme Medical Publishers; 2008. Based on: Schuenke M, Schulte E, Schumacher U. THIEME Atlas of Anatomy: Head and Neuroanatomy.Illustrations by Voll M and Wesker K. 1st Ed. New York: Thieme Medical Publishers; 2008.）

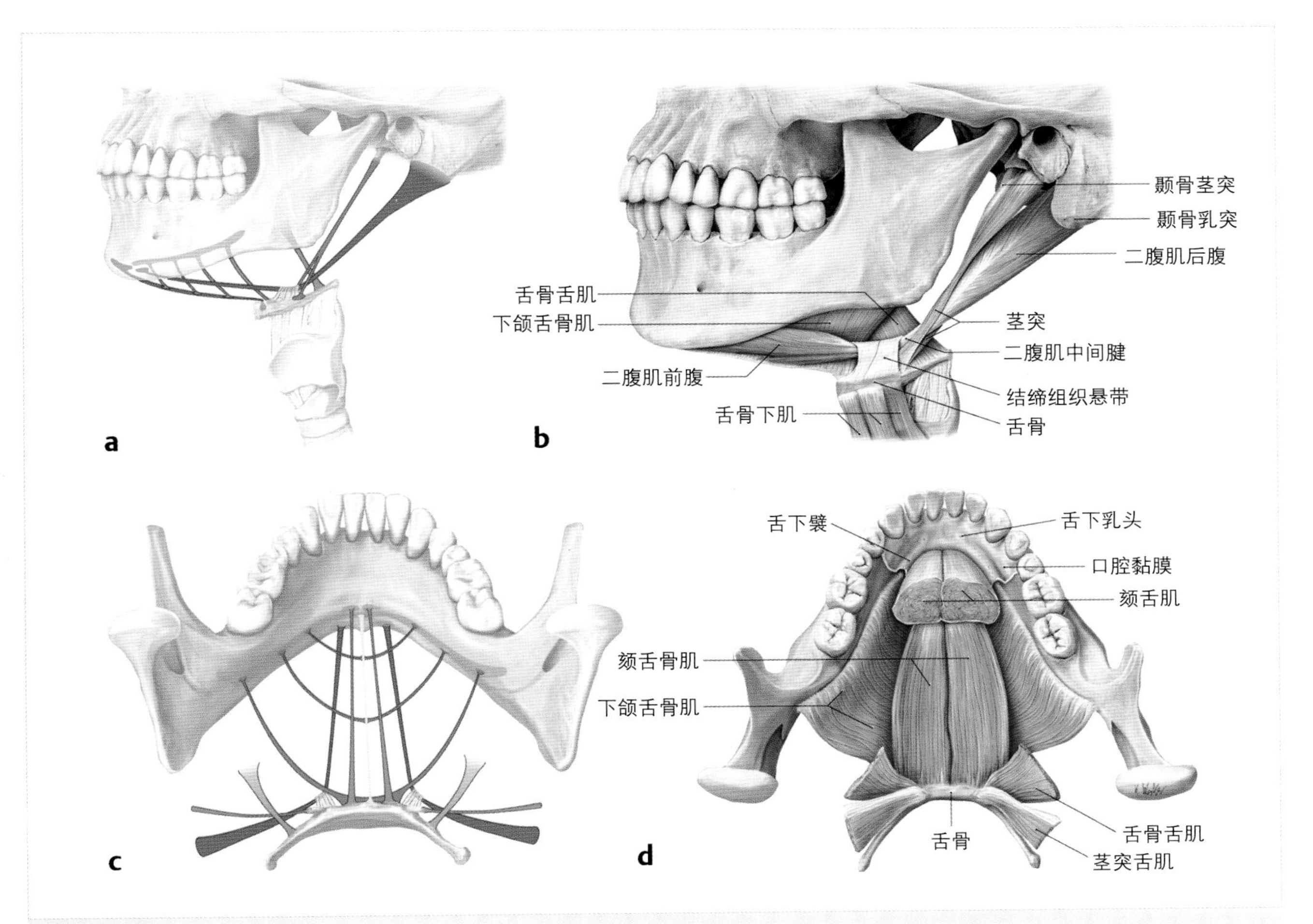

图5.6　a～d. 口腔底部的肌肉（Gilroy AM et al Atlas of Anatomy. 1st Ed. New York: Thieme Medical Publishers; 2008. Based on: Schuenke M, Schulte E, Schumacher U. THIEME Atlas of Anatomy: Head and Neuroanatomy.Illustrations by Voll M and Wesker K. 1st Ed. New York: Thieme Medical Publishers; 2008.）

咽困难的高风险性和置入鼻胃管或胃造口管的可能性，限制了这种注射方法的常规使用[14]。

5.4　注射技术

患者取坐位，所有注射操作都辅以肌电图（EMG）引导，接地电极和参考电极放置在颈部的胸锁乳突肌上方，不常规使用局部麻醉。注射使用1mL注射器，使用27G、37mm长针头，涂有特氟龙（聚四氟乙烯）涂层的单极EMG针。对治疗区进行严格消毒。为了最大限度地减小操作污染的风险，最后进行口腔内注射。

5.4.1　咬肌

咬肌使用5U：0.1mL的肉毒毒素进行注射。注射前嘱患者咬紧牙关，方便扪及肌腹。针穿过皮肤进入肌肉，注射层次通过患者咬紧牙关时出现的活跃肌电图信号来确认（▶图5.8）。在对侧重复这一操作过程。使用垂直注射在肌肉的3个或4个点位进行注射，每个位置注射0.1mL。在退针之前，通过改变注射针的层次和角度，将肉毒毒素分散注射到肌肉内。两次注射在肌肉内间隔约1cm。

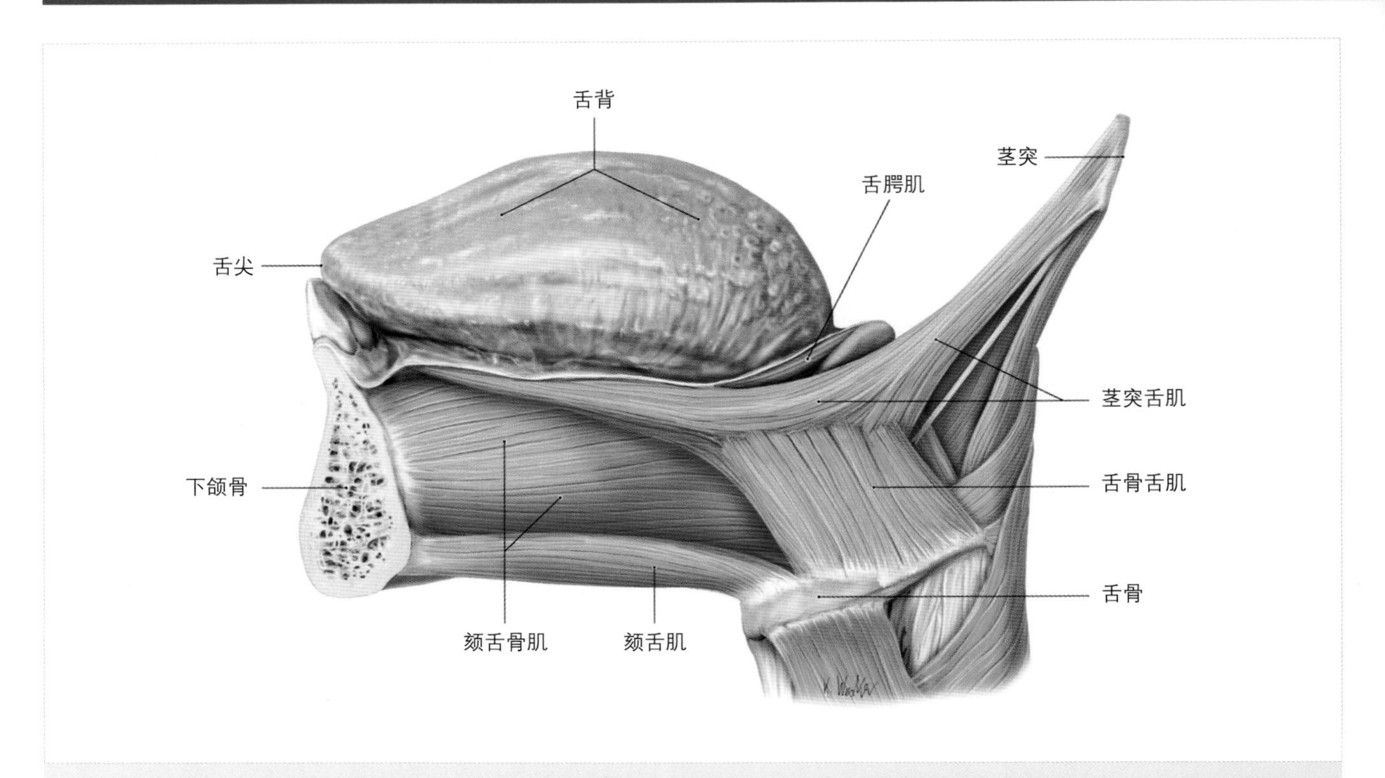

图5.7 舌肌（Gilroy AM et al Atlas of Anatomy. 3rd Ed. New York: Thieme Medical Publishers; 2016. Based on: Schuenke M, Schulte E, Schumacher U. THIEME Atlas of Anatomy: Head and Neuroanatomy.Illustrations by Voll M and Wesker K. 1st Ed. New York: Thieme Medical Publishers; 2008.）

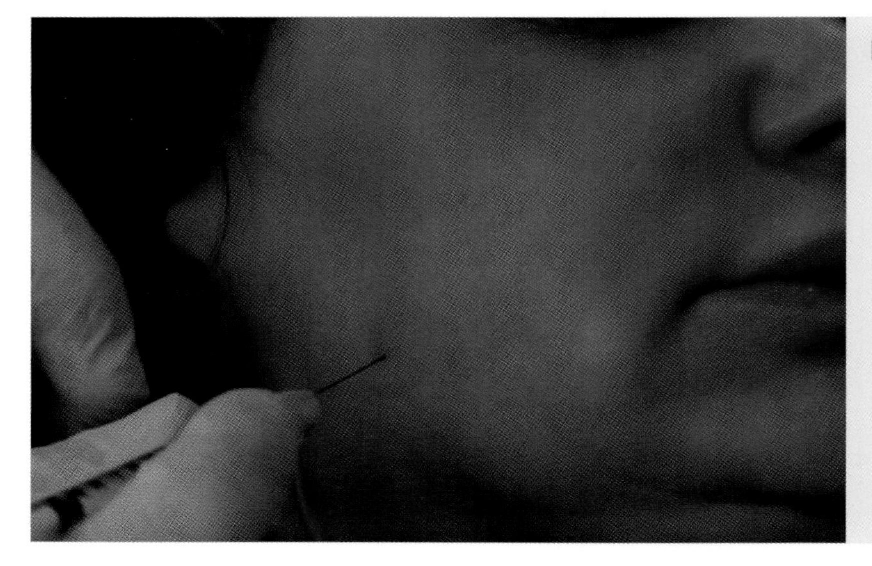

图5.8 咬肌注射

5.4.2 颞肌

颞肌使用5U：0.1mL的肉毒毒素进行注射。当患者咬紧牙关时，可以触摸到肌肉肌腹和颞线。注射针穿过覆盖在颞肌上的皮肤，注射层次通过患者咬紧牙关时出现的活跃肌电图信号来确认。颞肌较薄，为了提高注射的准确性，通常在颞肌的前缘或上缘进针，一旦通过肌电图确认注射针的正确位置，就会在矢状面向后或向下推进（▶图5.9）。这使得通过一次进针可以注射多个等份，如果注射针是在外侧到内侧的方向上进针，则不便按此方法操作。应用前文介绍的技术，在颞肌内的4个或5个点位进行注射，每个点位注射0.1mL，每个点位间隔1cm，最好通过1～3个皮肤穿刺点来实现。

5.4.3　二腹肌前腹

使用5U：0.1mL的肉毒毒素进行注射。使患者颈部伸展，嘱患者张开下颌以触诊二腹肌前腹。针头穿过皮肤进入肌肉层，更靠近颏骨而不是舌骨，以最大限度地减少吞咽困难等并发症的发生。通过张口时活跃的肌电图信号确认注射位置，并在多个部位注射0.1mL。在对侧重复该操作过程。

5.4.4　翼外肌

有2种治疗翼外肌的方法。口外入路在下颌骨的两个头之间。由于这种入路方法垂直于肌肉注射，因此不太可靠，也不允许进行多点位注射。口内入路允许肉毒毒素沿着肌肉更好地分布（►图5.10）。

医生使用头灯进行口内观察，并嘱患者完全张开嘴巴。食指横向牵拉面颊，然后嘱患者稍微闭上嘴，同时触摸最后一颗上磨牙后外侧和下颌支内侧的外翼骨板。针头向上和横向倾斜约20°，并沿肌

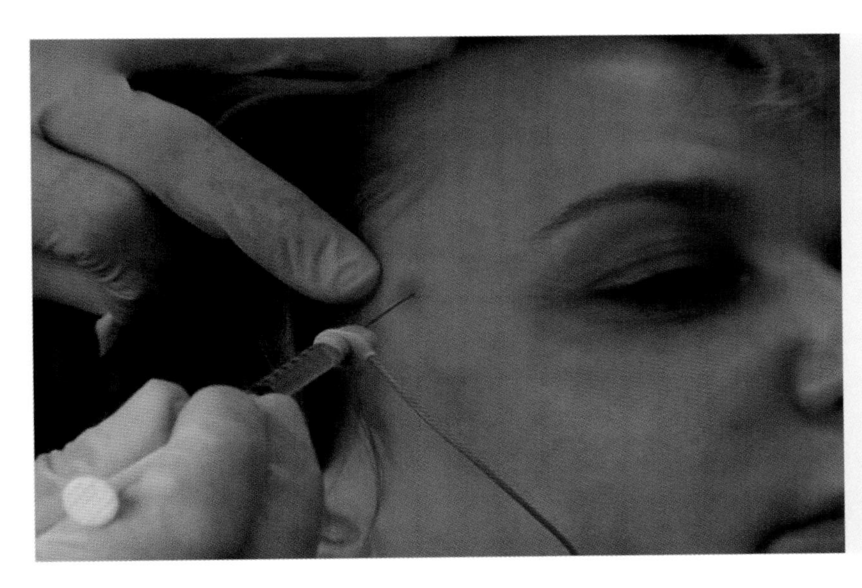

图5.9　颞肌注射

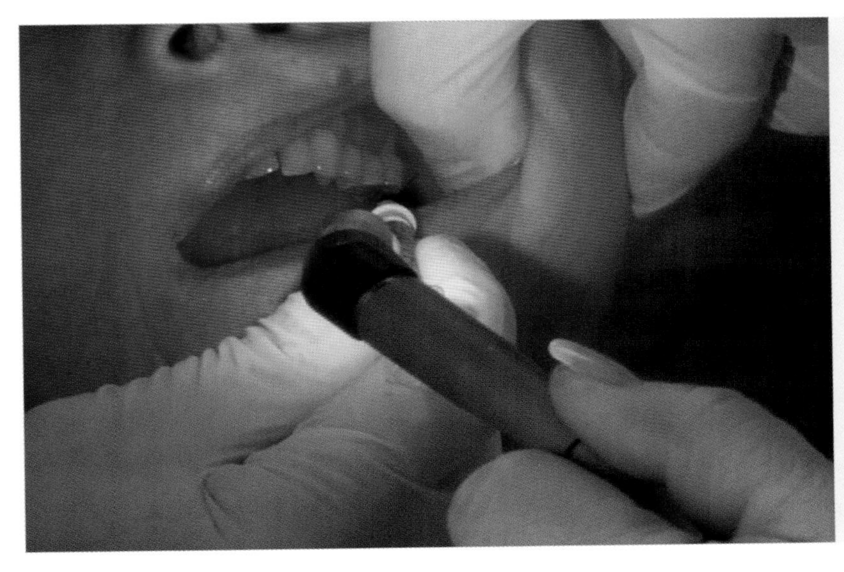

图5.10　翼外肌注射

肉的长轴注射。通过让患者左右移动下巴直到听到强烈的EMG活动信号来确认针尖的正确位置。沿这个轴上的2个或3个点位注射肉毒毒素，推进针头并在每次注射前通过EMG确认针尖在肌肉中的位置。在对侧再次操作此过程。肉毒毒素剂量从每块肌肉10U开始，并可以根据治疗反应而改变方案。对于不对称的下巴摆动，可以采用不同的剂量，在更活跃的肌肉（与下巴摆动的方向相反）中额外增加5～10U。

5.4.5 翼内肌

翼内肌注射肉毒毒素不会作为OMD治疗的首选方法，而是纳入其他治疗效果不佳的患者的治疗方案中。A型肉毒毒素稀释至5U：0.1mL。注射针穿过下颌下部的皮肤，向上深入下颌骨和咬肌与翼内突形成的U形悬带，并沿着下颌支的内侧进入肌肉（► 图5.11）。当要求患者咬紧牙关时，通过活跃的EMG活动信号确认该位置，并注射2～3个点位。在对侧进行相同的操作。在这些注射过程中，很少会遇到面动脉、上颌内动脉或动脉分支。

5.4.6 剂量

临床医生针对OMD患者的目标肌肉和剂量的选择应基于所涉及运动的具体特征和细微差别。根据已发表的一系列OMD患者，已经建立了特定的A型肉毒毒素剂量方案。在大多数情况下，治疗是对称性的和双侧的；然而，不对称剂量在颌骨偏斜治疗中应用更为普遍。以下给药方案参考自Gonzalez-Alegre等和Sinclair等的研究结论[6,8]。

闭颌OMD的剂量

起始剂量为20～30U的A型肉毒毒素注射到每块咬肌，可选择15～25U注射到每块颞肌。如果存在下颌偏斜，可以用7.5U注射到翼外肌。如果患者

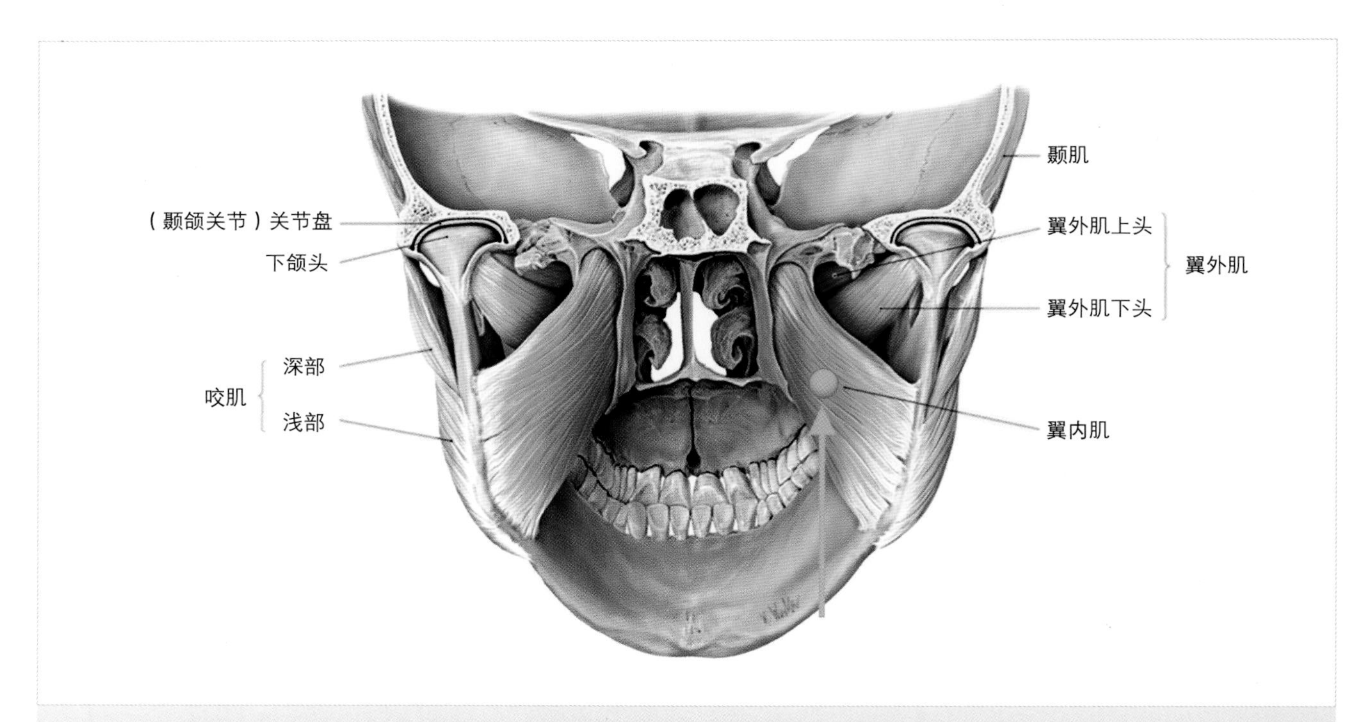

图5.11 翼内肌注射：蓝色箭头表示注射针头轨迹；蓝色圆圈表示注射部位（Gilroy AM et al Atlas of Anatomy. 1st Ed. New York: Thieme Medical Publishers; 2008. Based on: Schuenke M, Schulte E, Schumacher U. THIEME Atlas of Anatomy: Head and Neuroanatomy. Illustrations by Voll M and Wesker K. 1st Ed. New York: Thieme Medical Publishers; 2008.）

无不良反应，则上述剂量可加倍，并可在注射翼内肌时额外增加10U。如果患者有部分不良反应，则每块咬肌额外增加5～10U，颞肌增加5～10U，翼内肌增加10U[6,8]。

开颌OMD的剂量

治疗开始时，每块翼外肌注射7.5～10U和/或每侧二腹肌前腹注射5U A型肉毒毒素。如果存在下颌偏斜，可在颞肌前侧注射15～25U。如果涉及颈阔肌，则可向每侧注射7.5U。无不良反应者应接受双倍初始剂量治疗，如果初始治疗中未包括二腹肌前腹则应加用。有部分不良反应的患者可能需要在翼外肌基础上额外增加5～10U[6,8]。

侧颌偏斜OMD的剂量

初步治疗包括向翼外肌注射7.5U肉毒毒素，并可选择向颞肌前部注射15～25U肉毒毒素。无不良反应者应给予双倍剂量的治疗，如果初次注射时未包括颞肌治疗，则应增加颞肌治疗。有部分不良反应者每块翼外肌应增加2.5～10U进行治疗。一些患者会表现出单侧下颌偏斜的倾向。这些患者应用不对称剂量给药：更高的剂量应该给予对侧翼外肌和同侧颞肌[8]。

5.5 随访与预后

在治疗后3～4周时通过临床评估监测初始治疗的临床效果。询问患者注射后持续的症状和不良反应。重复观察有助于针对需要进一步治疗的肌肉群制订补充治疗计划。此时也会评估不对称运动，一些肌肉群可能需要进一步的单侧治疗。后续治疗的剂量是单独评估的，但通常低于初始治疗的剂量。后续治疗由患者自行决定；患者平均每3～4个月复诊一次。根据不良反应情况和作用持续时间调整注射剂量，并要求患者在治疗后3周打电话报告并发症、不良反应或反应不足的情况。

5.6 并发症和潜在风险

在治疗前，患者会被充分告知过量A型肉毒毒素剂量、针头进针不准确或肉毒毒素扩散的潜在风险。最常见的并发症是咀嚼无力。治疗的长期并发症可能包括颞肌和咬肌功能减退性萎缩，并伴有面部形态的改变。由于针头进针不准确或肉毒毒素扩散导致的罕见并发症包括吞咽困难和构音障碍（舌骨和舌头肌肉组织）、腭咽功能不全或口周功能不全，以及面部（面部肌肉组织）不对称。这些都是自限性的，会在3个月内自行消退，但可能会对患者的生活质量产生影响。出现严重吞咽困难是一种较严重的并发症[15]，可能需要用鼻胃管喂养，直到治疗效果消退。

5.7 结论

口下颌肌张力障碍可累及面部和颈部的单个或多个肌肉群。肌张力障碍性收缩通常会给患者带来功能和社交方面的影响。BoNT治疗有助于缓解过度功能性收缩并改善个人的生活质量[16–18]。考虑到参与咀嚼和说话的复杂动态的下颌肌肉组织，这些肌肉的治疗通常会对目标肌肉的预期正常功能产生不利影响。成功的治疗通常取决于选择性地治疗受影响最严重的肌肉并用滴定法测量BoNT的使用剂量，以获得最佳的效果，同时最大限度地减少不良反应。口服药物的辅助性治疗通常可以改善整体症状。

5.8 要点回顾

- 口下颌肌张力障碍（OMD）会影响面部、口腔、头部和颈部的各种肌肉和肌肉群。
- OMD是一种与基底神经节或小脑功能障碍有关的神经学诊断。
- 闭颌OMD比其他类型的OMD对肉毒毒素注射的效

果反馈更好。

- BoNT注射是一种有效的局部治疗方法。
- BoNT注射的并发症包括咀嚼乏力、舌头活动能力减退、腭咽功能不全、口周功能不全等。

口下颌肌张力障碍

大多数口下颌肌张力障碍（OMD）与闭合症状有关。在视频12.1中可以看到咬肌和颞肌的注射。开口型OMD通常通过翼外肌注射进行治疗，也可在视频12.1中看到。有时，注射二腹肌前腹时要靠近颏下部位，以防止扩散到舌根导致吞咽困难。

参考文献

[1] Druckman R, Seelinger D, Thulin B. Chronic involuntary movements induced by phenothiazines. J Nerv Ment Dis.;135:69–76.

[2] Sankhla C, Lai EC, Jankovic J. Peripherally induced oromandibular dystonia. J Neurol Neurosurg Psychiatry.; 65(5):722–728.

[3] Thorburn DN, Lee KH. Oromandibular dystonia following dental treatment: case reports and discussion. N Z Dent J.; 105(1):18–21.

[4] Neychev VK, Fan X, Mitev VI, Hess EJ, Jinnah HA. The basal ganglia and cerebellum interact in the expression of dystonic movement. Brain.; 131(Pt 9):2499–2509.

[5] Weiner WJ, Nora LM. “Trick” movements in facial dystonia. J Clin Psychiatry.; 45(12):519–521.

[6] Gonzalez-Alegre P, Schneider RL, Hoffman H. Clinical, etiological, and therapeutic features of jaw-opening and jaw-closing oromandibular dystonias: A decade of experience at a single treatment center. Tremor Other Hyperkinet Mov (N Y).; 4:231.

[7] Yoshida K. Sensory trick splint as a multimodal therapy for oromandibular dystonia. J Prosthodont Res.; 62(2):239–244.

[8] Sinclair CF, Gurey LE, Blitzer A. Oromandibular dystonia: long-term management with botulinum toxin. Laryngoscope.;123(12):3078–3083.

[9] Brin MF, Fahn S, Moskowitz C, et al. Localized injections of botulinum toxin for the treatment of focal dystonia and hemifacial spasm. Mov Disord.; 2(4):237–254.

[10] Blitzer A, Brin MF, Greene PE, Fahn S. Botulinum toxin injection for the treatment of oromandibular dystonia. Ann Otol Rhinol Laryngol.; 98(2):93–97.

[11] Van Eijden TM, Korfage JA, Brugman P. Architecture of the human jaw-closing and jaw-opening muscles. Anat Rec.; 248(3):464–474.

[12] Tan EK, Jankovic J. Botulinum toxin A in patients with oromandibular dystonia: long-term follow-up. Neurology.;53(9):2102–2107.

[13] Charles PD, Davis TL, Shannon KM, Hook MA, Warner JS. Tongue protrusion dystonia: treatment with botulinum toxin. South Med J.; 90(5):522–525.

[14] Esper CD, Freeman A, Factor SA. Lingual protrusion dystonia: frequency, etiology and botulinum toxin therapy. Parkinsonism Relat Disord.; 16(7):438–441.

[15] Hermanowicz N, Truong DD. Treatment of oromandibular dystonia with botulinum toxin. Laryngoscope.; 101(11):1216–1218.

[16] Scorr LM, Silver MR, Hanfelt J, et al. Pilot single-blind trial of abobotulinumtoxinA in oromandibular dystonia. Neurotherapeutics.;15(2):452–458.

[17] Charous SJ, Comella CL, Fan W. Jaw-opening dystonia: quality of life after botulinum toxin injections. Ear Nose Throat J.;90(2):E9.

[18] Teemul TA, Patel R, Kanatas A, Carter LM. Management of oromandibular dystonia with botulinum A toxin: a series of cases. Br J Oral Maxillofac Surg.; 54(10):1080–1084.

第6章
肉毒毒素治疗痉挛性发音障碍

Phillip C. Song, Lucian Sulica, and Andrew Blitzer

摘要

肉毒毒素（BoNT）注射到喉部用于控制痉挛性发音障碍的症状已经在临床应用了30多年，是被美国耳鼻喉头颈外科学会认可的主要治疗方法，并在很长一段时间里一直都是治疗痉挛性发音障碍的金标准。本章回顾了痉挛性发音障碍的诊断和治疗方法，尤其是BoNT的治疗。

关键词：内收肌痉挛性发音障碍、外展肌痉挛性发音障碍、喉痉挛、喉部肌张力障碍、喉部肌电图、肉毒毒素治疗

6.1　简介

痉挛性发音障碍是一种临床综合征，其特征是喉部固有肌肉系统不自主的、功能亢进的痉挛或收缩，导致语言异常。1871年，Traube[1]首次使用“痉挛性发音障碍”一词来描述神经性声音嘶哑的患者。回顾历史，运动性发音障碍、痉挛性发音障碍、门冬性失声、发音性喉痉挛和协调喉痉挛等术语都曾被用来描述相同的临床表现[2-3]。痉挛性发音障碍在很长一段时间内被认为是心因性的，但在Dedo和Behlau的开创性研究中发现，对神经切片的剧烈反应表明，痉挛性发音障碍在本质上明显是器质性的和功能性的[4]。1982年，Marsden和Sheehy提出痉挛性发音障碍代表喉部肌张力障碍[5]。他们指出：“有证据表明，梅杰（Meige）综合征中出现的眼睑痉挛和口下颌肌张力障碍是成人发作性肌张力障碍的一种表现，而且由于发音障碍可能出现在同一综合征中，所以发音障碍本身很可能是肌张力障碍的唯一表现。”1988年，Blitzer和他的同事通过临床检查和喉部肌电图（EMG）显示[6]，痉挛性发音障碍的特征与局灶性肌张力障碍特征完全一致。随着脑图谱和神经遗传学的不断进步，痉挛性发音障碍和其他喉部发音障碍的神经学基础正在被发现[7]。功能性磁共振成像（MRI）显示，连接大脑皮质内运动感觉中心和脑干中发声运动神经元的皮质球束发生了变化[8]，基因筛查继续提供喉部肌张力障碍与其他神经疾病之间的联系。

6.2　分类和介绍

痉挛性发音障碍被归类为喉部肌张力障碍。喉部肌张力障碍是一个临床术语，用于描述一种由特定动作诱发的喉部神经肌肉疾病，可导致言语连贯障碍[9]。肌张力障碍根据临床症状、发病年龄、分布和原因进行分类。当按分布分类时，肌张力障碍可分为局灶性、节段性、多灶性或全身性肌张力障碍。痉挛性发音障碍是一种局灶性肌张力障碍，累及喉内收肌（环杓侧肌、杓间肌、甲状旁肌，可能还有环甲肌）、外展肌［环杓后肌（PCA）］，或两者兼有，偶尔累及声门上结构。喉肌受累的程度和部位各不相同，临床表现上一般以复合活动为主，而不是单纯的、相互排斥的内收肌或外展肌受累[10]。喉部肌张力障碍还可影响喉部除了语言连贯功能之外的其他功能。曾有过造成唱歌障碍的肌张力障碍和呼吸内收肌的肌张力障碍的病例报道[11-12]。

尽管多达1/3的患者有明确的诱发因素或要素，但大多数肌张力障碍是原发性的或特发性的[13]。患者有正常的围生期和早期发育史，没有头部创伤或神经系统疾病的既往病史，没有接触过已知的会导致获得性肌张力障碍的药物（例如吩噻嗪），并有着正常的智力、锥体细胞、小脑和感觉系统检查。通过这样的病史、检查可定义为继发性肌张力障碍。大多数痉挛性发音障碍的病例在喉部以外没有表现，这与他们对局灶性肌张力障碍的鉴定一致。罕见的病例可能与身体其他部位的症状有关或发展为其他部位的症状。虽然在作者的经验中，这个概率非常小，但已报道的发病率高达17%[7]。已注意到多种因素会导致继发性喉部肌张力障碍，包括神经系统疾病、药物暴露和帕金森病。

临床上，痉挛性发音障碍分为外展肌痉挛性发音障碍、内收肌痉挛性发音障碍、“歌手发音障碍”和内收肌呼吸肌张力障碍。在内收肌痉挛性发音障碍中，患者表现为声音哽咽、紧张窒息、发音中断、音量减小和音调单调。外展肌痉挛性发音障碍的患者表现为气喘吁吁、发音勉强、流利度突然中断，以及说话时耳语。有严重痉挛的患者可能会患失语症。补偿行为可能会掩盖患者的真实声音模式。严重内收肌痉挛性发声障碍的患者可能表现出代偿性外展发声，伴有失声或耳语[14]。虽然一些作者认为所有痉挛性发音障碍的患者都会累及外展肌和内收肌，症状根据主要类型表现出来，但肉毒毒素治疗的原理是功能亢进的肌肉群的化学去神经支配，内收肌-外展肌的分类很好地服务于内收肌-外展肌的治疗[15-16]。

在原发性发音障碍与肌张力障碍患者中，都可能表现出与发音相关的震颤。与特发性震颤不同的是，痉挛性发音障碍相关震颤是不规则的，可能继发性肌张力障碍肌肉处于激动性收缩不能完全中和拮抗性收缩的位置。Blitzer和他的同事认为，25%的痉挛性发音障碍患者可能会有这样的震颤[17]。有时可能难以区分肌张力障碍震颤和原发性发音震颤。

6.3 诊断

痉挛性发音障碍的诊断是临床上的，主要基于对声音的感知分析，辅以喉镜检查。评估应包括详细的头颈部和神经系统检查，特别注意头颈部的痉挛、功能障碍或震颤。喉镜检查应该使用灵活的经鼻器械，因为它对喉部生理功能的破坏最小，并且可以评估相关的语言及吞咽和呼吸。内镜检查可能对详细评估声带边缘的震颤起到作用，并排除黏膜波动的病理变化，但可能会掩盖痉挛性发音障碍的迹象。诊断的细微差别超出了本章的阐述范围，但主要的诊断挑战是区分痉挛性发音障碍、肌肉紧张性发音障碍（MTD）和声带震颤，或三者的组合。Leonard和Kendall指出[18]，痉挛性发音障碍的运动异常只表现在特定的说话动作中，而在MTD和声带震颤中表现得更加具有一致性。

识别间歇性功能亢进和痉挛，并在特定的发音任务中过度内收或外展声带，是诊断痉挛性发音障碍的基础。痉挛和间歇有一种特征和可重复的模式，可以用一组标准化的句子来引出。在喉镜检查中，内收肌痉挛性发音障碍通常表现为间歇性的、偶尔且持续性的、过度内收的、真声带（有时是假声带）的过度闭合，声带突的过度内旋，或与窒息、拉伤窒息性断音相对应的声带过度紧张。内收肌痉挛性发音障碍通常在发浊辅音时发生。外展肌痉挛性发音障碍的喉部检查在连续说话过程中过度外展，从而导致较差的语音质量，伴有无音或低声片段。当尝试在清辅音（例如/h/、/p/ 或 /t/）后发元音时，外展肌痉挛明显，这与声门功能不全引起呼吸声（例如声带麻痹或前喉）形成对比。继发性功能性或代偿性肌肉收缩会使诊断变得困难，短期的语音治疗有助于识别和解决这些问题。

Ludlow及其同事强调，需要一个诊断标准来帮助区分声带震颤、MTD和痉挛性发音障碍[19]，并提出了痉挛性发音障碍的三级诊断系统。第一级是由4个问题组成的筛查问卷（► 表6.1）。预计患者出现症状至少3个月，并且前两个问题的答案为"是"，则被认为可能患有痉挛性发音障碍。第二级是临床语音检查，由语音专家对患者进行一系列语音练习。用特定的句子诱导外展肌和内收肌的声音中断。预计患者在说话期间会有一次或多次声音中断，而在耳语时则更少。第三级是纤维喉镜检查，显示声门功能正常，伴有吞咽、吹口哨和咳嗽，同时显示声带痉挛，或说话时震颤。Ludlow及其同事对30名已知MTD、痉挛性发音障碍或震颤的患者使用这套三级诊断系统，能够正确地对97%的患者进行分类[20]。

表6.1　痉挛性发声障碍筛查问卷

问题	适用于痉挛性发音障碍	对痉挛性发音障碍不适用
1. 是否存在交谈障碍?	是	否
2. 是否在交谈时时而正常时而异常?	是	未经治疗可自行好转
3. 出现交谈困难多久了?	3个月或以上	3个月以内
4. 你能正常做以下任何一件事吗?		
呼喊	是	否
哭喊	是	否
大笑	是	否
耳语	是	与常规讲话一样
唱歌	是	比常规讲话吃力
打哈欠	是	否

来源：Data from Ludlow CL, Naunton RF, Fujita M, Sedory SE. Spasmodic dysphonia: botulinum toxin injection after recurrent nerve surgery. Otolaryngol Head Neck Surg 1990;102:122–131.

客观检查和其他诊断方式可用于疑难病例的诊断。在评估声学分析的有效性时，Zwirner和同事发现，与正常对照组相比，痉挛性发音障碍患者的基频标准差、抖动、颤动和断音因子的平均值显著高于正常对照组，而信噪比的平均值显著低于正常对照组[21]。通过声学分析，Sapienza和同事发现只有内收肌痉挛性发音障碍的患者在说话时才会出现断音，特别是持续的元音[22]。他们还发现，内收肌痉挛性发音障碍患者在语音任务中产生的声音事件类型有较大差异。Koufman发现，频谱分析可用于区分内收肌痉挛性发音障碍和MTD，考虑到二者可能同时出现声门功能亢进，所以区分二者具有挑战性[23]。Koufman指出，在痉挛性发声障碍中通常会出现声音中断，但在MTD中则不存在。痉挛性发声障碍患者也有明确的共振峰，而MTD患者则没有，并且MTD患者有过多的高频频谱噪声，而这在痉挛性发声障碍患者中的频率极低[23]。这表明频谱分析虽然不是常规方法，但可能是区分内收肌痉挛性发声障碍和MTD的有效辅助手段。

一般情况下，喉部肌电图显示异常，但不是特征性的表现。已经报道了大的多相运动单位电位和从电信号开始到开始发声的异常长的潜伏期[24–25]。Nash和Ludlow比较了内收肌痉挛性发音障碍患者与对照组的喉部肌电图结果[26–27]。他们发现，在非发声任务状态下，甲状旁肌的平均肌肉活动量显著增加，而这些患者的肌张力与正常说话时的对照组相当。Hillel在所有痉挛性发音障碍患者中发现了异常的喉部肌电图反应模式，延迟增加和募集振幅增加，包括非发声任务[10]时。最重要的是，该项试验揭示了5块喉部固有肌肉的异常活动，以及以前未有文献记载的肌肉受累的变异性，揭示了这种疾病的复杂性。

12%～15%的痉挛性发音障碍患者有阳性的家族史，基因检测有助于诊断痉挛性发音障碍。有几个基因片段与喉部肌张力障碍相关。以喉部肌张力障碍为表现的显著基因片段和突变包括*TOR1A*（*DYT1*）、*TAF1*（*DYT4*）、*TAP1*（*DYT6*）和*GNAL*（*DYT25*）。这些基因片段中的大多数与肌张力障碍或其他神经病学（如帕金森病）特征的局部表现有关。然而，在这一点上，孤立的喉部肌张力障碍的常规基因检测的成功率很低，但在有其他神经系统症状的情况下，可以考虑家族史[28]。

喉部肌张力障碍的功能性MRI特征正在迅速发展，脑链接的改变在痉挛性发音障碍中更具特异性。功能性MRI可以显示发声等任务中的代谢活动。在痉挛性发音障碍患者中，与发声任务相关的不同区域之间的连接发生了变化[29]。

痉挛性发音障碍可以根据患者的病史和体格检查做出可靠的诊断。声学分析和喉部肌电图都可以在疑难病例中作为辅助手段使用，但需要更多的研究报道来确定它们的辅助作用。此时诊断的基石仍然是仔细询问患者病史，适当的筛查、语音检查和灵活的喉镜检查。

6.4 治疗

A型肉毒毒素注射到喉内肌是目前治疗痉挛性发音障碍的金标准。已经有数百篇经过同行评审的文章研究了BoNT注射治疗痉挛性发音障碍的效果，集体证据压倒性地支持这种方法的有效性。

2015年，Blitzer等更新了他们对BoNT治疗痉挛性发音障碍的经验[30]。他们发现90%的患者在注射A型肉毒毒素后3～12个月病情得到改善，需要每3～6个月重复注射一次。已经进行了两项关于BoNT疗效的Meta分析，并进行了一项双盲试验，将BoNT注射液与生理盐水注射液进行对比，并用客观的声学结果进行测量[31-33]。A型肉毒毒素显著降低了扰动性，减小了基频范围，并改善了光谱特征。

虽然BoNT的主要作用是通过在肌肉内进行注射阻断周围神经系统的神经与肌肉的连接，但这一解释似乎与痉挛性发音障碍的病理生理学疗效无关，提示对中枢神经系统有影响。Byrnes和他的同事认为，肉毒毒素注射引起了运动皮层肌肉表征区映射的短暂变化[34-35]。2007年，Antonucci等证明了BoNT异位至小鼠和大鼠对侧脑半球的传入突触[36]。虽然这些机制尚不完全清楚，但BoNT的疗效和安全性已使其成为痉挛性发音障碍的首要治疗方法。

BoNT注射的靶肌肉选择取决于痉挛性发音障碍中内收肌和外展肌的表现特征。大多数语言中心常规治疗内收肌痉挛性发音障碍的方法是经皮、经电生理引导向甲杓肌双侧等量注射BoNT；然而，这种方法存在几个变量。不同中心和医生治疗方法可能存在差异，包括给药剂量、两次注射时间间隔、单侧或双侧注射以及随访方式。此外，患者对BoNT的敏感性和恢复程度似乎也有较大差异，并且疾病症状也具有波动性。基本上，每位患者都需要进行个体化的针对治疗方案，医生可能需要根据情况调整注射方法、剂量和时间表，以最大限度地提高治疗效果。

双侧环甲肌注射的疗效研究最多，效果最好，临床应用时间最长。然而，一些小型研究机构表明，单侧注射可能会改善声音症状，有时还会改善治疗效果[37-39]。Adams和同事比较了15例单侧注射15U肉毒毒素的患者和11例双侧注射2.5U肉毒毒素的患者[37]。他们发现单侧和双侧BoNT注射都可以显著改善痉挛性发音障碍，并且两种注射方法均在注射后2周改善了声音和呼吸症状。然而，在使用声学分析比较这两种方法时，最长发声时间、声音抖动和每秒语音中断次数表明，单侧注射BoNT可能比双侧注射BoNT提供更好和更持久的效果。1995年，试验再次比较了单侧注射和双侧注射，25例患者接受单侧注射15U，25例患者接受双侧注射2.5U。通过声学分析，他们在注射第2周和第6周时效果相似。然而，与单侧组相比，双侧组的最长发声时间显著缩短[38]。Upile及其同事对31例接受单侧或双侧注射的内收肌痉挛性发音障碍患者进行了检查[39]，他们发现注射后失声与双侧注射相关，而单侧注射则没有这一发现。

Ford等描述了间接喉镜引导甲杓肌注射[40]。在他们的研究中注意到发病时间略有延迟。然而，与标准肌电图引导注射相比，注射的疗效和持续时间没有显著变化。他们指出，大多数耳鼻喉科医生对喉部肌电图检查不熟悉，但对喉镜检查很熟悉。可弯曲喉镜已被用于可视化经皮甲杓肌注射和通过喉镜通道引导注射[41–43]，但这些方法都有局限性。患者的呕吐反射可能会限制或无法进行经口注射，可以通过可弯曲的支气管镜针进行注射，但因为针管过长，会浪费BoNT，并且难以控制精度[9]。上述技术也不允许EMG确认针头的位置，而针头的位置会控制肌肉收缩更活跃的部位、运动端板附近和BoNT作用部位。

对有喉返神经切断史的患者，注射甲杓肌可以治疗内收肌痉挛性发音障碍[44]。对该人群的治疗结果分析表明，在先前神经切除部分的一侧注射BoNT往往会优化结果并最大限度地减少并发症的发生[45]。Ludlow及其同事报道，在先前喉返神经切断术的情况下，使用双侧甲杓肌注射可显著减轻所有言语症状[46]。

在外展肌痉挛性发音障碍患者中，去神经支配的靶肌肉是PCA肌群。根据作者的实践经验，为了减少外展肌受损导致的气道风险，这些注射通常不会同期进行。注射后2周需要复查喉部以评估治疗效果和气道通畅情况，并计划进行对侧注射，注射剂量通常为初始剂量的一半。采用这种方法时，Blitzer等观察到患者达到了正常语音水平的70.3%[47]。在其他研究中心，双侧同时注射可能成为标准做法：Stong及其同事通过一系列双侧同期PCA注射证明了该方法是合理且安全的[48]，并未出现气道并发症。

Hillel等研究者通过五导联肌电图发现，在某些病例中，杓间肌存在功能障碍[49]。他们还发现，将注射甲杓肌与杓间肌联合应用可以治疗某些复杂的痉挛性发音障碍。

6.5 其他治疗手段

全身药物治疗可帮助减轻症状，并可与BoNT注射联合应用以延长治疗效果。治疗肌张力障碍最常见的药物是口服抗胆碱能药物。然而，这些药物的副作用很广泛，包括注意力难以集中、认知障碍、口干、尿潴留和视力模糊。局部抗胆碱酯酶可以改善这些副作用。经发现巴氯芬具有最佳的治疗效果和最小的副作用[9]。根据作者的经验，口服抗胆碱能药物很少应用于与痉挛性发音障碍相关的孤立的声音症状患者。羟丁酸钠（yrem, Jazz Pharmaceuticals, Dublin, Ireland）是一种用于治疗猝倒和发作性睡病的GABA药物，在一项随机试验中显示出对改善语音功能的疗效[50]。

使用外科手术方法治疗痉挛性发音障碍仍然是一个备受争议的领域，具有曲折的历史。作为一种神经系统疾病，痉挛性发音障碍最初通过神经切断术得到了初步阳性结果。Dedo和Behlau最早提出设想并实施了手术，在报道中指出单侧喉返神经切断术成功率达85%[4]。然而，随后的报道显示数月至数年后复发率非常高[51]。为了避免长期失败问题，一些外科技术被应用于治疗，包括喉返神经撕脱术、喉支架手术、部分或全部激光甲杓肌切除术、植入式刺激器，以及选择性颈襻喉内收肌去神经–再神经支配手术等方法。然而，长时间或永久性呼吸困难、单侧声带麻痹、运动障碍和联合运动，以及症状的复发使得外科手术不能成为主要治疗方法[52–56]。最近对接受选择性颈襻喉内收肌去神经–再神经支配手术的患者进行的一项调查显示，82%的患者会向他人推荐该手术（18%不会），但也注意到有31%的患者在手术后存在吞咽困难。最近对进行BoNT注射与外科手术的比较分析表明这两种干预措施均有效果[57–58]。

6.6 注射技术

作者使用的喉肌注射方法不需要使用内镜或助手辅助。用一根27G的绝缘针连接到肌电图上，起单极电极的作用。标准稀释4.0mL无菌生理盐水与100U瓶装BoNT（Botox, Allergan plc, Irvine, CA），浓度为2.5U：0.1mL，可以根据需要进一步稀释，以每个声带0.1mL的标准提供适当的BoNT剂量。例如，为了将1.0U BoNT注射到声带，0.1mL原液（2.5U）被稀释到0.25mL，每0.1mL的浓度为1.0U。限制注射量是为了防止气道阻塞，以及不必要的药物扩散。在下文将介绍作者所在机构使用的起始注射剂量，然而，医生在使用起始剂量和时间表方面存在显著的差异。Chang等[59]发现A型肉毒毒素剂量与并发症持续时间呈正相关，与正常声音持续时间呈负相关。

作者在喉部注射BoNT的经验主要是使用A型肉毒毒素（Botox, Allergan plc），因此本章中的大多数剂量指南都是针对A型肉毒毒素的。B型肉毒毒素（Myobloc, Solstice Neurosciences Inc., South San Francisco, CA）和A型肉毒毒素（Dysport, Medicis Pharmaceutical, Scottsdale, AZ）是可以相互替代的，但剂量需要调整。应该注意的是，3种肉毒毒素之间的扩散特征略有不同，潜在的更高的自主神经效应（口干）与B型肉毒毒素有关。

对A型肉毒毒素反应不佳、疑似形成阻断抗体的患者，B型肉毒毒素（rimabotulinum toxin type B; Myobloc）已被证明是一种安全有效的替代品[60]。Blitzer表明Myobloc在剂量比约为52U：1U的情况下是有效的，起效更快，但持续时间更短[61]。

6.6.1 内收肌痉挛性发音障碍

甲杓肌起于甲状软骨和环甲韧带夹角的内表层，嵌于杓状软骨前外侧表层，甲杓肌作为肉毒毒素注射的靶目标，用于治疗内收肌痉挛性发音障碍。甲杓肌的内侧下纤维被称为发声肌（▶ 图6.1）。甲杓肌靠近环甲膜，因而可以通过环甲间隙进行注射（▶ 图6.2，▶ 图6.3）。

患者取仰卧位或半仰卧位，颈部轻轻伸展。也可将患者置于直立坐位，头部处于中立位置。触诊可及甲状软骨和环状软骨，可见环甲膜。注射针向上弯曲30°～45°，然后穿过环甲膜进入中线或刚好离开中线。它向上和横向推进。当针头推进时，医生会从肌电图中倾听肌肉干扰模式。此时，肌电图上发出特征性的“嗡嗡声”，表明注射针位于两个声带之间的喉部气柱内，这意味着注射针需要横向重新定向。穿过咽黏膜会刺激患者，引发咳嗽反射。如果将注射针稍微转向外侧，刺穿环甲膜中线几毫米，则注射针可以直接进入甲杓肌而不进入气道，最大限度地减少刺激。一旦在需要放置针头的位置显示出清晰的运动单位电位，就可以通过验证操作将针头放置在正确的肌肉层次中。要求患者说[i:]音，可以激活内收肌肌电图。甲杓肌将产生持续的激活，而环杓侧肌将产生与声音同时出现的尖锐但短暂的激活爆鸣。在实际操作中，通常很难将针头始终指向一个方向。但是，只要注射到其中一块内收肌，临床效果并不会受到影响。通过肌电图确认放置位置后，外科医生进行抽吸以确保注射针没有刺穿血管，然后注射BoNT。作者的标准初始治疗剂量为1～1.25U，并可在2周内给予加强剂量，根据患者的需要进行滴定。

6.6.2 外展肌痉挛性发音障碍

环杓后肌（PCA）是治疗外展肌痉挛性发音障碍的目标肌肉。它起源于环状板后部的凹陷处，该肌肉向外侧和上方延伸，走行至杓状软骨的同侧肌肉后部（▶ 图6.4）。PCA的位置允许以下2种方式选择其一进行注射：术者可将喉镜向外侧旋转，以便从外侧颈部直接触及喉后部，或术者可将注射针穿过环甲膜、声门下和环状软骨后壁，到达肌肉。

在喉部旋转技术中，患者应保持舒适的姿势，颈部和肩部放松，以保持肌肉活动最小。拇指放在

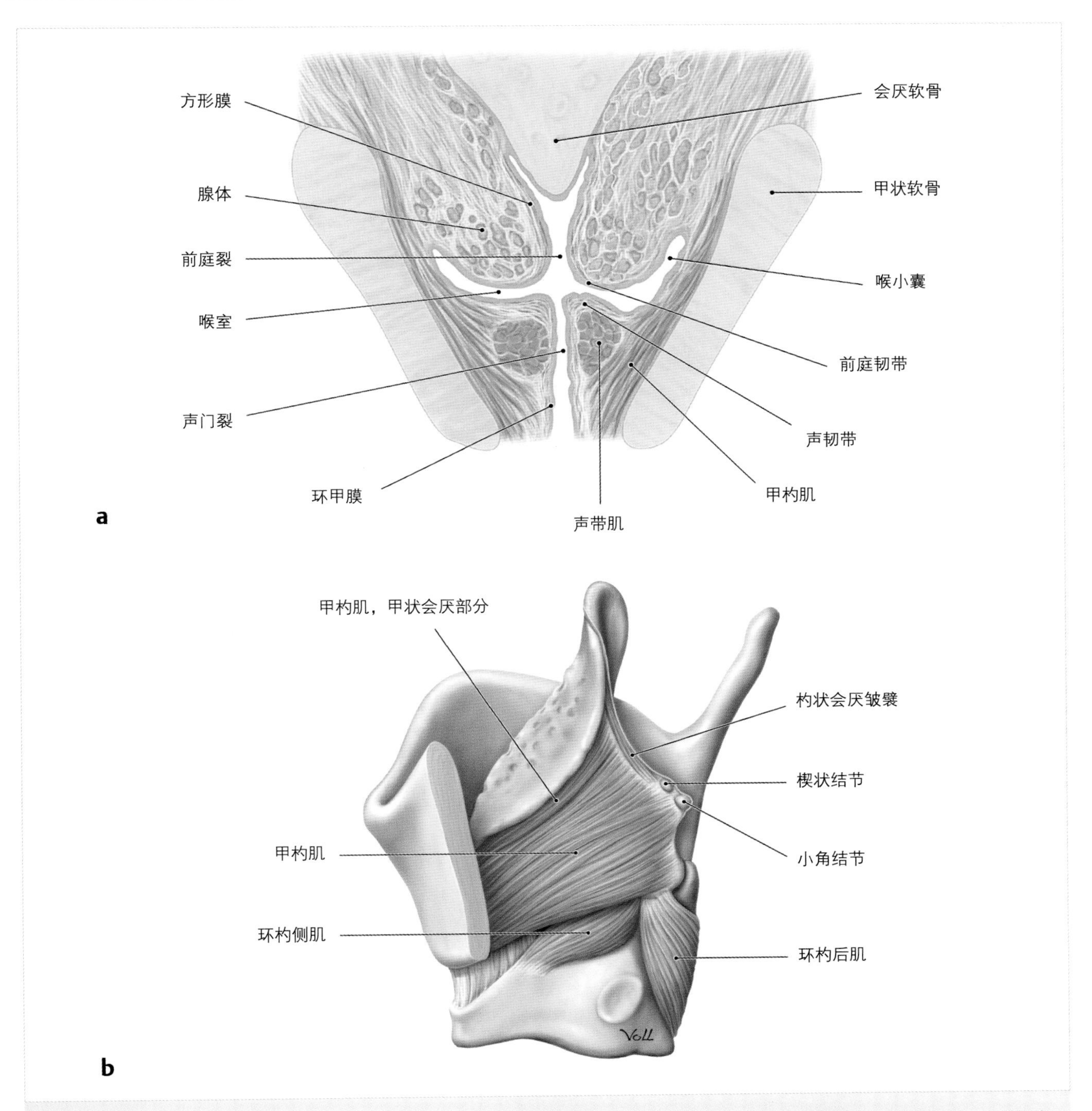

图6.1　a、b. 声带解剖（Gilroy AM et al Atlas of Anatomy. 3rd Ed. New York: Thieme Medical Publishers; 2016. Based on: Schuenke M, Schulte E, Schumacher U. THIEME Atlas of Anatomy: Head and Neuroanatomy.Illustrations by Voll M and Wesker K. 1st Ed. New York: Thieme Medical Publishers; 2008.）

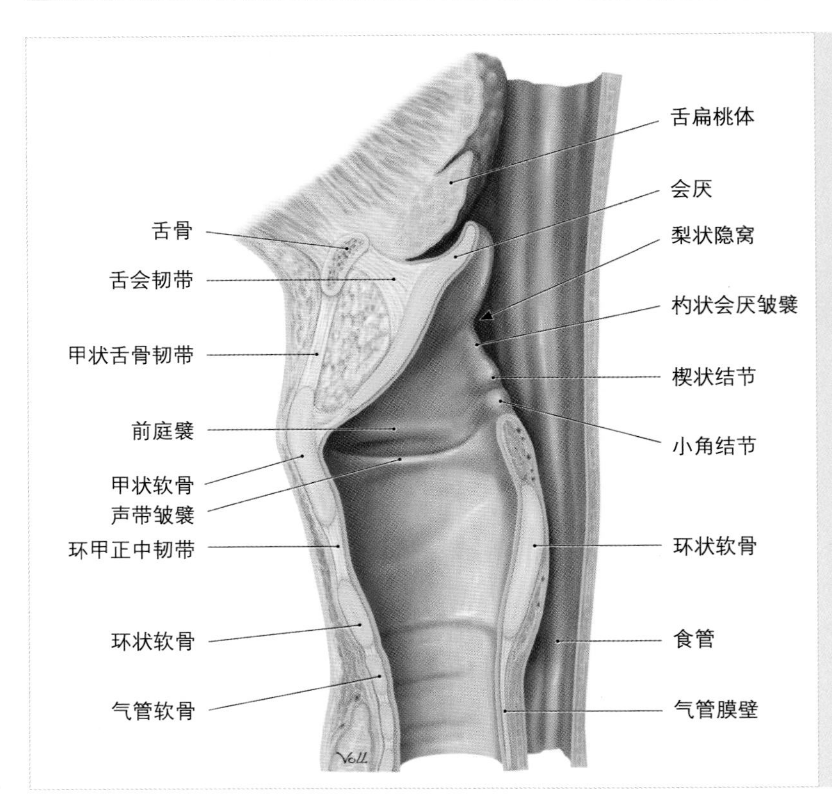

图6.2 喉正中矢状切面（Gilroy AM et al Atlas of Anatomy. 3rd Ed. New York: Thieme Medical Publishers; 2016. Based on: Schuenke M, Schulte E, Schumacher U. THIEME Atlas of Anatomy: Head and Neuroanatomy.Illustrations by Voll M and Wesker K. 1st Ed. New York: Thieme Medical Publishers; 2008.）

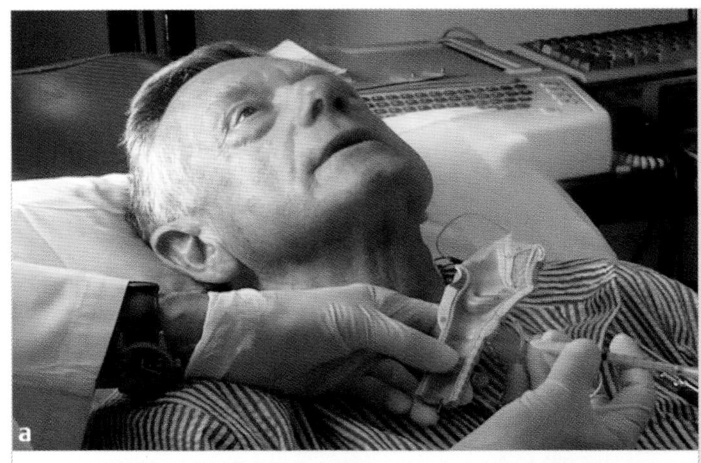

图6.3 a、b. 经环甲膜甲杓肌注射技术

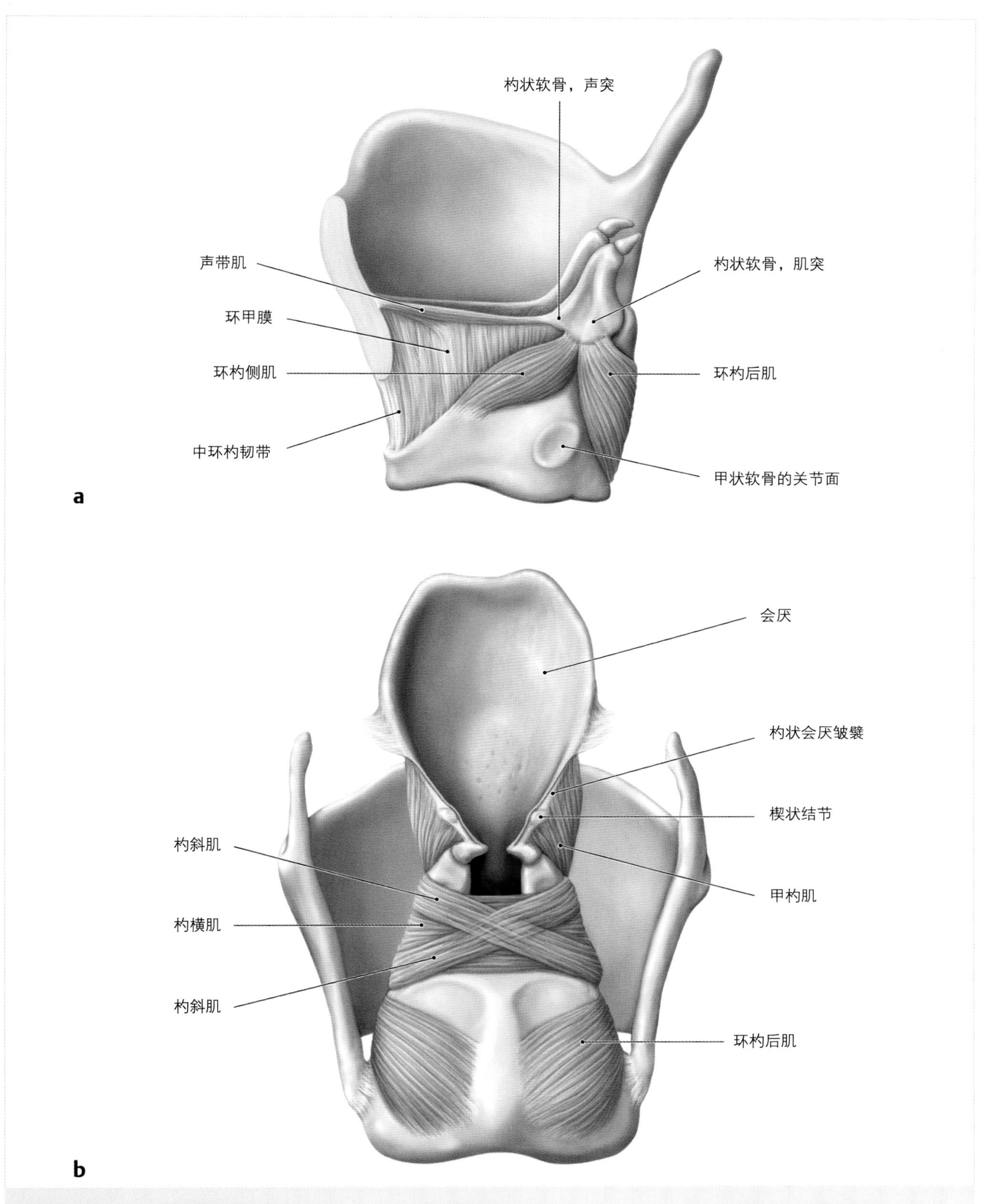

图6.4　a、b. 环杓后肌解剖（Gilroy AM et al Atlas of Anatomy. 3rd Ed. New York: Thieme Medical Publishers; 2016. Based on: Schuenke M, Schulte E, Schumacher U. THIEME Atlas of Anatomy: Head and Neuroanatomy. Illustrations by Voll M and Wesker K. 1st Ed. New York: Thieme Medical Publishers; 2008.）

待注射侧甲状软骨的后缘，其余4根手指轻轻按压对侧甲状软骨。旋转喉头，露出后侧部位。然后将注射针沿着甲状软骨后半部分的下半部分刺入，并向前推进，直到它贴近环状软骨表面（▸图6.5），将其稍微拉回。在这种情况下，验证操作包括嗅探以确认注射针在PCA中的位置。这种方法最适用于颈部细长、喉头位置高、活动度较高的患者。

经声门法需要穿过气道和环状软骨。注射针在中线穿过环甲膜，引导穿过声门下间隙，在中线的一侧或另一侧穿过环状软骨的后板（▸图6.6，▸图6.7）。通常，使用这种方法向气管内注射利多卡因有助于防止患者咳嗽。这并不妨碍肌电信号传导，因为目标肌肉在注射的环状软骨的另一侧。

通过让患者做闻嗅动作，再次确认针头的放置位置。这项技术在年龄较大的患者中应用更为困难，因为他们的软骨可能会发生钙化。此外，当注射针穿过环状椎板时，经常会被软骨堵塞，这可能需要相当大的注射压力才能清除堵塞。使用带有鲁尔锁的注射器有助于防止爆针。现在向一块PCA肌肉注射3.75U或0.15mL的BoNT。此次治疗对肌肉的影响有助于在2周后进行对侧PCA注射时的剂量调整。在对这项技术的最初调查中，Blitzer等发现19%的患者进行单侧注射后有效果，患者平均总体改善到正常功能的70%[47]。

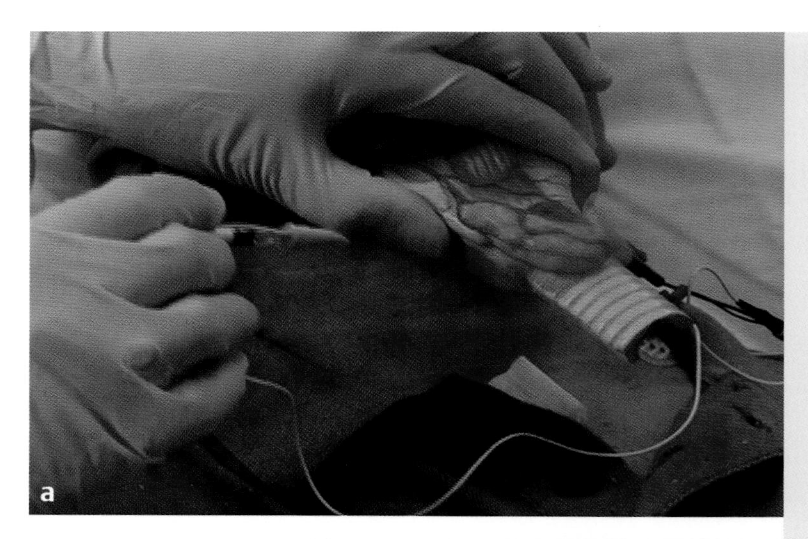

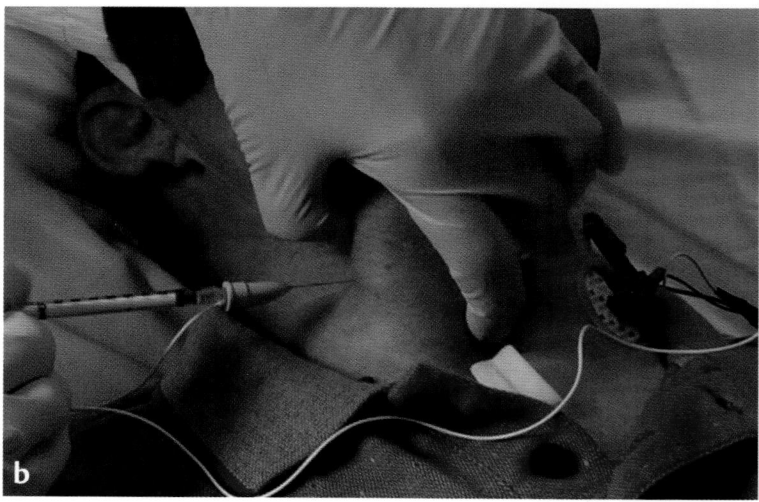

图6.5 a、b. 喉旋转环状软骨后注射技术

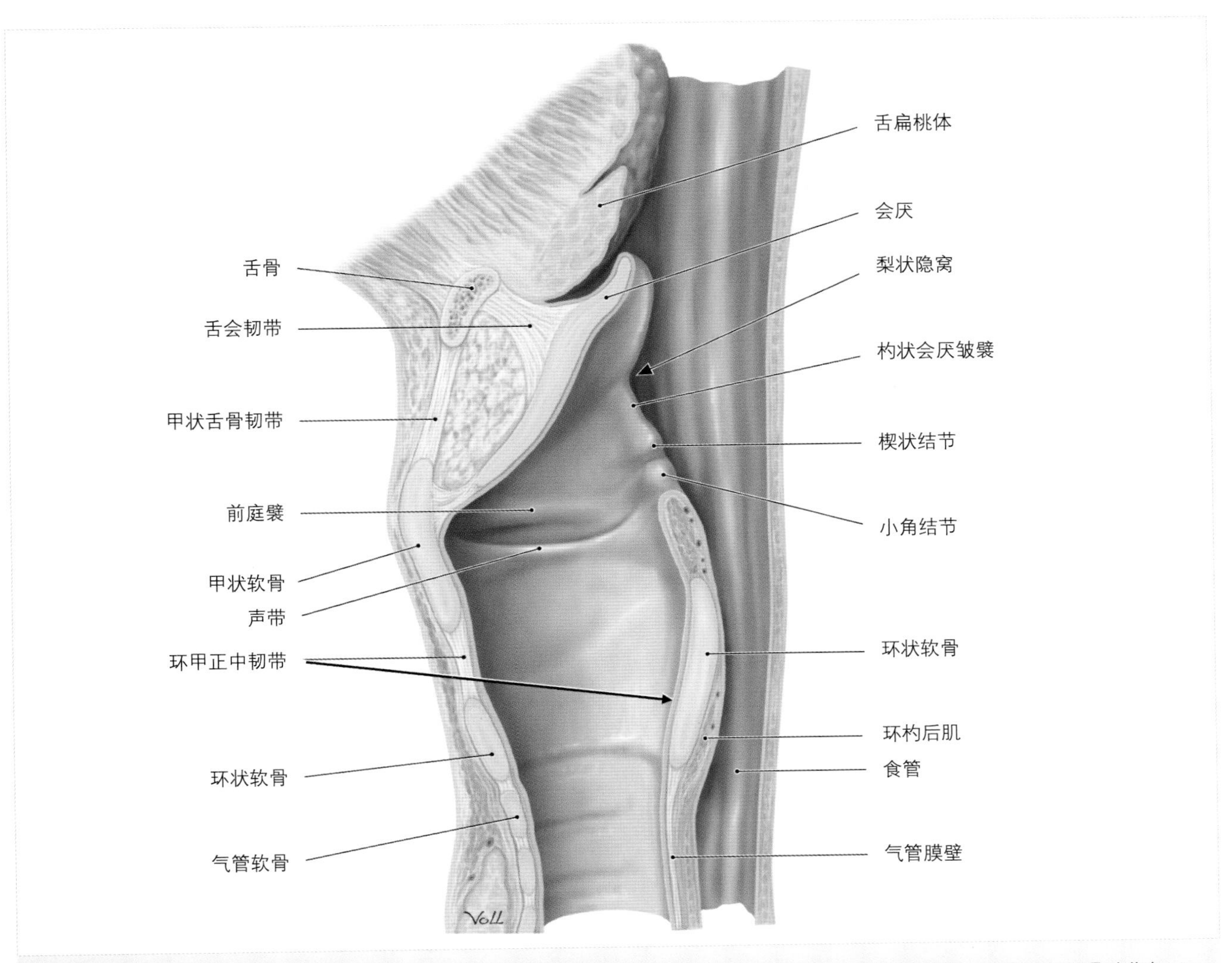

图6.6 经声门环杓后肌解剖（From Gilroy AM et al Atlas of Anatomy. 1st Ed. New York: Thieme Medical Publishers; 2008. Based on: Schuenke M, Schulte E, Schumacher U. THIEME Atlas of Anatomy: Head and Neuroanatomy. Illustrations by Voll M and Wesker K. 1st Ed. New York: Thieme Medical Publishers; 2008.）

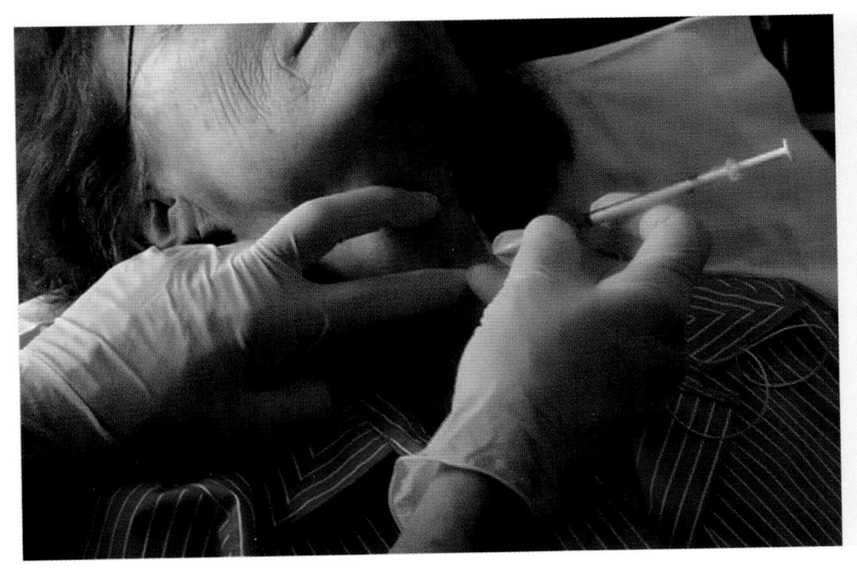

图6.7 经声门环杓后肌注射技术

6.6.3 顽固性痉挛性发音障碍

一些患者对BoNT注射没有效果。在这些情况下，应评估其他原因引起的发音障碍。这似乎在外展肌痉挛性发音障碍中更为普遍，可能是因为控制外展肌痉挛会导致产生不良呼吸道症状。一些患者出现顽固性痉挛性发音障碍，尽管最初注射肉毒毒素效果良好。Klotz等证明了顽固性痉挛性发音障碍可以涉及多块不同的肌肉[62]，而肌电图可以用来显示特定病例中涉及哪些肌肉，从而更好地针对性地进行肉毒毒素注射。

另一种方法是尝试在更多的肌肉群上进行注射。对于有内收肌痉挛性发音障碍的患者，在传统的甲状旁肌注射不能起到缓解作用的情况下，可以进行杓间肌注射。Hillel在2001年首次发现内收肌痉挛性发音障碍患者的颧间肌的肌电图异常[10]。然后，Hillel等对23名患者进行了环甲间肌注射BoNT的效果研究[49]。其中，10名患者有良好的效果，5名患者对传统的BoNT注射无效。杓间肌是喉部唯一不成对的内在肌。它由横部和斜部组成（▸ 图6.8）。

横部起于2个杓状软骨的后表面，从一个杓状软骨交叉到另一个。斜部起于肌突的后方，穿过中线，并走行至对侧杓状软骨的顶端。一些纤维可经声门入路，穿过杓间肌[63]。也可以使用喉部肌电图或直接显影作为指导，通过环甲膜进入的其他目

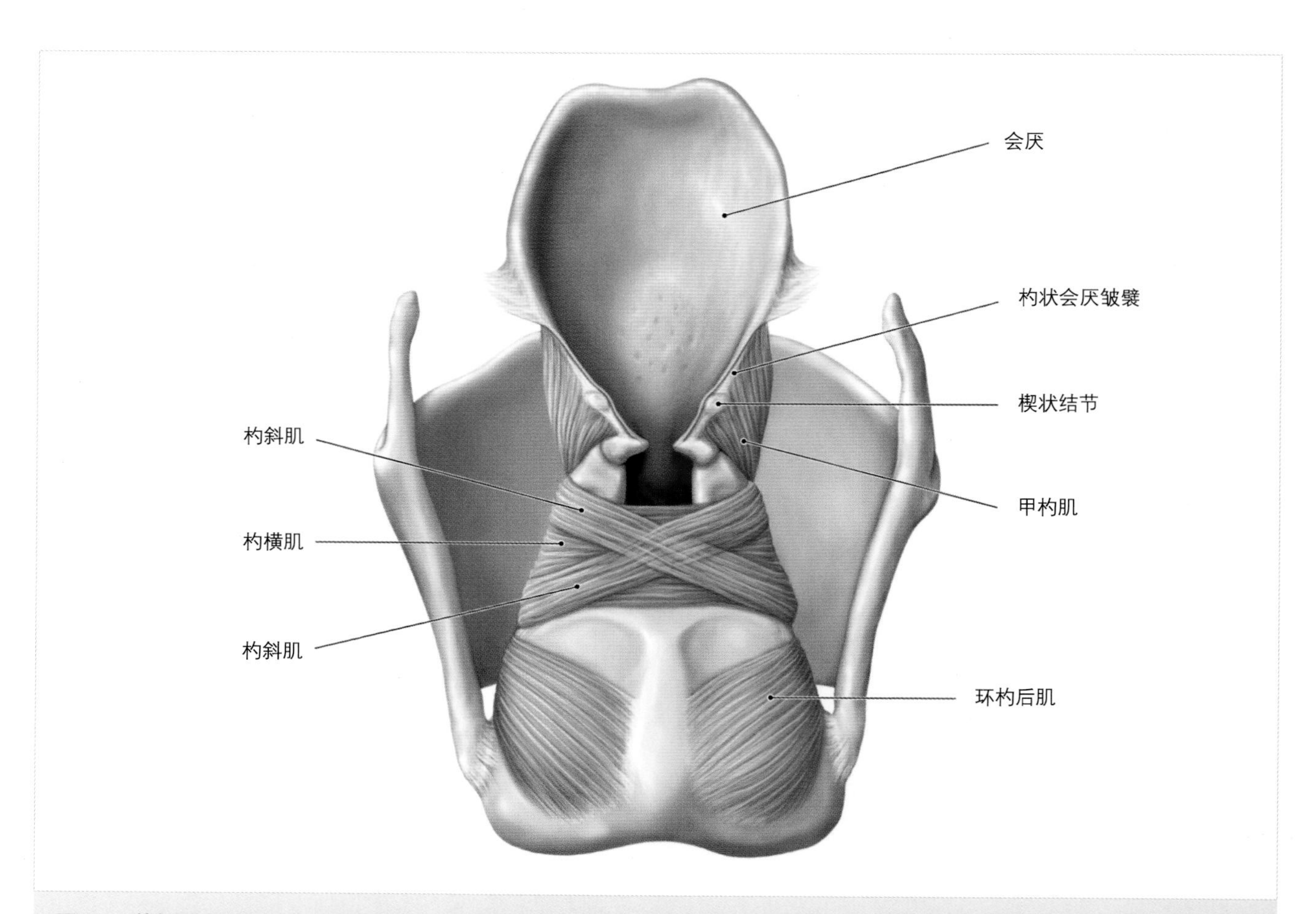

图6.8 杓间肌解剖（Gilroy AM et al Atlas of Anatomy. 3rd Ed. New York: Thieme Medical Publishers; 2016. Based on: Schuenke M, Schulte E, Schumacher U. THIEME Atlas of Anatomy: Head and Neuroanatomy. Illustrations by Voll M and Wesker K. 1st Ed. New York: Thieme Medical Publishers; 2008.）

标肌肉是杓状会厌襞或假声带的声门上肌肉[64]。如果患者直接从气息发声过渡到功能亢进发声，则使用较大剂量但间隔较短的方式交替治疗每个声带。最后，如果患者对一种血清类型的肉毒毒素失去反应，应换另一种血清类型尝试治疗。

环甲肌注射已经被Ludlow和他的同事使用过，显示这些患者的环甲肌活动异常[65]。环甲肌是从环状软骨前外侧发出的肌肉，向外侧和上方延伸至甲状腺外侧板（▶图6.9）。注射针沿着环甲间隙的外侧边界刺入，并指向上方和外侧，停留在甲状腺板浅表层。当注射针刺入时，嘱患者说高音[i:]或执行从低音到假音的音调滑动，确认是一个肌电信号，随着音调的提高而升级。起始剂量建议为每侧3.75U。

治疗效果不佳通常是因为患者对A型肉毒毒素产生抗体而引起的耐药性[66]。作者的经验是，大多数被认定为“无反应”的患者只是因为接受了技术差的注射。将BoNT注射到患者的一半额肌中，并在2周内重新评估活动，以证明患者是否真的因耐药而“无反应”。B型肉毒毒素可用于治疗真正因耐药而无效的患者。

6.7 随访与预后

对患者进行临床监测，以评估他们的注射后反应。痉挛性发音障碍患者的注射后反应率和作用持续时间有很高的变异性。此外，还必须考虑患者的偏好和便利性。不容易接受随访的患者可能需要更高剂量的BoNT治疗，以获得更长期的效果，尽管它会导致短暂的呼吸困难。而方便就诊的患者可能更喜欢持续时间短、剂量较小的BoNT注射，这样几乎不会出现明显的呼吸困难的不良反应。研究发现，可能存在一个阈值剂量，超过阈值剂量会增加副作用，而没有明显好处[59]。一些内收肌痉挛性发音障碍的患者对单侧剂量也可能有良好的反应。确定每个患者的最佳剂量、分配和治疗计划是一个重要过程，患者对注射后的症状缓解程度和持续时间以及不良反应的反馈，可以使医生能够调整后期治疗方案。

Holden等回顾了13例内收肌痉挛性发音障碍患者[66]，发现他们在平均2.2次注射后能够达到最佳剂量。他们还发现，开始剂量为1.5U的患者比开始剂量为2.5U的患者效果更稳定。最后，他们指出，一

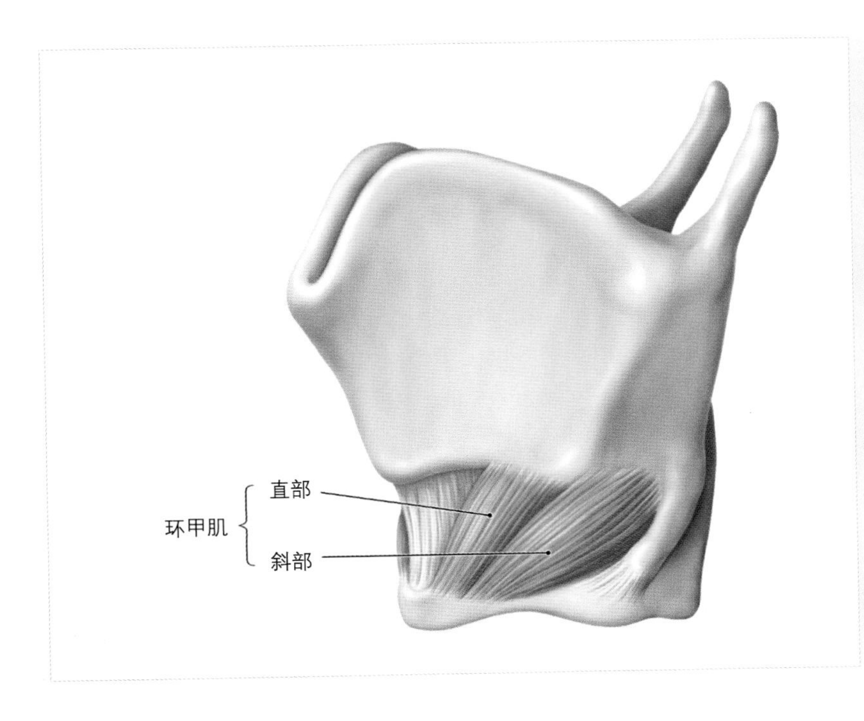

图6.9 环甲肌解剖（Gilroy AM et al Atlas of Anatomy. 1st Ed. New York: Thieme Medical Publishers; 2008. Based on: Schuenke M, Schulte E, Schumacher U.THIEME Atlas of Anatomy: Head and Neuroanatomy. Illustrations by Voll M and Wesker K. 1st Ed. New York: Thieme Medical Publishers; 2008.）

旦达到最佳剂量，两次注射的时间间隔保持不变。这与Brashear及其同事的发现相互印证，他们指出在治疗颈部肌张力障碍时，两次注射BoNT的时间间隔应保持一致[67]。

6.8 并发症和潜在风险

BoNT治疗后的最初阶段是持续数天的明显的肌肉无力，随后是1个月的平台期，肌肉的轻度削弱是我们期待的治疗结果。这可能是因为BoNT的神经恢复有2个阶段的机制，其中部分裂解的SNAP-25（突触体相关蛋白-25）在治疗的初始阶段被迅速修复，而完全裂解的SNAP-25需要3个月的完全修复或更换期[68]。SNAP-25参与神经递质乙酰胆碱穿过细胞膜进入神经肌肉接头的细胞转运。在甲杓肌注射BoNT后的最初阶段会导致患者呼吸困难，偶尔可观察到无临床意义的误吸情况。在环杓后肌（PCA）进行注射后，初期可能以呼吸困难为标志，过度注射PCA可能导致气道狭窄和呼吸困难[69]。

6.9 结论

痉挛性发音障碍是一种起源于中枢神经系统的局灶性喉部肌张力障碍。手术治疗方案研究不足。目前首选的治疗方法是在选定的喉部肌肉中注射BoNT。适当的注射技术和精心定制的给药方案为患者提供了安全、有效的治疗。

6.10 要点回顾

- 痉挛性发音障碍被归类为影响声音产生的喉部原发性肌张力障碍。声音模式可以是以内收肌（窒息性声音中断）或外展肌（呼吸性声音中断）为主。
- 痉挛性发音障碍的诊断是临床的，基于声音的感知分析，辅以喉镜检查和适当的临床病史研究。
- 肉毒毒素（BoNT）注射到喉部以控制痉挛性发音障碍的症状一直是治疗的金标准，被美国耳鼻咽喉头颈外科学会认可为主要治疗方法。
- 喉部肌电图引导注射在30多年的临床应用中被证明了安全性和可靠性。然而，注射的方法有很多种，根据医生的经验和技能，可以采用多种方法进行注射。
- BoNT注射的目标肌肉取决于痉挛性发音障碍的类型是内收肌痉挛性发音障碍，还是外展肌痉挛性发音障碍。
- 12%～15%的痉挛性发音障碍患者有阳性家族史，基因检测可以作为一种诊断方式，随着脑电图和神经遗传学的不断进步，痉挛性发音障碍和其他喉部张力障碍的神经基础正在被发现。

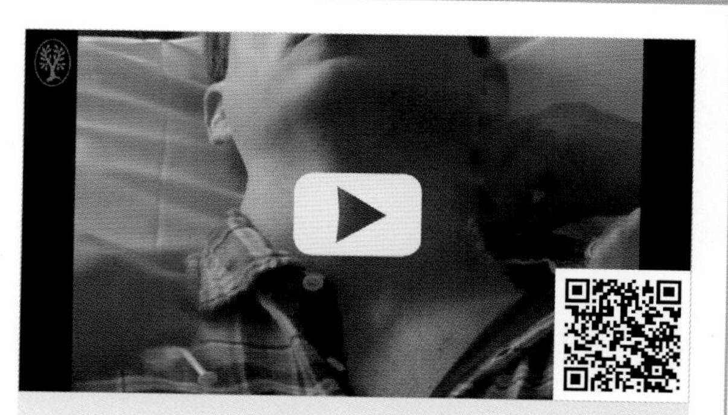

视频6.1 外展肌痉挛性发音障碍（喉部肌张力障碍）。该患者在连接的语音片段上出现呼吸中断并伴有面部抽搐，他的外展肌断裂，需要治疗环杓后肌（PCA）。首先，将少量的利多卡因通过隔膜注射到声门下。用中空的带有特氟龙（聚四氟乙烯）涂层的肌电针通过环甲膜进行注射。肌电针穿过环甲膜，穿过气道，穿过环状软骨的喙，直到PCA被刺穿，然后在肌电图上看到一阵电活动。随后注射3.75U：0.15mL到PCA。两侧PCA不要同时进行注射，以免出现喘鸣或气道紧急情况。[1:28]

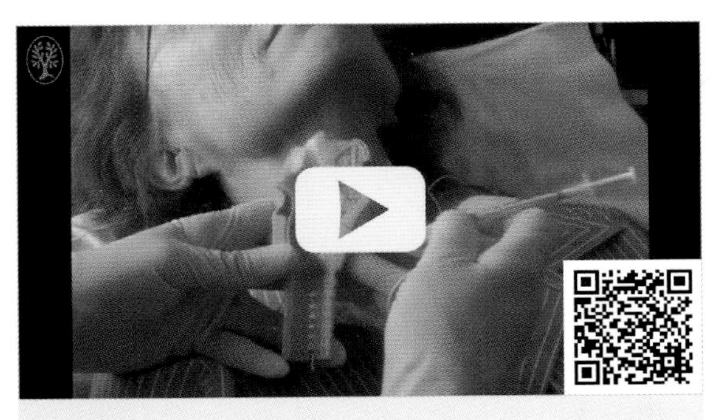

视频6.2 外展肌痉挛性发音障碍。在这两例患者中，喉复合体被旋转，肌电针穿过后椎板，穿过咽下缩肌，并刺入环状软骨喙背面的PCA。嘱患者做“闻嗅”的动作，以激活肌肉活动，然后注射3.75U：0.15mL剂量。[2:04]

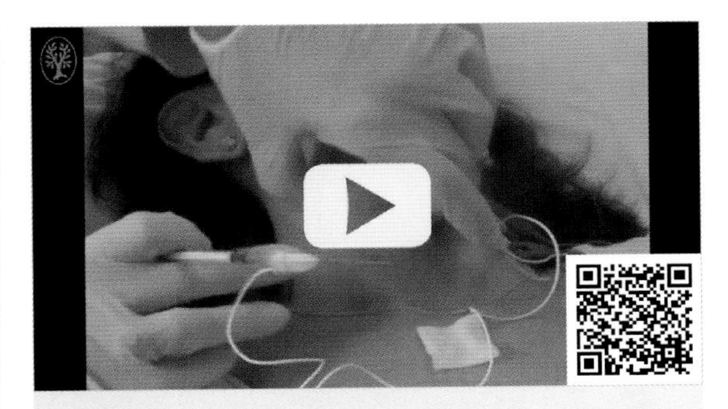

视频6.3 内收肌痉挛性发音障碍。通过环甲膜使用中空的带有特氟龙（聚四氟乙烯）涂层的肌电针注射甲状肌复合体。一旦肌肉开始活动，就嘱患者发声，并且在EMG上可以看到电活动。每块肌肉平均注射剂量为1.0U：0.1mL。[1:18]

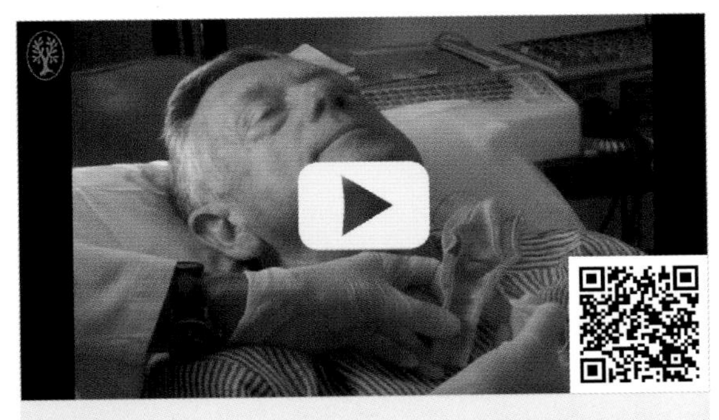

视频6.4 另一个内收肌痉挛性发音障碍的例子。本例在EMG引导下经环甲膜注射TA肌肉复合体。双侧平均给药剂量为1.0U：0.1mL。[1:01]

参考文献

[1] Traube L. Zue Lehre von den Larynxaffectionene biem Ileotyphus. Berlin: Verlag Von August Hisschwald; 1871:674–678.

[2] Schnitzler J. Klinischer Atlas der Laryngologie Nebst Anleitung zur Deagnose und Therapie der Krankheiten des Kehldopfes und der Luftrohre. Vienna: Braumuller; 1895:215.

[3] Gowers WR. Manual of Diseases of the Nervous System. London:Churchill; 1899.

[4] Dedo HH, Behlau MS. Recurrent laryngeal nerve section for spastic dysphonia: 5-to 14-year preliminary results in the first 300 patients. Ann Otol Rhinol Laryngol.; 100(4, Pt 1):274–279.

[5] Marsden CD, Sheehy MP. Spastic dysphonia, Meige disease, and torsion dystonia. Neurology.; 32(10):1202–1203.

[6] Blitzer A, Brin MF, Fahn S, Lovelace RE. Clinical and laboratory characteristics of focal laryngeal dystonia: study of 110 cases. Laryngoscope.; 98(6, Pt 1):636–640.

[7] Blitzer A, Brin MF, Simonyan K, Ozelius LJ, Frucht SJ.. Phenomenology, genetics, and CNS network abnormalities in laryngeal dystonia: a 30–year experience. Laryngoscope.; 128(Suppl 1):S1–S9.

[8] Simonyan K, Berman BD, Herscovitch P, Hallett M. Abnormal striatal dopaminergic neurotransmission during rest and task production in spasmodic dysphonia. J Neurosci.; 33(37):14705–14714.

[9] Brin MF, Blitzer A, Stewart C, et al. Treatment of spasmodic dysphonia (laryngeal dystonia) with injections of Botulinum toxin: review and technical aspects. In: Blitzer A, Brin MF, Ramig LO, et al., eds. Neurological Disorders of the Larynx. New York: Thieme; 1992.

[10] Hillel AD. The study of laryngeal muscle activity in normal human subjects and in patients with laryngeal dystonia using multiple fine-wire electromyography. Laryngoscope.; 111(4 Pt 2) Suppl 97:1–47.

[11] Marion MH, Klap P, Perrin A, Cohen M. Stridor and focal laryngeal dystonia. Lancet.; 339(8791):457–458.

[12] Chitkara A, Meyer T, Keidar A, Blitzer A. Singer' s dystonia: first report of a variant of spasmodic dysphonia. Ann Otol Rhinol Laryngol.; 115(2):89–92.

[13] Childs L, Rickert S, Murry T, Blitzer A, Sulica L. Patient perceptions of factors leading to spasmodic dysphonia: a combined clinical experience of 350 patients. Laryngoscope.; 121(10):2195–2198.

[14] Aronson A. Abductor spastic dysphonia. In: Aronson A, ed. Clinical Voice Disorders, 2nd ed. New York: Thieme; 1985.

[15] Cannito MP, Johnson JP. Spastic dysphonia: a continuum disorder. J Commun Disord.; 14(3):215–233.

[16] Davis PJ, Boone DR, Carroll RL, Darveniza P, Harrison GA. Adductor spastic dysphonia: heterogeneity of physiologic and phonatory characteristics. Ann Otol Rhinol Laryngol.; 97 (2, Pt 1):179–185.

[17] Blitzer A, Lovelace RE, Brin MF, Fahn S, Fink ME. Electromyographic findings in focal laryngeal dystonia (spastic dysphonia). Ann Otol Rhinol Laryngol.; 94(6, Pt 1):591–594.

[18] Leonard R, Kendall K. Differentiation of spasmodic and psychogenic dysphonias with phonoscopic evaluation. Laryngoscope.; 109(2, Pt 1):295–300.

[19] Ludlow CL, Domangue R, Sharma D, et al. Consensus-based attributes for identifying patients with spasmodic dysphonia and other voice disorders. JAMA Otolaryngol Head Neck Surg.; 144(8):657–665.

[20] Ludlow CL, Adler CH, Berke GS, et al. Research priorities in spasmodic dysphonia. Otolaryngol Head Neck Surg.; 139(4):495–505.

[21] Zwirner P, Murry T, Swenson M, Woodson GE. Acoustic changes in spasmodic dysphonia after botulinum toxin injection. J Voice.; 5:78–84.

[22] Sapienza CM, Walton S, Murry T. Adductor spasmodic dysphonia and muscular tension dysphonia: acoustic analysis of sustained phonation and reading. J Voice.; 14(4):502–520.

[23] Koufman JA. A classification of laryngeal dystonias. The Visible Voice.; 1:1–5.

[24] Schaefer SD, Freeman FJ, Watson BC, et al. Vocal tract electromyographic abnormalities in spasmodic dysphonia: a preliminary report. Trans Am Laryngol Assoc.; 108:187.

[25] Watson BC, Schaefer SD, Freeman FJ, Dembowski J, Kondraske G, Roark R. Laryngeal electromyographic activity in adductor and abductor spasmodic dysphonia. J Speech Hear Res.; 34(3):473–482.

[26] Nash EA, Ludlow CL. Laryngeal muscle activity during speech breaks in adductor spasmodic dysphonia. Laryngoscope.; 106(4):484–489.

[27] Sataloff RT, Mandel S, Mann EA, Ludlow CL. Practice parameter: laryngeal electromyography (an evidence-based review). Otolaryngol Head Neck Surg.; 130(6):770–779.

[28] de Gusmão CM, Fuchs T, Moses A, et al. Dystonia-causing mutations as a contribution to the etiology of spasmodic dysphonia. Otolaryngol Head Neck Surg.; 155(4):624–628.

[29] Mor N, Simonyan K, Blitzer A. Central voice production and pathophysiology of spasmodic dysphonia. Laryngoscope.; 128(1):177–183.

[30] Blitzer A, Brin MF, Stewart CF. Botulinum toxin management of spasmodic dysphonia (laryngeal dystonia): a 12-year experience in more than 900 patients. Laryngoscope.; 125(8):1751–1757.

[31] Boutsen F, Cannito MP, Taylor M, Bender B. Botox treatment in adductor spasmodic dysphonia: a meta-analysis. J Speech Lang Hear Res.; 45(3):469–481.

[32] Whurr R, Nye C, Lorch M. Meta-analysis of botulinum toxin treatment of spasmodic dysphonia: a review of 22 studies. Int J Lang Commun Disord.; 33 Suppl:327–329.

[33] Troung DD, Rontal M, Rolnick M, Aronson AE, Mistura K. Double-blind controlled study of botulinum toxin in adductor spasmodic dysphonia. Laryngoscope.; 101(6, Pt 1):630–634.

[34] Byrnes ML, Thickbroom GW, Wilson SA, et al. The corticomotor representation of upper limb muscles in writer' s cramp and changes following botulinum toxin injection. Brain.; 121(Pt 5):977–988.

[35] Bielamowicz S, Ludlow CL. Effects of botulinum toxin on pathophysiology in spasmodic dysphonia. Ann Otol Rhinol Laryngol.; 109(2):194–203.

[36] Antonucci F, Rossi C, Gianfranceschi L, Rossetto O, Caleo M. Long-distance retrograde effects of botulinum neurotoxin A. J Neurosci.; 28(14):3689–3696.

[37] Adams SG, Hunt EJ, Charles DA, Lang AE. Unilateral versus bilateral botulinum toxin injections in spasmodic dysphonia: acoustic and perceptual results. J Otolaryngol.; 22(3):171–175.

[38] Adams SG, Hunt EJ, Irish JC, et al. Comparison of botulinum toxin injection procedures in adductor spasmodic dysphonia. J Otolaryngol.; 24(6):345–351.

[39] Upile T, Elmiyeh B, Jerjes W, et al. Unilateral versus bilateral thyroarytenoid Botulinum toxin injections in adductor spasmodic dysphonia: a prospective study. Head Face Med.; 5:20.

[40] Ford CN, Bless DM, Lowery JD. Indirect laryngoscopic approach for injection of botulinum toxin in spasmodic dysphonia. Otolaryngol Head Neck Surg.; 103(5, Pt 1):752–758.

[41] Hussain A, Thiel G, Shakeel M. Trans-nasal injection of botulinum toxin. J Laryngol Otol.; 123(7):783–785.

[42] Green DC, Berke GS,Ward PH, Gerratt BR. Point-touch technique of botulinum toxin injection for the treatment of spasmodic dysphonia. Ann Otol Rhinol Laryngol.; 101(11): 883–887.

[43] Rhew K, Fiedler DA, Ludlow CL. Technique for injection of botulinum toxin through the flexible nasolaryngoscope. Otolaryngol Head Neck Surg.; 111(6):787–794.

[44] Blitzer A, Brin MF, Fahn S. Botulinum toxin therapy for recurrent laryngeal nerve section failure for adductor laryngeal dystonia. Trans Am Laryngol Assoc.; 110:206.

[45] Sulica L, Blitzer A, Brin MF, Stewart CF. Botulinum toxin management of adductor spasmodic dysphonia after failed recurrent laryngeal nerve section. Ann Otol Rhinol Laryngol.; 112(6):499–505.

[46] Ludlow CL, Naunton RF, Fujita M, Sedory SE. Spasmodic dysphonia: botulinum toxin injection after recurrent nerve surgery. Otolaryngol Head Neck Surg.; 102(2):122–131.

[47] Blitzer A, Brin MF, Stewart C, Aviv JE, Fahn S. Abductor laryngeal dystonia: a series treated with botulinum toxin. Laryngoscope.; 102(2):163–167.
[48] Stong BC, DelGaudio JM, Hapner ER, Johns MM, III. Safety of simultaneous bilateral botulinum toxin injections for abductor spasmodic dysphonia. Arch Otolaryngol Head Neck Surg.; 131(9):793–795.
[49] Hillel AD, Maronian NC, Waugh PF, Robinson L, Klotz DA. Treatment of the interarytenoid muscle with botulinum toxin for laryngeal dystonia. Ann Otol Rhinol Laryngol.; 113(5):341–348.
[50] Rumbach AF, Blitzer A, Frucht SJ, Simonyan K. An open-label study of sodium oxybate in Spasmodic dysphonia. Laryngoscope.; 127(6):1402–1407.
[51] Aronson AE, De Santo LW. Adductor spastic dysphonia: three years after recurrent laryngeal nerve resection. Laryngoscope.; 93(1):1–8.
[52] Netterville JL, Stone RE, Rainey C, Zealear DL, Ossoff RH. Recurrent laryngeal nerve avulsion for treatment of spastic dysphonia. Ann Otol Rhinol Laryngol.; 100(1):10–14.
[53] Tucker HM. Laryngeal framework surgery in the management of spasmodic dysphonia. Preliminary report. Ann Otol Rhinol Laryngol.; 98(1, Pt 1):52–54.
[54] Genack SH, Woo P, Colton RH, Goyette D. Partial thyroarytenoid myectomy: an animal study investigating a proposed new treatment for adductor spasmodic dysphonia. Otolaryngol Head Neck Surg.; 108(3):256–264.
[55] Friedman M, Toriumi DM, Grybauskas VT, Applebaum EL. Implantation of a recurrent laryngeal nerve stimulator for the treatment of spastic dysphonia. Ann Otol Rhinol Laryngol.; 98(2):130–134.
[56] Berke GS, Blackwell KE, Gerratt BR, Verneil A, Jackson KS, Sercarz JA. Selective laryngeal adductor denervation-reinnervation: a new surgical treatment for adductor spasmodic dysphonia. Ann Otol Rhinol Laryngol.; 108(3):227–231.
[57] van Esch BF, Wegner I, Stegeman I, Grolman W. Effect of botulinum toxin and surgery among spasmodic dysphonia patients. Otolaryngol Head Neck Surg.; 156(2):238–254.
[58] Mendelsohn AH, Berke GS. Surgery or botulinum toxin for adductor spasmodic dysphonia: a comparative study. Ann Otol Rhinol Laryngol.; 121(4):231–238.
[59] Chang CY, Chabot P, Thomas JP. Relationship of botulinum dosage to duration of side effects and normal voice in adductor spasmodic dysphonia. Otolaryngol Head Neck Surg.; 136(6):894–899.
[60] Adler CH, Bansberg SF, Krein-Jones K, Hentz JG. Safety and efficacy of botulinum toxin type B (Myobloc) in adductor spasmodic dysphonia. Mov Disord.; 19(9):1075–1079.
[61] Blitzer A. Botulinum toxin A and B: a comparative dosing study for spasmodic dysphonia. Otolaryngol Head Neck Surg.; 133(6):836–838.
[62] Klotz DA, Maronian NC, Waugh PF, Shahinfar A, Robinson L, Hillel AD. Findings of multiple muscle involvement in a study of 214 patients with laryngeal dystonia using fine-wire electromyography. Ann Otol Rhinol Laryngol.; 113(8):602–612.
[63] Cooper MH. Anatomy of the larynx. In: Blitzer A, Brin MF, Ramig LO, eds. Neurologic Disorders of the Larynx. New York: Thieme; 2009:198–199.
[64] Meleca RJ, Hogikyan ND, Bastian RW. A comparison of methods of botulinum toxin injection for abductory spasmodic dysphonia. Otolaryngol Head Neck Surg.; 117(5):487–492.
[65] Ludlow CL, Naunton RF, Terada S, Anderson BJ. Successful treatment of selected cases of abductor spasmodic dysphonia using botulinum toxin injection. Otolaryngol Head Neck Surg.; 104(6):849–855.
[66] Holden PK, Vokes DE, Taylor MB, Till JA, Crumley RL. Longterm botulinum toxin dose consistency for treatment of adductor spasmodic dysphonia. Ann Otol Rhinol Laryngol.; 116(12):891–896.
[67] Brashear A, Hogan P, Wooten-Watts M, Marchetti A, Magar R, Martin J. Longitudinal assessment of the dose consistency of botulinum toxin type A (BOTOX) for cervical dystonia. Adv Ther.; 22(1):49–55.
[68] de Paiva A, Meunier FA, Molgó J, Aoki KR, Dolly JO. Functional repair of motor endplates after botulinum neurotoxin type A poisoning: biphasic switch of synaptic activity between nerve sprouts and their parent terminals. Proc Natl Acad Sci U S A.; 96(6):3200–3205.
[69] Klein AM, Stong BC, Wise J, DelGaudio JM, Hapner ER, Johns MM, III. Vocal outcome measures after bilateral posterior cricoarytenoid muscle botulinum toxin injections for abductor spasmodic dysphonia. Otolaryngol Head Neck Surg.; 139(3):421–423.

第7章
肉毒毒素治疗颈部肌张力障碍

Tanya K. Meyer, Joel Guss, and Ronda E. Alexander

摘要

颈部肌张力障碍（CD）是最常见的局灶性肌张力障碍，可导致严重的功能障碍。尽管已知某些病例可能与遗传因素相关，但我们对其病理生理学基础知之甚少。口服药物的疗效是有限的，治疗的主要方法是将肉毒毒素注射到受影响的颈部肌肉中。已证明深部脑刺激对某些肌张力障碍和震颤病例有效。本章讨论CD所需的检查和注射技术。

关键词：肉毒毒素、颈部肌张力障碍、局灶性肌张力障碍、斜颈

7.1　简介

颈部肌张力障碍（CD）是最常见的局灶性肌张力障碍[1]。它导致颈部肌肉持续收缩，导致颈部、头部和肩部异常。

对CD患者过度活动的肌肉注射肉毒毒素（BoNT），可以有效地治疗这种疾病引起的异常颈部运动和疼痛。颈部和头部的异常运动可导致扭转（斜颈）、倾斜（颈部侧倾）、屈曲（垂颈）或伸展（颈后倾）。其他运动包括肩部抬高和头部/颈部相对于胸壁的横向运动。

7.2　流行病学

在美国，CD的发病率为9/100 000～30/100 000，不同种族的发病率可能有所不同[1-2]。研究表明，女性的发病率更高，男女发病比例约为2：1[3]。在超过70%的病例中，发病年龄始于40～60岁，发病高峰出现在50岁[4]。12%的患者有肌张力障碍家族史。高达1/3的病例可以看到肌张力障碍进展到其他解剖部位[3]。

症状通常在最初的5年内出现恶化，然后逐渐稳定。10%～20%的患者会有持续数天到数年的自发性缓解，但这些缓解是暂时的，大多数患者最终仍会复发[3,5]。CD严重影响就业状况，30%以上的患者需要减少工作时间或减少工作量，19%的患者会因此失业[6]。

7.3　病理生理学

与所有肌张力障碍一样，特发性颈部肌张力障碍的病理生理学机制还不是很清楚，但它通常被认为是中枢运动处理异常。肌张力障碍的发生有遗传因素，但外伤和药物暴露也可能是局灶性肌张力障碍的诱因[7]。急性肌张力障碍或迟发性肌张力障碍的急性发作可与使用抗精神病药或甲氧氯普胺有关，可伴有其他更典型的迟发性运动，如口面部运动障碍和静坐障碍[8]。目前，主要表现为：中枢抑制减弱，感觉障碍伴感觉运动失调，神经可塑性异常，以及基底神经节异常放电等[9-14]。尽管颈部的任何肌肉都可能受累，但我们还是列出了与头部/颈部运动相关的典型受累肌肉（▸ 表7.1）。可能有多个肌肉参与了激动肌和拮抗肌的共同收缩。

表7.1　颈部肌张力障碍的典型受累肌肉

运动障碍	受累肌肉
旋转：转颈	同侧颈半棘肌
	同侧肩胛提肌
	同侧颈夹肌
旋转：转头	同侧头夹肌
	同侧头下斜肌
	对侧胸锁乳突肌
	对侧斜方肌
	对侧头半棘肌
侧颈	同侧胸锁乳突肌
	同侧头夹肌
	同侧斜角肌复合体
	同侧肩胛提肌
	同侧斜方肌
耸肩	同侧肩胛提肌
	同侧斜方肌
颈后倾	双侧头夹肌[a]
	双侧头半棘肌[a]
	双侧上斜方肌[a]
垂颈	双侧胸锁乳突肌[a]
	双侧斜角肌复合体[a]
	双侧颏下复合体[a]

Source: Brashear A. The botulinum toxins in the treatment of cervical dystonia. Semin Neurol 2001;21(1):85–90; and from Walker FO. Botulinum toxin therapy for cervical dystonia. Phys Med Rehabil Clin N Am 2003;14:749–766; and from Jost WH, Tatu L. Selection of muscles for botulinum toxin injections in cervical dystonia. Mov Disord Clin Pract 2015;2:224–226.

a：双侧注射时，减少50%～60%的个体剂量，以避免注射时出现吞咽困难或注射后出现颈部无力、无法保持头部直立等不良反应。

7.4　临床表现

特发性CD通常始于头部/颈部的异常运动，然后发展到其他部位。头部震颤和颈部痉挛是CD的主要临床表现，多数的患者主诉疼痛。大约一半的患者能够使用一种感官技巧或手势拮抗，以帮助控制异常的颈部痉挛[15]。通常情况下，这种技巧包括将手放在面部或颈部的一侧，这种接触可以减少肌肉痉挛，但实际上并不会机械性地对抗痉挛。一些患者甚至希望用感官技巧来减轻症状[16]。这种感官技巧的病理生理学机制尚不清楚。虽然在病程的早期，这种技巧对大多数患者都有帮助，但随着疾病的进展，这种技巧往往会失去效果。

其他缓解因素包括放松、酒精饮料和“晨间福利”，即在清晨醒来后疼痛感不那么强烈。运动、压力和疲劳会加剧CD。

体格检查时，应触诊肌肉是否肥大、活动和痉挛/纤维化，尽管可能难以区分。应注意疼痛的范围，按照惯例，旋转的方向是由下巴决定的，所以右转斜颈就是下巴偏向患者的右侧。异常的头部和颈部姿势可能发生在多个平面上。旋转性斜颈围绕纵轴发生，侧颈使头部在冠状平面上旋转，使耳朵向肩部倾斜，前颈和后颈在矢状面上旋转。此外，颈部底部可能与中线有矢状或侧向偏差。只有不到1/3的患者会在一个平面上出现偏差[5]。

需要重点注意的是，异常的头颈部姿势和颈部肌肉痉挛可能是其他急性和慢性疾病发病过程的表现。因此，应该进行完整的病史记录和诊断检查。所有年龄在50岁以下的患者应通过评估血清铜蓝蛋白和裂隙灯检查来排除威尔逊病。通过影像学检查可以排除大脑、颅后窝和脊髓的病变和异常。应进行全面的神经系统检查。肌束震颤、小脑体征、颅神经无力或皮质功能障碍提醒可能存在其他病理现象。斜颈的鉴别诊断如下：

- 颈椎骨折或疾病。
- 扁桃体周围或咽后脓肿。
- 药物反应（迟发性肌张力障碍）：
  - 抗精神病药：氟哌利多、氟哌啶醇、匹莫齐特、妥拉津、康帕津。
  - 多巴胺受体拮抗剂：甲氧氯普胺。
- 威尔逊病。
- 克利佩尔–费尔综合征。
- 桑迪弗综合征。

- 洋娃娃摆头综合征（伴有第三脑室囊肿）。
- 进行性核上性麻痹。
- 颅后窝肿瘤。
- 脊髓肿瘤或脊髓空洞。
- 多发性硬化症。
- 系统性红斑狼疮。
- 亨廷顿病。
- 心因性肌张力障碍。

7.5　治疗

7.5.1　药物治疗

尽管口服药物治疗的疗效有限，但有些药物可以改善CD的严重程度，或作为CD治疗的辅助药物（▸ 表7.2）。已证明抗胆碱能药物，如苯海索或苯妥拉平对约1/3的患者有一定效果，但可能导致口干、便秘、意识模糊和视力模糊等抗胆碱能副作用，患者耐受性可能较差。苯二氮䓬类药物，尤其是氯硝西泮，也可能有一定效果[17]。

7.5.2　外科手术

几个世纪以来，人们一直在探索采用去神经支配术和肌切开术来解决肌肉功能异常的问题。1641年，Isaac Minnius切开胸锁乳突肌以解决CD。1866年，伦敦的Campbell de Morgan切断了脊柱副神经。据报道，William Halsted、Harvey Cushing、John Finney、Theodor Kocher、Fritz De Quervain、Guillaume Depuytren等都是尝试通过外科手术改善斜颈的著名外科医生[23]。尽管在引入BoNT疗法之前，颈神经根切断术是常规应用技术，但由于较大的副作用而且疗效有限，这种技术已经逐渐被放弃。一般来说，手术去神经治疗被认为是BoNT注射无效的难治性患者的一种选择[24-25]。

自20世纪40年代初以来，脑部毁损术一直用于CD的治疗，结果各不相同。治疗目标包括基底神经节和丘脑的选定部位。这些手术可能会导致6%～47%的患者出现明显的副作用，包括虚弱、吞咽困难和构音障碍[26]。这些毁损性技术已经被具

表7.2　治疗肌张力障碍的药物

药品名	机制	作用优势	副作用
苯海索 普罗吩胺 苯扎托品	抗胆碱能	在一项使用三己苯基的双盲试验中，71%患者有临床显著反应，42%保持长期获益[18]。在一项前瞻性、随机、双盲试验中，A型肉毒毒素（BoNT-A）在治疗异常运动和疼痛方面比三己苯基更有效[19]。抗胆碱能药物被认为是最有益的口服药物[20]	· 口干、视线模糊、失衡、健忘、疲劳、抑郁、排尿障碍 –可使用吡斯的明拮抗外周影响 –可使用匹罗卡品滴眼液治疗视线模糊 –剂量通常受副作用限制[21] –需要缓慢停药，以防止罕见的神经抑制性恶性综合征的发生
苯二氮䓬类药物	GABA受体激动剂	· 放松肌肉，在脊髓层面起作用 · 对500多名接受15年治疗的患者的回顾性研究表明，63%的特发性肌张力障碍患者有明显改善[22]	镇静作用
巴氯芬	GABA-B受体激动剂		镇静作用
四苯喹嗪	突触前儿茶酚胺消耗剂		不能静坐、抑郁、镇静、疲劳、失眠、焦虑、震颤麻痹

有更低风险和更好效果的深部脑刺激（DBS）技术取代[27]。

深部脑刺激用于治疗多种类型的运动障碍（慢性疼痛、帕金森病、抑郁症、肌张力障碍、震颤、抽动症），并且与脑损伤相比具有可逆和可调节的优势。据报道，其副作用包括情绪障碍和性欲亢进，但理论上可以通过调节刺激来缓解这些副作用[28]，永久性认知并发症很少见。研究表明，DBS对致残性CD患者具有极好的治疗效果和安全性[27,29]。

7.5.3 化学神经阻断

在颈部肌肉组织中采用BoNT化学神经阻断术显著改善了CD患者的预后和生活质量。20世纪80年代末开始使用A型肉毒毒素（BoNT-A）对CD患者进行超适应证治疗，由于效果极佳，很快被接受并广泛使用。2000年起，美国食品和药品监督管理局（FDA）批准CD成为BoNT-A和BoNT-B（Onabotulinumtoxin A和Rimabotulinumtoxin B）的适应证，该方法也成为该病症的首选治疗方法。此后，Abobotulinumtoxin A和Incobotulinumtoxin A分别于2009年与2010年相继被FDA批准用于CD[17]治疗。

肉毒毒素可导致被注射肌肉无力，导致萎缩并改善痉挛性收缩。注射可使头部异常、震颤和疼痛症状减轻3～4个月。在DBS出现之前，这种疗法已经在多次双盲试验中被证明有效，副作用比其他药物疗法或外科手术更少[30-31]。

与安慰剂相比，所有常见的在售BoNT品牌在治疗CD方面都显示出疗效[32]。不同血清型的BoNT之间，以及同一血清型的不同品牌BoNT之间存在剂量差异。虽然尚未建立一套转换公式，但研究推荐了近似比率，如表7.3中所列[30-31,33-35]。虽然注射肌肉部位的数量、注射次数和使用的BoNT剂量有所不同，但CD的平均注射剂量是200U的保妥适（Botox）或500U的吉适（Dysport）[30]。

品牌和血清型之间的直接功效比较已有报道。一项Cochrane研究综述比较了Onabotulinumtoxin A（保妥适品牌的A型肉毒毒素）和Rimabotulinumtoxin B（Myobloc/Neurobloc品牌的B型肉毒毒素）的研究，评估了疗效和并发症，得出的结论是总体疗效相似，尽管使用Rimabotulinumtoxin B治疗会增加咽喉痛和口干的副作用[42]。其中一项纳入的研究还表明，Rimabotulinumtoxin B（Myobloc/Neurobloc品牌的B型肉毒毒素）的效果持续时间比Onabotulinumtoxin A（保妥适品牌的A型肉毒毒素）短约2周[40]。Incobotulinumtoxin A（Xeomin品牌的A型肉毒毒素）已显示出与Onabotulinumtoxin A（保妥适品牌的A型肉毒毒素）相似的临床疗效，并具有相似的副作用[35]。

表7.3 肉毒毒素种类/品牌之间的剂量转换

肉毒毒素种类	通用名	商品名	剂量转换为onabotulinumtoxin A	参考文献
BoNT-A	Onabotulinumtoxin A	Botox	1：1	—
BoNT-A	Abobotulinumtoxin A	Dysport	1：（3～4）	Sampaio等（1997）[36]
BoNT-A	Incobotulinumtoxin A	Xeomin	1：1	Bentivoglio等（2012）[37]
BoNT-B	Rimabotulinumtoxin B	Myobloc/Neurobloc	1：（40～60）	Benecke等（2005）[38]
				Roggenkämper等（2006）[39]
				Comella等（2005）[40]
				Pappert等（2008）[41]

总体而言，接受过治疗的患者中，约有1/3的患者选择不继续进行长期注射，因为效果不理想或治疗费用高[43–44]。此外，15%～30%的患者被列为原发性无反应者（从未从注射中获得效果）；无反应被认为是由于肌肉挛缩、注射剂量不足、肌肉选择不正确，或难以触及肌张力障碍等原因。颈部前侧对注射特别无反应，因为受累于难以触及的椎前深层肌肉。据认为，10%～15%的患者会发生二次治疗失败（先前成功注射后无效），并且通过小鼠中和试验发现多达1/3的患者具有针对BoNT的抗体[15,45]。Incobotulinumtoxin A（Xeomin品牌的A型肉毒毒素）是一种高度纯化的不含其他复杂蛋白质的BoNT–A配方，迄今已显示出可以降低中和抗体形成[46]。

7.6　注射技术

患者的成功治疗依赖于颈部解剖学知识和对受累肌肉的准确评估。胸锁乳突肌、斜方肌、头夹肌和肩胛提肌是最常需要注射的目标肌肉（▶ 图7.1～▶ 图7.6）[47–48]。

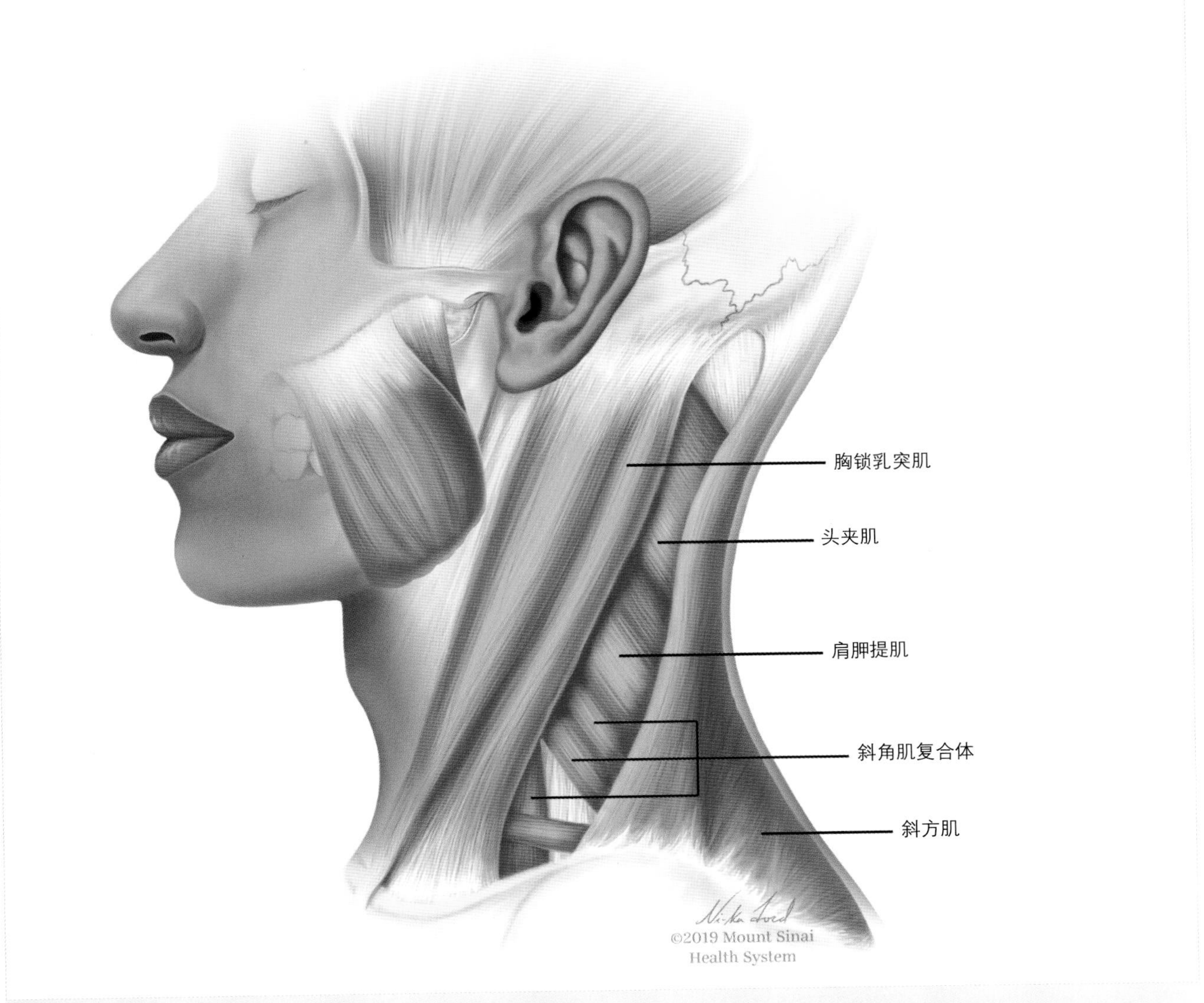

图7.1　颈部肌张力障碍典型注射的颈部肌肉侧位图（Printed with permission from Mount Sinai Health System.）

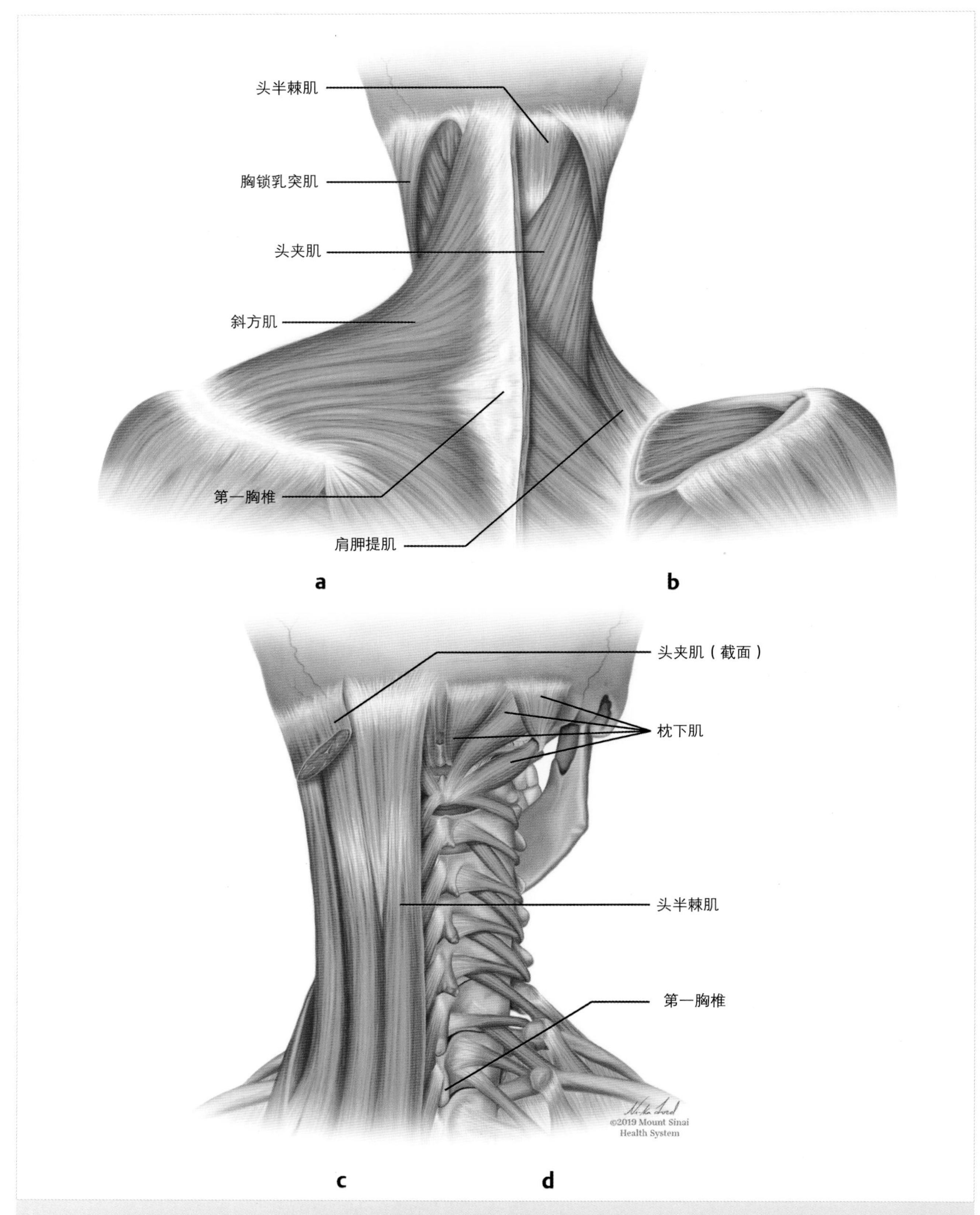

图7.2 a. 颈部肌肉的后视图；b. 去除右侧斜方肌；c. 去除左侧斜方肌和头夹肌；d. 去除右侧斜方肌、头夹肌和头半棘肌，显示枕下肌（Printed with permission from Mount Sinai Health System.）

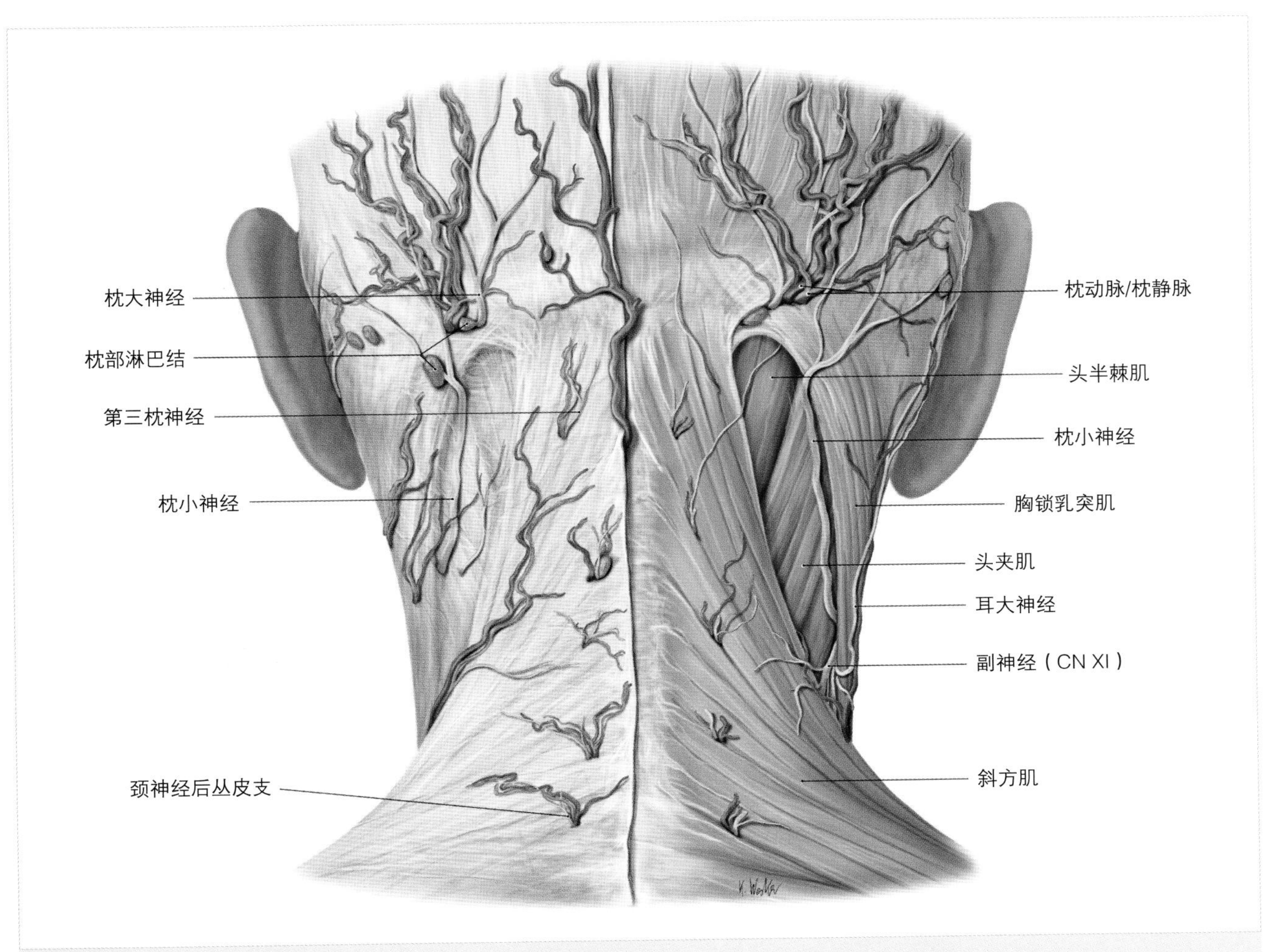

图7.3　头夹肌（Gilroy AM et al Atlas of Anatomy. 1st Ed. New York: Thieme Medical Publishers; 2008. Based on: Schuenke M, Schulte E, Schumacher U. THIEME Atlas of Anatomy: Head and Neuroanatomy.Illustrations by Voll M and Wesker K. 1st Ed. New York: Thieme Medical Publishers; 2008.）

尽管可以通过临床检查选择注射部位和使用解剖学标志确定进针点[8,49]，但Comella等[50]认为，与那些仅进行解剖学定位和临床检查的患者相比，在肌电图引导下进行注射的患者的改善程度要好得多。超声引导是另一种可行的技术，可用于后方深层肌肉注射或解剖学结构变异的个体[51]。

头部旋转是最简单的治疗症状，通常注射对侧胸锁乳突肌和同侧头夹肌及头半棘肌。对于难治性病例，需要在颈深部肌肉进行注射，包括同侧头下斜肌[48]，患者可能还会有疼痛感，应使用尽可能低的剂量和尽量延长注射间隔时间，将副作用降至最低，并将抗原负荷降至最低[52]。注射在胸锁乳突肌头部1/3的位置有助于减轻吞咽困难症状。颈后肌肉注射可能会导致颈部无力（如将下巴从胸部抬起），应向前方朝向翼状肌进行注射，这样操作可以避免出现下巴开合困难的情况。同侧侧颈（头部倾斜）通常由同侧头夹肌、肩胛提肌和胸锁乳突肌受累引起。肩胛提肌注射一般不会引起臂丛神经损伤或气胸[53]。颈后倾和头部震颤可以通过注射头夹肌和头半棘肌来治疗。前颈是最难治疗的部位，涉及斜角肌复合体和前深椎旁肌肉的注射，这是很难通过皮肤触诊到的。

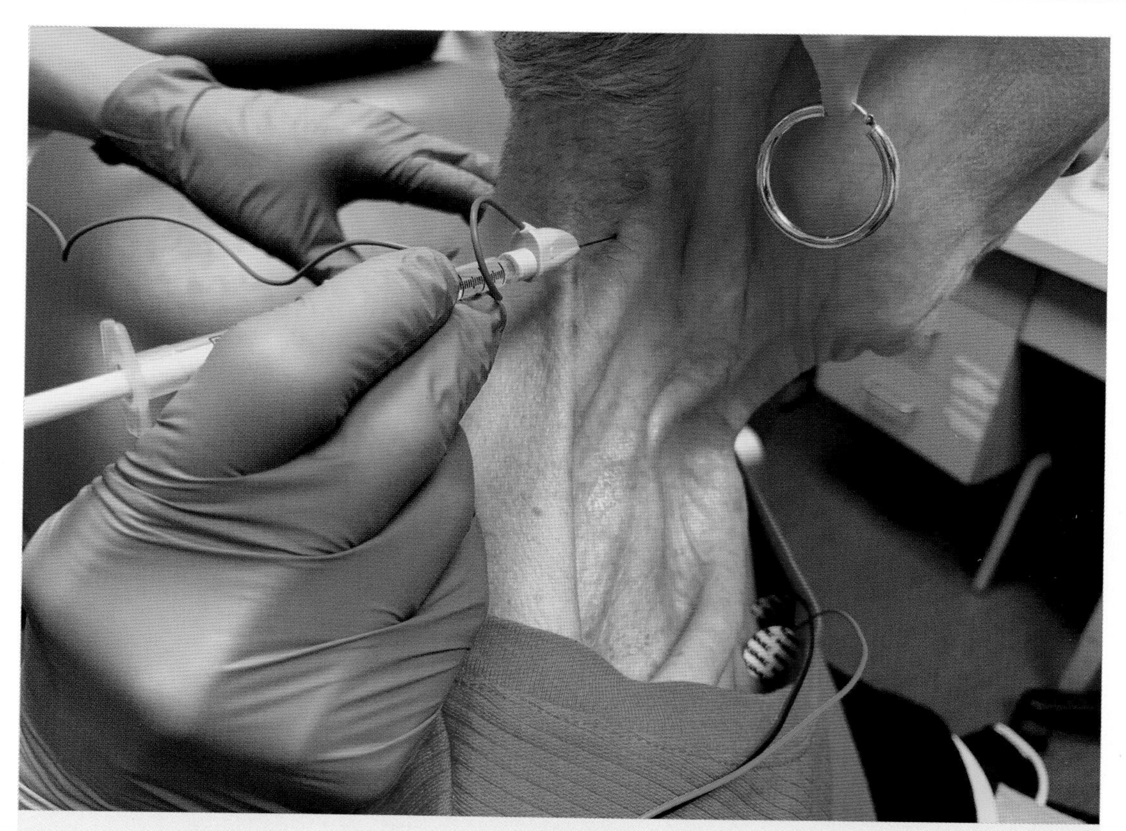

图7.4　头半棘肌注射

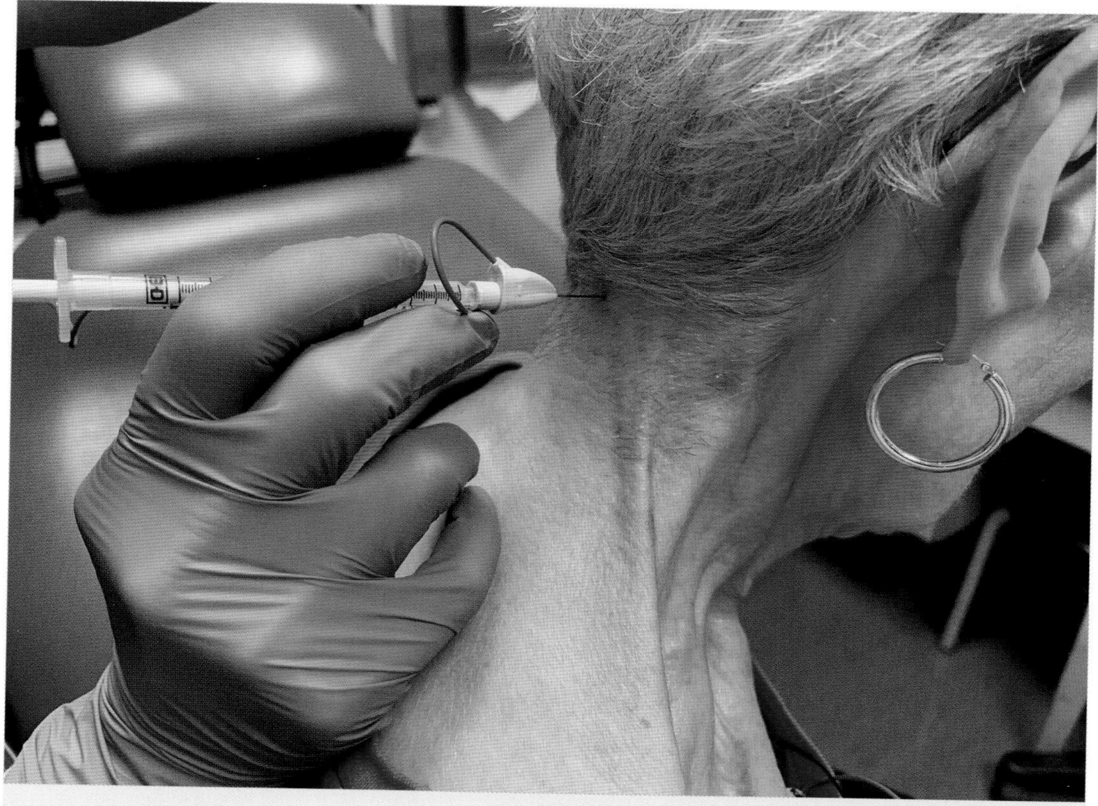

图7.5　肩胛提肌注射

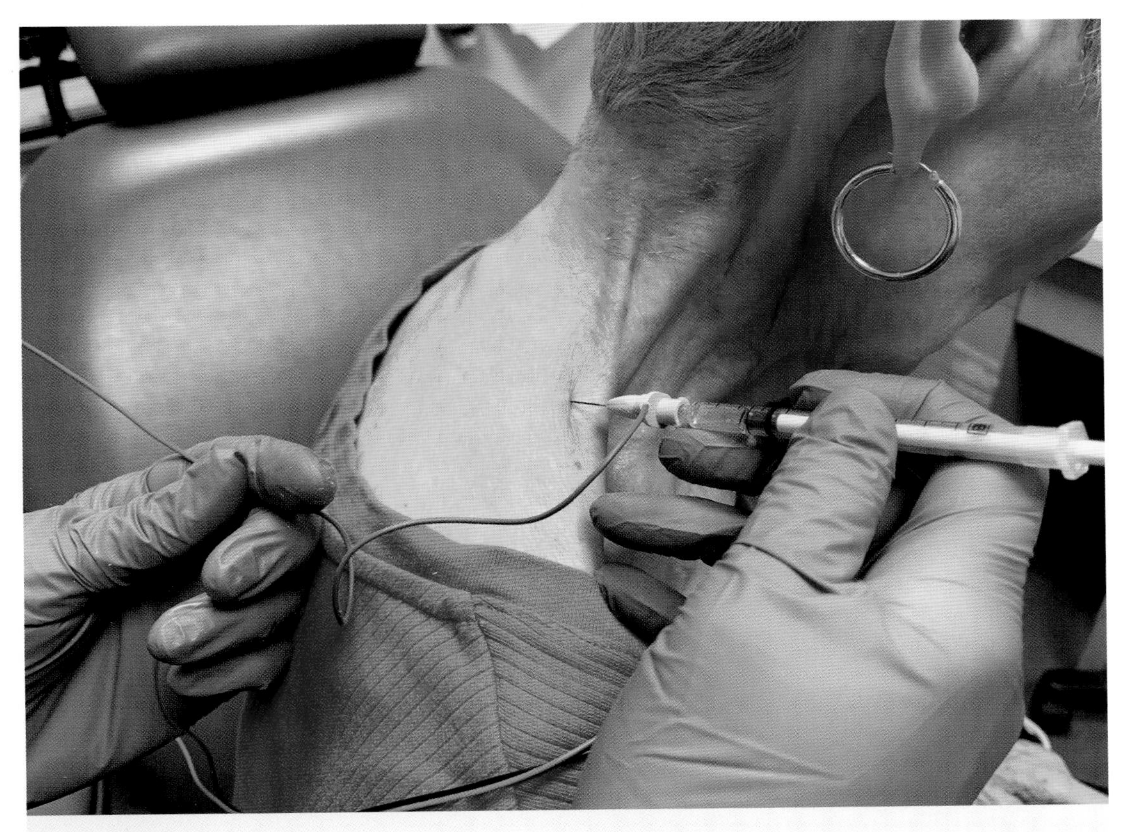

图7.6　斜方肌注射

7.7　结论

颈部肌张力障碍是局灶性肌张力障碍最常见的一种类型。对初诊患者进行全面的神经系统评估，以排除导致颈部异常运动的其他原因是非常重要的。CD会导致患者严重残疾和生活质量下降。BoNT化学神经阻断术治疗是最常用的治疗方法，可以缓解颈部异常，减轻疼痛感，并预防与持续性肌肉痉挛相关的肌肉纤维化和颈椎退行性变[54]。

7.8　要点回顾

- 肉毒毒素可成功安全地治疗颈部肌张力障碍。
- 深部脑刺激是特殊患者的手术选择。
- 重要的是使用尽可能低的剂量并尽量延长注射间隔时间，以尽量减少副作用并减少抗原负荷。

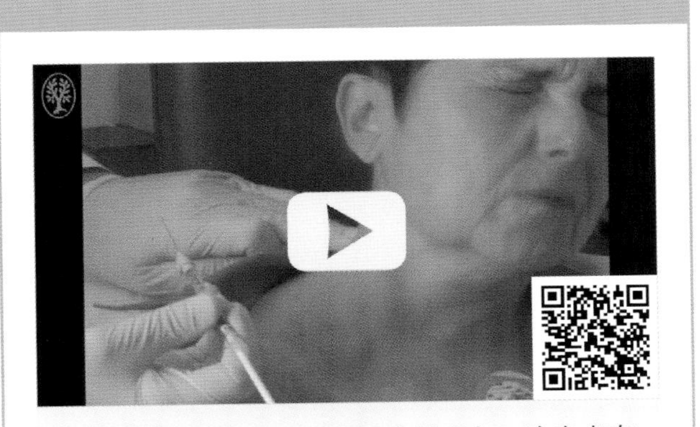

视频7.1　颈部肌张力障碍（斜颈）。该患者有斜颈，头部倾斜并向右旋转。肌电图引导下，在胸锁乳突肌、头夹肌、颈阔肌、斜方肌和枕肌的多个部位注射5U：0.1mL BoNT。[6:52]

参考文献

[1] Nutt JG, Muenter MD, Melton LJ, III, Aronson A, Kurland LT. Epidemiology of dystonia in Rochester, Minnesota. Adv Neurol.; 50:361–365.

[2] Claypool DW, Duane DD, Ilstrup DM, Melton LJ, III. Epidemiology and outcome of cervical dystonia (spasmodic torticollis) in Rochester, Minnesota. Mov Disord.; 10(5):608–614.

[3] Jahanshahi M, Marion MH, Marsden CD. Natural history of adult-onset idiopathic torticollis. Arch Neurol.; 47(5):548–552.

[4] Duane DD. Spasmodic torticollis. Adv Neurol.; 49:135–150.

[5] Chan J, Brin MF, Fahn S. Idiopathic cervical dystonia: clinical characteristics. Mov Disord.; 6(2):119–126.

[6] Molho ES, Agarwal N, Regan K, Higgins DS, Factor SA. Effect of cervical dystonia on employment: a retrospective analysis of the ability of treatment to restore premorbid employment status. Mov Disord.; 24(9):1384–1387.

[7] Tarsy D. Comparison of acute- and delayed-onset posttraumatic cervical dystonia. Mov Disord.; 13(3):481–485.

[8] Walker FO. Botulinum toxin therapy for cervical dystonia. Phys Med Rehabil Clin N Am.; 14(4):749–766, vi

[9] Hallett M. Dystonia: abnormal movements result from loss of inhibition. Adv Neurol.; 94:1–9.

[10] Molloy FM, Carr TD, Zeuner KE, Dambrosia JM, Hallett M. Abnormalities of spatial discrimination in focal and generalized dystonia. Brain.; 126(Pt 10):2175–2182.

[11] Sanger TD, Merzenich MM. Computational model of the role of sensory disorganization in focal task-specific dystonia. J Neurophysiol.; 84(5):2458–2464.

[12] Thickbroom GW, Byrnes ML, Stell R, Mastaglia FL. Reversible reorganisation of the motor cortical representation of the hand in cervical dystonia. Mov Disord.; 18(4):395–402.

[13] Vitek JL, Chockkan V, Zhang JY, et al. Neuronal activity in the basal ganglia in patients with generalized dystonia and hemiballismus. Ann Neurol.; 46(1):22–35.

[14] Zhuang P, Li Y, Hallett M. Neuronal activity in the basal ganglia and thalamus in patients with dystonia. Clin Neurophysiol.; 115(11):2542–2557.

[15] Jankovic J, Leder S, Warner D, Schwartz K. Cervical dystonia:clinical findings and associated movement disorders. Neurology.; 41(7):1088–1091.

[16] Müller J, Wissel J, Masuhr F, Ebersbach G, Wenning GK, Poewe W. Clinical characteristics of the geste antagoniste in cervical dystonia. J Neurol.; 248(6):478–482.

[17] Jankovic J. Medical treatment of dystonia. Mov Disord.; 28(7):1001–1012.

[18] Burke RE, Fahn S, Marsden CD. Torsion dystonia: a doubleblind, prospective trial of high-dosage trihexyphenidyl. Neurology.; 36(2):160–164.

[19] Brans JW, Lindeboom R, Snoek JW, et al. Botulinum toxin versus trihexyphenidyl in cervical dystonia: a prospective, randomized, double-blind controlled trial. Neurology.; 46(4):1066–1072.

[20] Greene P, Shale H, Fahn S. Analysis of open-label trials in torsion dystonia using high dosages of anticholinergics and other drugs. Mov Disord.; 3(1):46–60.

[21] Fahn S. Systemic therapy of dystonia. Can J Neurol Sci.; 14(3)Suppl:528–532.

[22] Jankovic J, Beach J. Long-term effects of tetrabenazine in hyperkinetic movement disorders. Neurology.; 48(2):358–362.

[23] Vogel TD, Pendleton C, Quinoñes-Hinojosa A, Cohen-Gadol AA. Surgery for cervical dystonia: the emergence of denervation and myotomy techniques and the contributions of early surgeons at The Johns Hopkins Hospital. J Neurosurg Spine.; 12(3):280–285.

[24] Cohen-Gadol AA, Ahlskog JE, Matsumoto JY, Swenson MA, McClelland RL, Davis DH. Selective peripheral denervation for the treatment of intractable spasmodic torticollis: experience with 168 patients at the Mayo Clinic. J Neurosurg.; 98(6):1247–1254.

[25] Ford B, Louis ED, Greene P, Fahn S. Outcome of selective ramisectomy for botulinum toxin resistant torticollis. J Neurol Neurosurg Psychiatry.; 65(4):472–478.

[26] Yoshor D, Hamilton WJ, Ondo W, Jankovic J, Grossman RG. Comparison of thalamotomy and pallidotomy for the treatment of dystonia. Neurosurgery.; 48(4):818–824, discussion 824–826.

[27] Krauss JK. Surgical treatment of dystonia. Eur J Neurol.; 17 Suppl 1:97–101.

[28] Burn DJ, Tröster AI. Neuropsychiatric complications of medical and surgical therapies for Parkinson's disease. J Geriatr Psychiatry Neurol.; 17(3):172–180.

[29] Ostrem JL, San Luciano M, Dodenhoff KA, et al. Subthalamic nucleus deep brain stimulation in isolated dystonia: a 3-year follow-up study. Neurology.; 88(1):25–35.

[30] Jankovic J. Treatment of cervical dystonia with botulinum toxin. Mov Disord.; 19 Suppl 8:S109–S115.

[31] Marchetti A, Magar R, Findley L, et al. Retrospective evaluation of the dose of Dysport and BOTOX in the management of cervical dystonia and blepharospasm: the REAL DOSE study. Mov Disord.; 20(8):937–944.

[32] Han Y, Stevens AL, Dashtipour K, Hauser RA, Mari Z. A mixed treatment comparison to compare the efficacy and safety of botulinum toxin treatments for cervical dystonia. J Neurol.; 263(4):772–780.

[33] Dressler D. Botulinum toxin for treatment of dystonia. Eur J Neurol.; 17 Suppl 1:88–96.

[34] Ranoux D, Gury C, Fondarai J, Mas JL, Zuber M. Respective potencies of Botox and Dysport: a double blind, randomised, crossover study in cervical dystonia. J Neurol Neurosurg Psychiatry.; 72(4):459–462.
[35] Benecke R. Xeomin in the treatment of cervical dystonia. Eur J Neurol.; 16 Suppl 2:6–10.
[36] Sampaio C, Ferreira JJ, Simões F, et al. DYSBOT: a single-blind, randomized parallel study to determine whether any differences can be detected in the efficacy and tolerability of two formulations of botulinum toxin type A-Dysport and Botox-assuming a ratio of 4:1. Mov Disord.; 12(6):1013–1018.
[37] Bentivoglio AR, Ialongo T, Bove F, De Nigris F, Fasano A. Retrospective evaluation of the dose equivalence of Botox(®) and Dysport (®) in the management of blepharospasm and hemifacial spasm: a novel paradigm for a never ending story. Neurol Sci.; 33(2):261–267.
[38] Benecke R, Jost WH, Kanovsky P, Ruzicka E, Comes G, Grafe S. A new botulinum toxin type A free of complexing proteins for treatment of cervical dystonia. Neurology.; 64(11):1949–1951.
[39] Roggenkämper P, Jost WH, Bihari K, Comes G, Grafe S, NT 201 Blepharospasm Study Team. Efficacy and safety of a new Botulinum Toxin Type A free of complexing proteins in the treatment of blepharospasm. J Neural Transm (Vienna).; 113(3):303–312.
[40] Comella CL, Jankovic J, Shannon KM, et al. Dystonia Study Group. Comparison of botulinum toxin serotypes A and B for the treatment of cervical dystonia. Neurology.; 65(9):1423–1429.
[41] Pappert EJ, Germanson T, Myobloc/Neurobloc European Cervical Dystonia Study Group. Botulinum toxin type B vs. type A in toxin-naïve patients with cervical dystonia: Randomized, double-blind, noninferiority trial. Mov Disord.; 23(4):510–517.
[42] Duarte GS, Castelão M, Rodrigues FB, et al. Botulinum toxin type A versus botulinum toxin type B for cervical dystonia. Cochrane Database Syst Rev.; 10:CD004314.
[43] Brashear A, Bergan K, Wojcieszek J, Siemers ER, Ambrosius W. Patients' perception of stopping or continuing treatment of cervical dystonia with botulinum toxin type A. Mov Disord.; 15(1):150–153.
[44] Jinnah HA, Comella CL, Perlmutter J, Lungu C, Hallett M, Dystonia Coalition Investigators. Longitudinal studies of botulinum toxin in cervical dystonia: Why do patients discontinue therapy? Toxicon.; 147:89–95.
[45] Barnes MP, Best D, Kidd L, et al. The use of botulinum toxin type-B in the treatment of patients who have become unresponsive to botulinum toxin type-A – initial experiences. Eur J Neurol.; 12(12):947–955.
[46] Jost WH, Benecke R, Hauschke D, et al. Clinical and pharmacological properties of incobotulinumtoxinA and its use in neurological disorders. Drug Des Devel Ther.; 9:1913–1926.
[47] Tatu L, Jost WH. Anatomy and cervical dystonia: "Dysfunction follows form". J Neural Transm (Vienna).; 124(2):237–243.
[48] Jost WH, Tatu L. Selection of muscles for botulinum toxin injections in cervical dystonia. Mov Disord Clin Pract (Hoboken).; 2(3):224–226.
[49] Nijmeijer SW, Koelman JH, Kamphuis DJ, Tijssen MA. Muscle selection for treatment of cervical dystonia with botulinum toxin-a systematic review. Parkinsonism Relat Disord.; 18(6):731–736.
[50] Comella CL, Buchman AS, Tanner CM, Brown-Toms NC, Goetz CG. Botulinum toxin injection for spasmodic torticollis: increased magnitude of benefit with electromyographic assistance. Neurology.; 42(4):878–882.
[51] Schramm A, Bäumer T, Fietzek U, Heitmann S, Walter U, Jost WH. Relevance of sonography for botulinum toxin treatment of cervical dystonia: an expert statement. J Neural Transm(Vienna).; 122(10):1457–1463.
[52] Anderson TJ, Rivest J, Stell R, et al. Botulinum toxin treatment of spasmodic torticollis. J R Soc Med.; 85(9):524–529.
[53] Brashear A. Botulinum toxin type A in the treatment of patients with cervical dystonia. Biologics.; 3:1–7.
[54] Benecke R, Dressler D. Botulinum toxin treatment of axial and cervical dystonia. Disabil Rehabil.; 29(23):1769–1777.

第8章
肉毒毒素治疗半侧面肌痉挛和面部联动症

Lesley French Childs, Daniel Novakovic, and Scott R. Gibbs

摘要

半侧面肌痉挛是由外周因素引起的面部肌肉反复地、不自主地抽搐，常在中年发病，多见于女性。大多数患者常会不自主地闭眼及口角回缩和上提。病因是面神经受到畸形血管环的压迫，尤其是小脑下后动脉的压迫导致。肉毒毒素是一种安全有效的治疗方法。

关键词：半侧面肌痉挛、局部肌张力障碍、肉毒毒素

8.1　半侧面肌痉挛简介

半侧面肌痉挛是由外周因素引起的面部肌肉反复地、不自主地抽搐。常在中年发病，多见于女性，首先累及眼轮匝肌，然后影响到其他面部肌肉。从最开始的频繁眨眼到强迫闭眼有一个渐进的过程。后期会出现下面部肌肉的抽搐。最常见的抽搐是闭眼、口角回缩和上提。随着病程的进展，中面部功能会减弱。这种疾病对患者的美观和面部功能都有影响。不幸的是这种疾病是慢性的，能自主恢复的只有极少的病例。Defazio等[1]报道在一个含65例病例的研究中，在经过2～3年的肉毒毒素（BoNT）治疗后，只有2例获得了完全和持续的症状缓解。在Cochrane述评中，双盲试验（涉及11人）结果显示只有1例获得了完全和持续的症状缓解，由Yoshimura等在1992年完成，结果是BoNT治疗效果优于安慰剂[2]治疗。结合其他病例研究，表明BoNT治疗半侧面肌痉挛是安全、有效的。双盲试验研究极少，很可能是由于在公开报道的研究中BoNT治疗获得了显著成效，研究者认为从伦理角度来看，不应仅为了验证疗效而将患者随机分组进行双盲试验。当然，进一步对注射技术、剂量、免疫原性和长期疗效的研究是十分有价值的[3]。

病因认为是由于面神经受到畸形血管环的压迫，尤其是小脑下后动脉的压迫导致的。其他压迫因素有肿瘤或血管畸形。当面神经受到血管压力时，认为会继发脱髓鞘。相对的是Lefaucheur提出了增加神经易刺激性的功能机械因素，认为这是由神经血管缠绕产生的压力或牵拉所致[4]。

在一篇调查半侧面肌痉挛不常见病因（即面神经根出口处的血管压迫）的文章中，Han等强调了采用放射性的检查以确保诊断准确，尤其是肿瘤压迫、血管畸形和椎基底动脉延长扩张[5]。

半侧面肌痉挛的治疗包括口服抗癫痫药（如卡马西平、巴氯芬、苯二氮䓬类药物）、第7颅神经外科减压术和BoNT肌内注射。口服药物伴有副作用，疗效也有限，BoNT肌内注射可以排除口服药物的需求，也可以避免颅内大手术的风险[6]。在神经外科的文献中，一篇关于微血管减压术的预后和并发症的综述显示永久颅神经损伤的风险，面瘫的概率为1%～2%，无功能性的听力损失概率为2%～3%，颅下神经功能紊乱的概率为0.5%～1%。中风的概率为0.1%，致死率为0.1%。对于大部分患者，如果采用精细的缝合技术，脑脊液渗漏风险及相关并发症可以减少2%。多次微血管减压术的患者并发症发生率较高[7]。由于潜在的并发症和

抽搐复发的可能性，大部分患者和医生选择BoNT作为长期的治疗方案。

基于Ⅲ级证据，至少10年的随访结果表明重复应用BoNT治疗可以保持疗效[8]。事实上，大量证据支持BoNT作为半侧面肌痉挛的一线治疗方法[9]。

Rudzińska等指出半侧面肌痉挛常伴有的感觉和自主神经功能不适对BoNT治疗也有反应[10]。尤其是流泪、眼刺激和嘀嗒声（由镫骨肌的收缩引起），在进行BoNT治疗后都可以减轻。这可能是对副交感神经和交感神经节后神经系统胆碱能突触传递的干扰[10]。

8.2 面部联动症简介

面神经麻痹（最常见于肿瘤切除或Bell麻痹）最麻烦的并发症之一是面部联动症，即面部某部位主动运动时，其他部位出现不自主的运动。在所有颅神经中，由于面神经在颞骨内拖延分布，其最易受到外伤性损伤。面部联动症是多肌肉群同时抽搐，非常影响患者的社交行为并给患者带来极大的痛苦。面部联动症最常见的形式是眼-口联动，包括无意识的口腔闭合运动伴自主闭眼。

面部联动症的病因认为是多因素导致的，有证据支持异常轴突再生的作用，以及面神经核过度兴奋的中枢参与。Bajaj-Luthra等定量分析了患侧与健侧的面部联动模式[11]。与对照组相比，眼-口联动的患者在闭眼过程中的蜗轴运动是增加的（蜗轴是数个面部肌肉汇聚成一个点，一般就在颊角的外侧，形成一个具有三维移动能力的纤维肌肉团）。更具体地说，面部联动症患者蜗轴运动是不对称的，在水平和垂直平面上增加。比较面部患侧与健侧，Neely等描述了2种类型的联动症：协同联动，即患侧的运动与健侧可能出现的运动相似，但超过了健侧；反常联动，即患侧面部运动在方向上与健侧是拮抗相反的[12]。

最早报道的有持续效果的联动症物理康复方案之一是哑剧治疗，这项技术是由荷兰医生和哑剧演员合作开发的[13]。患者在镜子前练习面部表情，是一种利用镜像技术的生物反馈。外科治疗也是可行的，面部联动症表现为高运动区和低运动区的区域性交换，因此，改善个体症状的手术技术必须旨在恢复和抑制运动[14]。

面部联动症最常见的治疗模式包括面部神经肌肉再训练和BoNT治疗。后者可以增强再训练效果，也可以作为外科手术治疗失败后的补救措施[15]。在Neville的一项研究中，在治疗后面部联动症评估调查表（SAQ）中的每个问题评分均显著下降。该研究也表明应用A型肉毒毒素在3个治疗周期后仍然有效，并且每次治疗周期后总体评分均显著下降[16]。

8.3 诊断

半侧面肌痉挛需要鉴别诊断的有区域性肌张力障碍（认为中心性起源的）、眼睑痉挛（大多是双侧的）、眼轮匝肌抽搐（通常不累及下面部或导致完全闭眼）、Bell麻痹后的面部联动症。因此，全面的神经病学、眼科学、头颈部的检查对于准确诊断十分重要。

对于一些症状不典型的患者，如面部减弱、麻木、角膜反射减少或其他颅神经功能异常，需要通过磁共振成像和血管造影检查排除占位性病变。如果有占位性病变，可进行神经外科会诊。

8.4 解剖

患者取坐位或倾斜卧位，如进行下面部注射，通常需要肌电图引导，基础和参考电极置于胸锁乳突肌。注射点位需要在皮肤上标记，标记可用酒精棉签擦除。注射采用的是30G或32G的针或27G中空的聚四氟乙烯涂层的单极肌电图注射针，配上1mL的注射器。眼轮匝肌的注射方法与眼睑痉挛治疗方法相同（见第2章）。眼轮匝肌注射有效果后才可以开始下面部的治疗。对于许多病例，减少被动眨眼和闭眼的眶周注射也可以消除口角抽搐症状。在治疗后2周需要重新评估，才可以进行下面部注射。

Botox（Botox, Allergan plc, Irvine, CA）注射通常是在睑板前眼轮匝肌（▶ 图8.1）和中外侧上眼睑（▶ 图8.2，▶ 图8.3）用2.5U：0.1mL的剂量，外眦外侧1cm处眼轮匝肌（▶ 图8.4）用2.5U的剂量，下

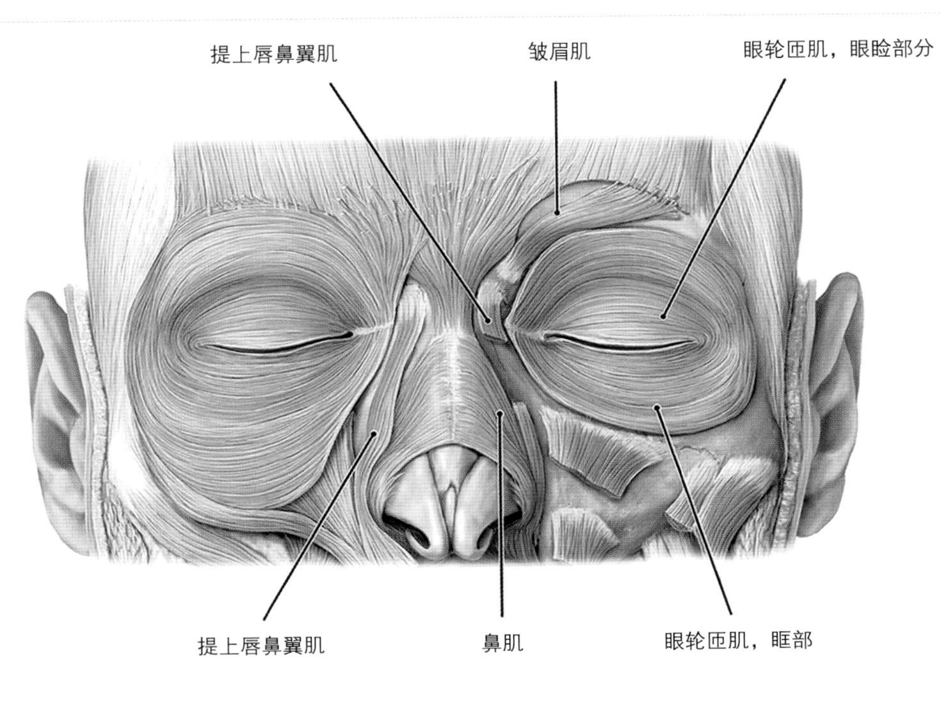

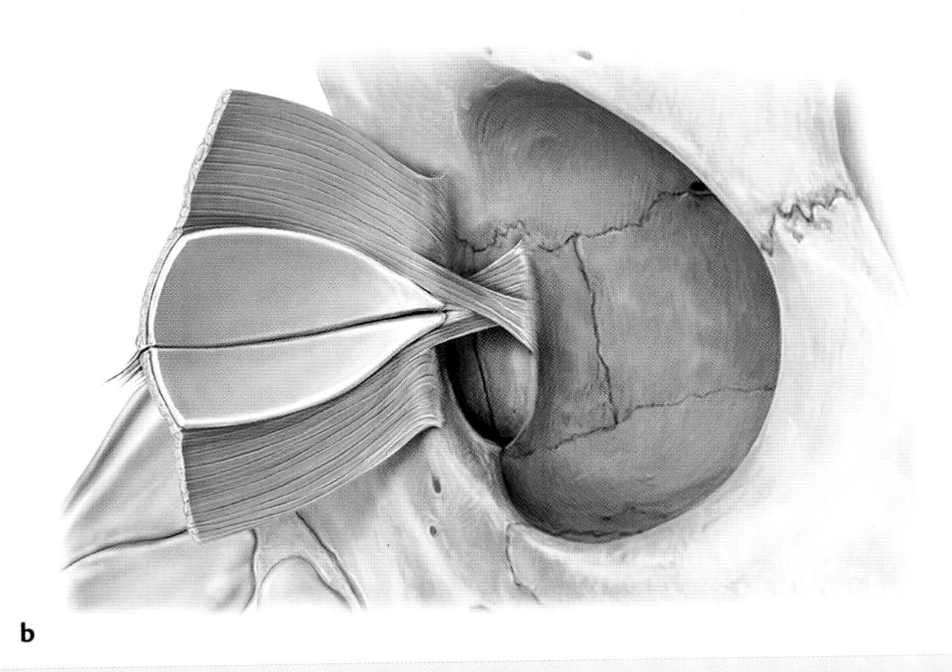

图8.1　a、b. 眼眶解剖（Gilroy AM et al. Atlas of Anatomy. 1st Ed. New York: Thieme Medical Publishers; 2008. Based on: Schuenke M, Schulte E, Schumacher U. THIEME Atlas of Anatomy: Head and Neuroanatomy. Illustrations by Voll M and Wesker K. 1st Ed. New York: Thieme Medical Publishers; 2008.）

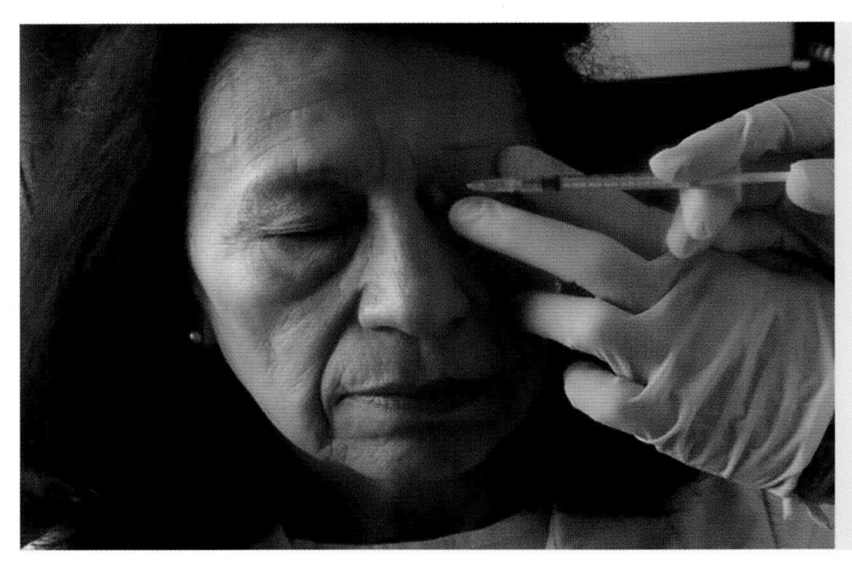

图8.2 内侧睑板前眼轮匝肌注射

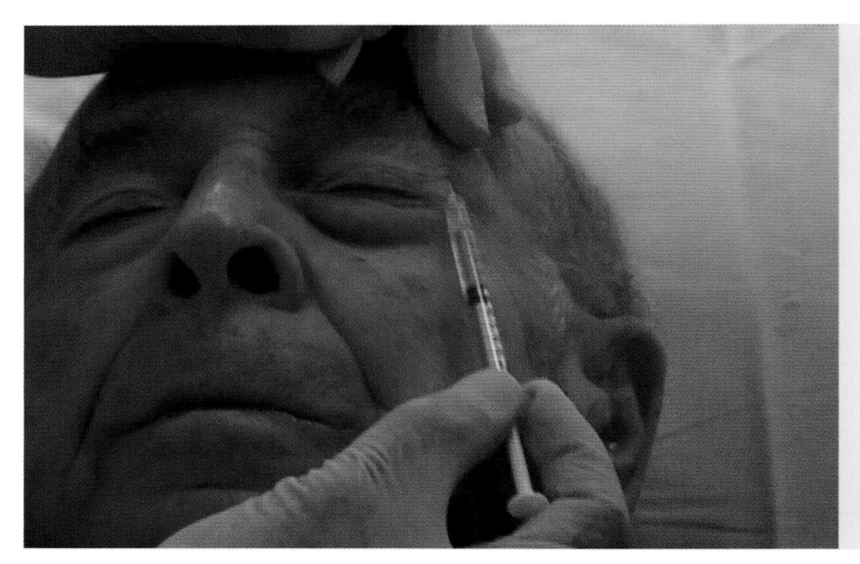

图8.3 外侧睑板前眼轮匝肌注射

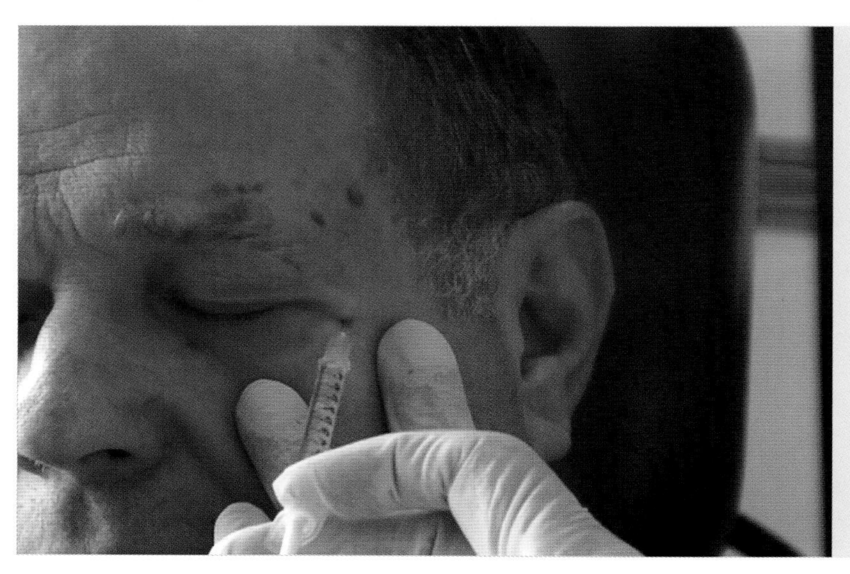

图8.4 外眦外侧注射

眼睑眼轮匝肌下部外侧（图8.5）用2.5U的剂量进行注射。对于较轻的临床症状剂量可以酌情减少。伴有中等程度眉毛抽搐的患者可以注射降眉肌和皱眉肌。降眉肌是一片锥形的起于鼻骨和上外侧软骨并走行至眉间的皮肤。它可以拉低眉头，在鼻梁上产生横向的皱褶。皱眉肌起于眉弓的中部，肌纤维从眼睑和眼轮匝肌的眼眶部穿过，走行至眼眶弓形中央上的皮肤深层。它向下内侧拉低眉头，形成纵向的皱褶（▶ 图8.5）[17]。对于下面部的治疗，在EMG的控制下，可以注射1.25 ~ 2.5U到颧大肌、颧小肌、提口角肌、降口角肌、笑肌和颈阔肌（▶ 图8.5）。

在此简要回顾下面部肌肉，对面部解剖的全面了解和选择合适的治疗技术十分关键。颧大肌起于颧颞缝前的颧骨，斜向下走行至口角，将口角向后上牵拉，与笑相似。颧小肌起于颧骨，走行至上

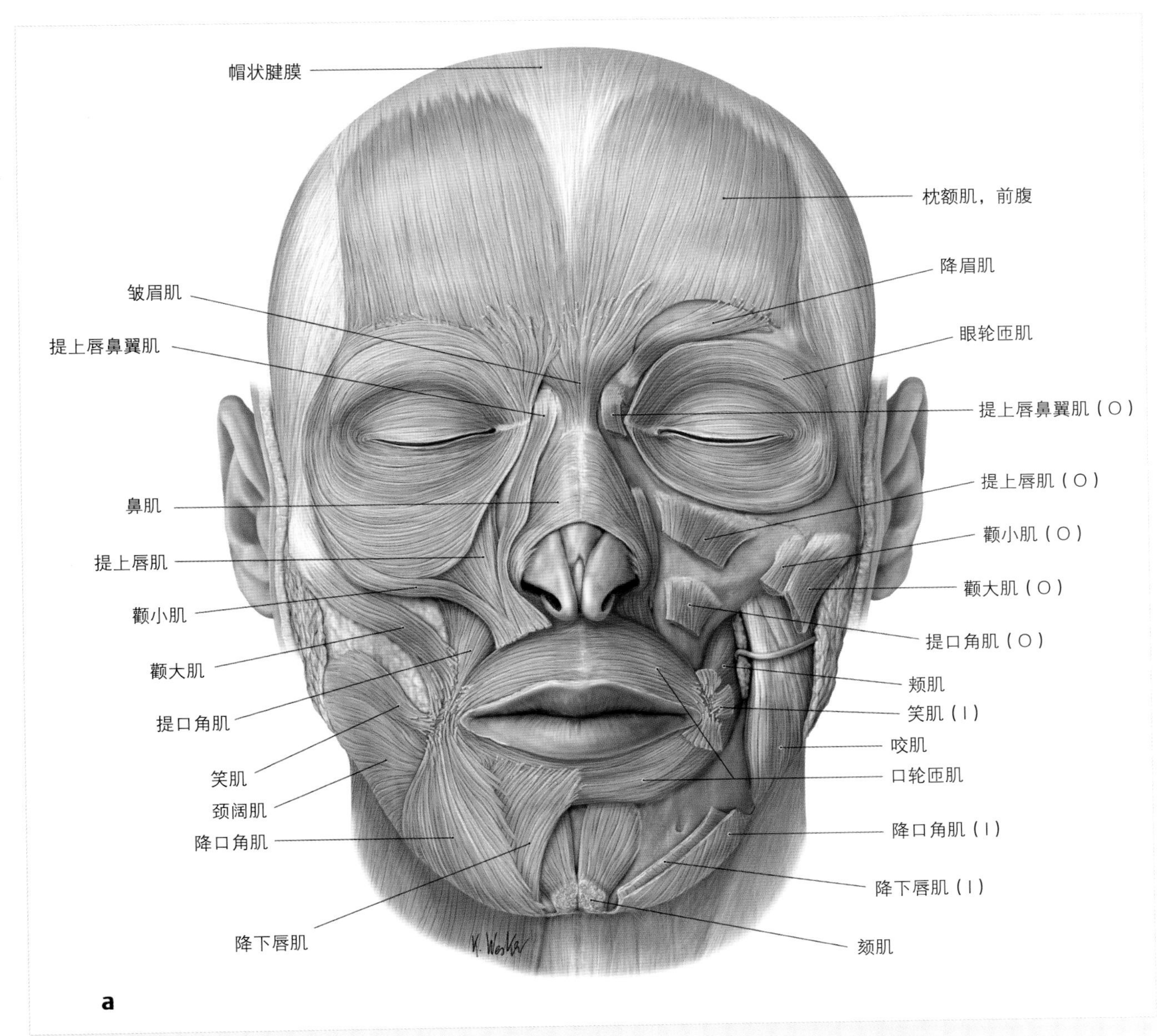

图8.5 a、b. 面部表情肌（正面视图）（From Gilroy AM et al. Atlas of Anatomy. 1st Ed. New York: Thieme Medical Publishers; 2008. Based on: Schuenke M, Schulte E, Schumacher U. THIEME Atlas of Anatomy: Head and Neuroanatomy. Illustrations by Voll M and Wesker K. 1st Ed. New York: Thieme Medical Publishers; 2008.）（转下页）

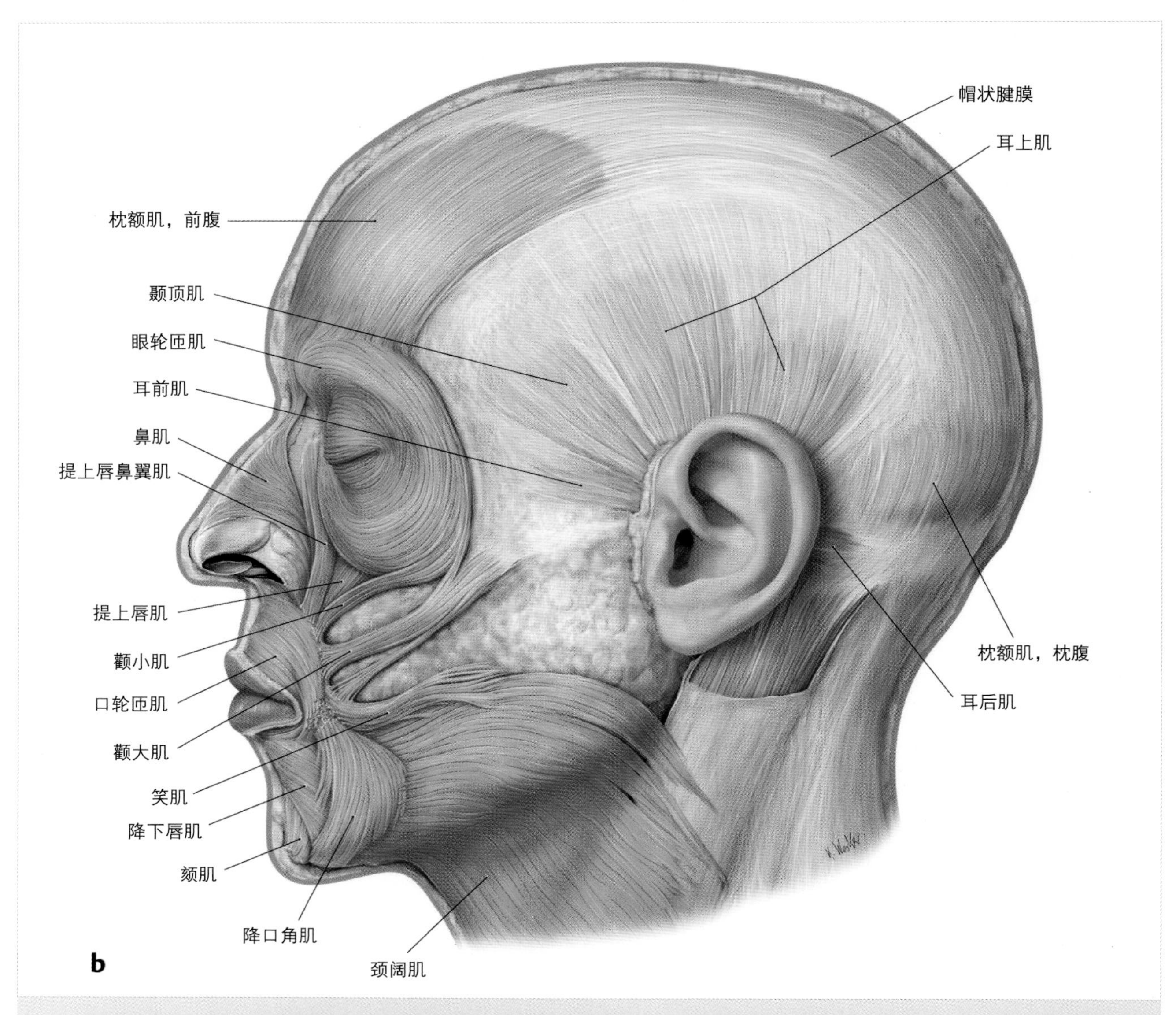

图8.5（续） a、b. 面部表情肌（侧面视图）（From Gilroy AM et al. Atlas of Anatomy. 1st Ed. New York: Thieme Medical Publishers; 2008. Based on: Schuenke M, Schulte E, Schumacher U. THIEME Atlas of Anatomy: Head and Neuroanatomy. Illustrations by Voll M and Wesker K. 1st Ed. New York: Thieme Medical Publishers; 2008.）

唇的外围部位，将上唇向后、上、外侧牵拉。提口角肌起于尖牙窝，位于眶下孔下方，走行至口角。降口角肌起于下颌骨斜线面，走行至口角，压低口角，与提肌拮抗。笑肌起于咬肌的筋膜，并水平地、表浅地延伸到颈阔肌，然后走行至口角皮肤，运动时回缩口角。颈阔肌是宽大的肌肉片，起于覆盖胸大肌和三角肌上部的筋膜，肌纤维穿过锁骨，斜向上沿颈侧向颈中分布。前部纤维在下颌联合的下后方与该肌肉的反向纤维交织，后部纤维越过下颌骨，部分走行至斜线下骨，其他部分走行至下面部的皮肤和皮下组织，肌纤维与口角肌肉和口腔下部肌肉交织。颈阔肌回缩和压低口角[17]。治疗面部联动症的剂量通常比治疗半侧面肌抽搐的剂量低，这是由于面部肌肉系统基线较弱。目的是减弱被异常刺激的肌肉，便于它们进行对称性的运动和在休息时保持对称性的姿势。在初始阶段，上面部和下面部的注射剂量是一样的。最优的剂量由个体的基础决定，这基于患者的主动和被动的面部对称性。在EMG的控制下最常注射的肌肉是颧肌、提口角肌、降口角肌、笑肌和颈阔肌[6]。最后，对侧面部肌肉系统的注射是有效的，因为对侧肌肉会因代偿性的功能亢进最终导致肌肉肥大[18]。

8.5 随访与预后

治疗后2～3周，需要进行患者回访以评估眶周注射效果和面部痉挛情况。若眼轮匝肌需要再次进行注射，可以在随访时完成。更常见的是，为了减少副作用和更客观地评估治疗效果，再次注射应推迟到3个月后，这时需要的注射总剂量会高点[6]。

8.6 并发症和潜在风险

并发症包括肉毒毒素扩散到上睑提肌引起的上睑下垂。可用拟交感神经滴眼液，如阿可乐定0.5%或1.0%滴眼液（每日1滴，3次/d）来帮助刺激肌肉。暴露性角膜炎可由眨眼次数减少引起，需要使用人工泪液或临时性的眼睛贴片。

注射肉毒毒素后，鼻唇线可能会变平，这可能会导致不对称性的微笑，可以在以后随访时减小注射剂量或健侧注射来纠正，以减少差异。另外，轮廓的变化可以通过注射填充物来补救。

8.7 结论

面肌痉挛和面部联动症的成功治疗可在生理和情绪方面改善患者的生活质量。BoNT注射已被证明是治疗这些疾病的一种安全有效的方法，相较于目前可用的其他药物和手术治疗方法，BoNT注射是更好的选择。

8.8 要点回顾

- 面肌痉挛是一种由外周因素诱发的反复的、不自主的面部肌肉抽动的疾病。
- 面肌痉挛的最常见病因是由畸形的血管环压迫面神经所致。
- 面肌痉挛的治疗方案包括口服抗癫痫药物、第7颅神经外科减压术或肌内注射肉毒毒素。
- BoNT注射治疗面肌痉挛无须口服药物，避免了其相关的副作用和有限的疗效，以及与重大颅内手术相关的风险。
- 面部联动症是面神经麻痹的一种并发症，是在面部某个部位进行有意运动时，面部的其他部位产生无意的运动。
- 面部联动症的病因被认为是多因素导致的，有证据支持异常轴索再生的作用，以及面神经核过度兴奋性形成的中枢性因素。
- 面部联动症最常见的治疗方法包括面部神经肌肉再训练和BoNT治疗，后者可以增强前者效果。

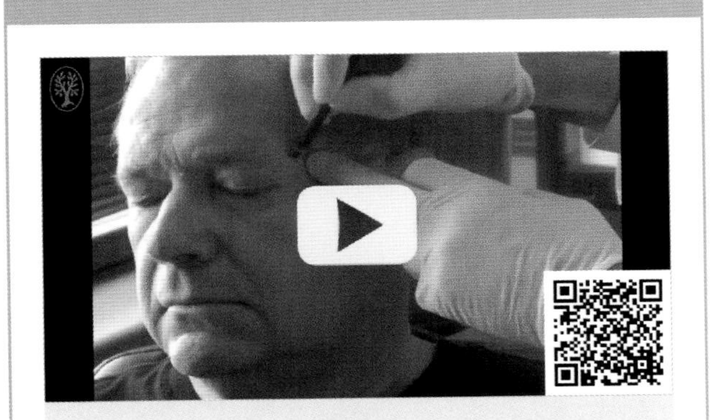

视频8.1 面肌痉挛。功能亢进如反复紧闭眼会产生应激性的左侧面部抽搐。在患者眼轮匝肌功能最亢进的部位皮下注射2.5U：0.1mL肉毒毒素。对许多患者来说，注射眼部和减少痉挛也能使中面部平缓。如果没有效果，也可以注射颧肌和提上唇肌。[1:25]

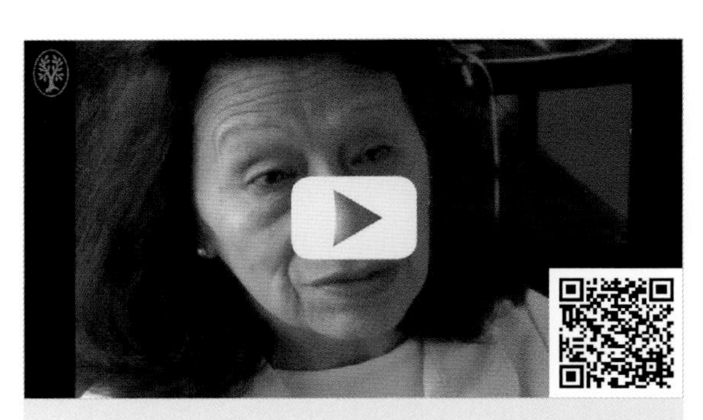

视频8.2　面部联动症。该患者有Bell麻痹后的左侧面部联动症。注意闭眼时她左脸中部会抬高。在她左侧眼轮匝肌每个标记点皮下注射2.5U：0.1mL剂量的BoNT。[3:02]

参考文献

[1] Defazio G, Abbruzzese G, Girlanda P, et al. Botulinum toxin A treatment for primary hemifacial spasm: a 10-year multicenter study. Arch Neurol.; 59(3):418–420.

[2] Yoshimura DM, Aminoff MJ, Tami TA, Scott AB. Treatment of hemifacial spasm with botulinum toxin. Muscle Nerve.; 15(9):1045–1049.

[3] Costa J, Espírito-Santo C, Borges A, et al. Botulinum toxin type A therapy for hemifacial spasm. Cochrane Database Syst Rev. (1):CD004899.

[4] Lefaucheur JP. New insights into the pathophysiology of primary hemifacial spasm. Neurochirurgie.; 64(2):87–93.

[5] Han IB, Chang JH, Chang JW, Huh R, Chung SS. Unusual causes and presentations of hemifacial spasm. Neurosurgery.; 65(1):130–137, discussion 137.

[6] Blitzer A, Brin MF. Management of hemifacial spasm and facial synkinesis with local injections of botulinum toxin. Otolaryngol Head Neck Surg.; 15:103–106.

[7] Sindou M, Mercier P. Microvascular decompression for hemifacial spasm: Outcome on spasm and complications. A review. Neurochirurgie.; 64(2):106–116.

[8] Bilyk JR, Yen MT, Bradley EA, Wladis EJ, Mawn LA. Chemodenervation for the Treatment of Facial Dystonia: A Report by the American Academy of Ophthalmology. Ophthalmology.; 125(9):1459–1467.

[9] Kenney C, Jankovic J. Botulinum toxin in the treatment of blepharospasm and hemifacial spasm. J Neural Transm (Vienna).; 115(4):585–591.

[10] Rudzińska M, Wójcik M, Szczudlik A. Hemifacial spasm nonmotor and motor-related symptoms and their response to botulinum toxin therapy. J Neural Transm (Vienna).; 117(6):765–772.

[11] Bajaj-Luthra A, VanSwearingen J, Thornton RH, Johnson PC. Quantitation of patterns of facial movement in patients with ocular to oral synkinesis. Plast Reconstr Surg.; 101(6):1473–1480.

[12] Neely JG, Cheung JY,Wood M, Byers J, Rogerson A. Computerized quantitative dynamic analysis of facial motion in the paralyzed and synkinetic face. Am J Otol.; 13(2):97–107.

[13] Beurskens CH, Heymans PG. Positive effects of mime therapy on sequelae of facial paralysis: stiffness, lip mobility, and social and physical aspects of facial disability. Otol Neurotol.; 24(4):677–681.

[14] Markey JD, Loyo M. Latest advances in the management of facial synkinesis. Curr Opin Otolaryngol Head Neck Surg.; 25(4):265–272.

[15] van Veen MM, Dusseldorp JR, Hadlock TA. Long-term outcome of selective neurectomy for refractory periocular synkinesis. Laryngoscope.; 128(10):2291–2295.

[16] Neville C, Venables V, Aslet M, Nduka C, Kannan R. An objective assessment of botulinum toxin type A injection in the treatment of post-facial palsy synkinesis and hyperkinesis using the synkinesis assessment questionnaire. J Plast Reconstr Aesthet Surg.; 70(11):1624–1628.

[17] Gray H. Anatomy of the Human Body, 20th ed. Philadelphia, PA: Lea & Febiger; 1918.

[18] Markey JD, Loyo M. Latest advances in the management of facial synkinesis. Current Opinion in Otolaryngology & Head and Neck Surgery.; 25(4):265–272.

第9章
肉毒毒素治疗功能性面部皱纹

Brian E. Benson, Diana N. Kirke, and Andrew Blitzer

摘要

面部衰老有很多表现形式，最值得注意的是表情肌功能亢进引起的面部皱纹。在一些前瞻性随机对照试验中，肉毒毒素（BoNT）已被证明是一种安全有效的快速治疗这种疾病的方法。因此，BoNT已被FDA批准用于重度眉间纹、中重度鱼尾纹、中重度抬头纹的治疗，成为最常见的非外科美容整形方案。本章将讨论注射患者的检查，BoNT使用的配方，以及面部每个解剖区域的注射方法。

关键词：肉毒毒素、表情肌功能亢进引起的面部皱纹、皱纹

9.1　简介

面部衰老是一个涉及皮肤、皮下脂肪、肌肉和面部骨骼的变化等多因素的过程。这些变化中显要的是随着重复性肌肉活动而形成的功能亢进的面部皱纹。随着时间的推移，这些皱纹会逐渐加深，即使下层的肌肉组织放松时，也仍然明显形成静态皱纹。光损伤和吸烟等因素都显著加速了皱纹的加深。

肉毒毒素（BoNT）能够减轻面部动态皱纹的表现，这最初是在接受功能亢进性疾病（如面肌痉挛和眼睑痉挛）治疗的患者中发现的。随后的双盲试验证实了A型肉毒毒素（BoNT-A）用于减少动态的上面部皱纹是安全和有效的[1-2]。Onabotulinumtoxin A（Botox, Allergan plc, Irvine, CA）于2002年被美国食品和药品监督管理局（FDA）批准用于短时治疗中至重度眉间纹，2013年被批准用于短时治疗中度至重度鱼尾纹，2017年被批准用于短时治疗与额肌活动相关的中度至重度抬头纹。Abobotulinumtoxin A（Dysport; Ipsen Biopharmaceuticals Inc, Basking Ridge, NJ）和Incobotulinumtoxin A（Xeomin; Merz Pharmaceuticals, Greensboro, NC）目前仅被批准用于中至重度眉间纹的临时治疗。来自美国美容整形外科学会2017年数据库的数据表明，在美国BoNT-A用于减少面部皱纹的治疗是目前最常见的非外科美容治疗方案。2012—2017年的5年调查期间，BoNT-A的使用增加了30%。2017年，BoNT-A共应用了155万例，透明质酸填充应用了72 394例，共占当年所有非手术美容整形方案的70%[3]。

现在有大量的证据支持BoNT-A用于减少上面部动态皱纹是安全和有效的。同时，大量的临床经验表明，注射BoNT-A和BoNT-B不仅是眉间纹的高效和辅助治疗方法，还可以治疗与功能亢进的额肌、眼轮匝肌、鼻肌、口轮匝肌、下口角肌、颏肌和颈阔肌相关的皱纹。它也能有效地减轻眉下垂和肥大的睑板前眼轮匝肌的外观（在中国我们称之为“卧蚕”，大部分求美者反而希望保留这一美学特征，甚至希望通过填充的手段凸显这一美学特征，因为卧蚕会放大眼睛的视觉效果，并显得更加年轻）[4-7]。除了面部动态纹减少之外，最近一项研究表明，一些已经发展为静态皱纹的眉间纹在肌肉得到放松的同时也变得平滑了，这种现象的机制尚未被完全阐述[8]。在手术切口或外伤创口周围肌内注射BoNT可以松解面部瘢痕，特别是对于那

些垂直于松弛皮肤张力线的撕裂伤[9]效果更明显。

减少面部动态皱纹可以让外表更年轻，但也可能会降低面部微表情表达的准确性，如愤怒和沮丧的面部表情。BoNT-A治疗的目的是不仅减少轻度皱纹的出现，而且防止重度皱纹的形成，从而实现面部年轻化的方案。基于扩展的面部年轻化范式，结合三维修复，BoNT-A常与真皮填充剂联合应用，融合面部运动控制、轮廓重塑和容量增强，以提供更自然、年轻的面部外观[4]。

9.2 诊断

应询问患者的病史、用药情况，以及之前的美容整形手术史。BoNT注射绝对禁止用于注射部位感染的患者、已知对配方中的任何成分［包括人血白蛋白、盐水、牛奶（仅Abobotulinumtoxin A）］过敏的患者、接受氨基糖苷类药物治疗的患者，以及孕妇或哺乳期妇女。BoNT注射相对禁忌用于神经肌肉接头疾病、重症肌无力、运动神经元病或伊顿-兰伯特综合征患者[10]。此外，对有手术改变面部解剖学结构、过度皮肤松弛和深层真皮瘢痕的患者应谨慎应用，因为BoNT-A的效果可能达不到期望的最佳效果。活动性疾病或细菌性疾病患者体内循环抗体水平较高，这可能会降低BoNT-A的疗效，因此，我们不建议在有感染的情况下注射BoNT-A。

9.3 肉毒毒素制剂的配剂方式及注射方法

如前所述，A型肉毒毒素（Botox，Dysport，Xeomin）已被批准用于美容整形领域。BoNT-B［Myobloc（Rimbtulinumtoxin B）；Solstice neurosciences，Inc.，South San Francisco，CA］目前还没有被批准用于美容整形领域。虽然在文献中已经报道了Botox与Dysport的转换比为1：2.5、1：3和1：4，但是要注意BoNT产品的效价单位是每种制剂特有的，并且是不可互相等同的[4]。由于低pH导致的注射部位疼痛感和较短的效果维持时间，BoNT-B通常被认为不太适合应用于美容整形领域[4,11]。与Botox相比，Dysport可能具有更高的扩散性[12]。

9.3.1 总则

治疗方案和目标必须根据具体的解剖变量，包括皱纹的位置和深度、面部肌肉的体积和位置、眉毛位置、眼睛形状和皮肤类型，以及个体的面部姿态特征和种族背景进行个体化评估与设计。需要在肌肉活动和休息期间进行检查，以了解不同肌肉对面部皱纹的作用。需要注意的是，不同种族的审美概念存在着实质性的差异。因此，不同种族的患者可能需要有针对性的治疗计划和定制。

65岁以上患者的BoNT注射通常需要更全面的考虑，使之适应较薄的肌肉和较不强健的纤维结缔组织。与年轻患者相比，老年患者单独应用BoNT时，不太可能得到显著的除皱效果。由软组织变化和重力的长期影响，而不是功能亢进的肌肉引起的更深的面部静态皱纹，通常需要容积增强和皮肤软组织重建干预来达到最佳效果。此外，老年患者发生淤青和肉毒毒素扩散的风险较高，从而容易导致眉毛下垂和眼睑下垂等并发症[13]。明确目标、解决焦虑、消除关于BoNT-A效果的误解，是每次就诊咨询特别重要的部分。

大多数医生就上述因素以及真皮填充剂在面部轮廓塑造中的作用，与患者进行讨论，以便在开始BoNT-A单独治疗或与其他非手术治疗联合治疗之前，可以确立真实的目标和预期。虽然本章不讨论轮廓塑造，但鼓励临床医生熟悉其理论。

剂量应根据个体解剖学结构、患者偏好和临床医生的判断进行修改。对于BoNT-A，根据每瓶4mL生理盐水的标准配方重新配制溶液，使每0.1mL生理盐水含2.5U BoNT-A。这些注射通常使用1.0mL注射器进行。另一种配制方法是每100U BoNT-A使用1mL生理盐水，即每0.01mL生理盐水含有1U BoNT-A，用0.1mL注射器注射。这种方案使用更小的注射剂量，从而减少了注射部位皮丘的出现。注射针和注射器的选择取决于医生技术和具体的应用。大多数医生使用29~32G，1/4~1/2英寸（1英寸=2.54cm）的针头和1mL的结核菌素注射器，0.3mL的注射器或0.1mL的注射器（BD Medical, Franklin Lakes, NJ）。0.1mL注射器特别适合1U：0.01mL比例的稀释液。较小口径的针头可以减少注射的疼痛感，但很快针头就会变钝，多次注射后这种优势就会消失。

（译者按：国内我们常用的稀释浓度是100U：2.5mL，即每0.1mL含BoNT-A 4U，用于动态皱纹治疗时更常用34G、4mm的注射针头。）

虽然通常不需要进行表面麻醉，但因为推注过程中痛感明显，也可以使用冰敷、表面麻醉剂（如利多卡因）、按摩器（如Buzzy, MMJ Laboratories, Atlanta, GA）在敏感部位进行振动处理以减轻疼痛感[14]。注射的深度取决于皮肤的厚度、皮下脂肪组织的容量和注射肌肉的体积[10]。大多数美容整形领域的注射不需要肌电图（EMG）引导，肌电图引导有助于定位更深层或更薄的肌肉，如笑肌或颈阔肌。虽然没有循证指南，大多数医生在注射后按摩注射部位以产生静水压，促进医生扩散，但一般情况下医生会指导患者避免触碰这些部位。虽然已证实肌肉的收缩可增加肉毒毒素的摄取量，但不建议在注射后立即进行重体力活动。

BoNT-A注射并发症可分为局部、局部区域和全身3类。局部并发症包括疼痛感、红斑、淤青和血肿形成。局部并发症与面颈部肌肉过度弱化，或BoNT-A向邻近肌肉扩散有关，导致眉下垂、眼睑下垂、面部不对称、口腔功能不全、构音障碍和吞咽困难。这些并发症与注射剂量和注射技术有关，可以通过小体积注射和必要时使用肌电图引导来避免产生局部并发症。即使使用较大的注射剂量也不容易产生全身并发症，包括疲劳、全身无力和恶心[4]。然而，接受大剂量且频繁给药的患者有产生肉毒毒素中和抗体的风险，这将使患者对后续的BoNT-A治疗产生耐药性[15]。

9.3.2　抬头纹

解剖

额肌抬高眉毛和前额皮肤形成的抬头纹往往与年龄相关（▶图9.1，▶图9.2，▶表9.1）。

虽然BoNT-A注射额肌减少了抬头纹，但如果不同时注射降眉肌（见“眉间纹”部分），它可能产生降低眉毛的不良效果。

注射技术

对于前额较宽大的患者，在一条弯曲的水平线或两排注射4~8个点位（每个点位1.5~2.5U BoNT-A），在眉毛上方至少1.5cm处进行注射（▶图9.3）。大多数医生现在向额肌注射的BoNT-A比过去少，从而避免了额肌麻痹导致的“冻结脸”外观。治疗的目标是应该获得一个更自然和谐的外观，而不是僵硬的。女性的典型起始剂量为6~15U，男性通常需要更高的剂量。

随访

如果抬头纹或眉弓的矫正不充分，那么可以在初始注射后至少7天再次进行注射，此时初始BoNT-A注射的预期效果应该已经达到。

并发症与潜在风险

需要时刻记住，额肌是眉毛的提升肌。因此，注射部位要保持在眉毛上方，注射剂量要小，以降低眉下垂的风险。大于20U的剂量更有可能导致并发症。眉下垂可以通过皱眉肌注射或在眉毛正下方注射降眉肌来治疗。

额肌的内侧纤维通常比外侧纤维强壮。孤立的内侧纤维注射可导致外侧纤维对内侧纤维注射无对抗的代偿，从而导致拱高的“Spock眉”。这种现

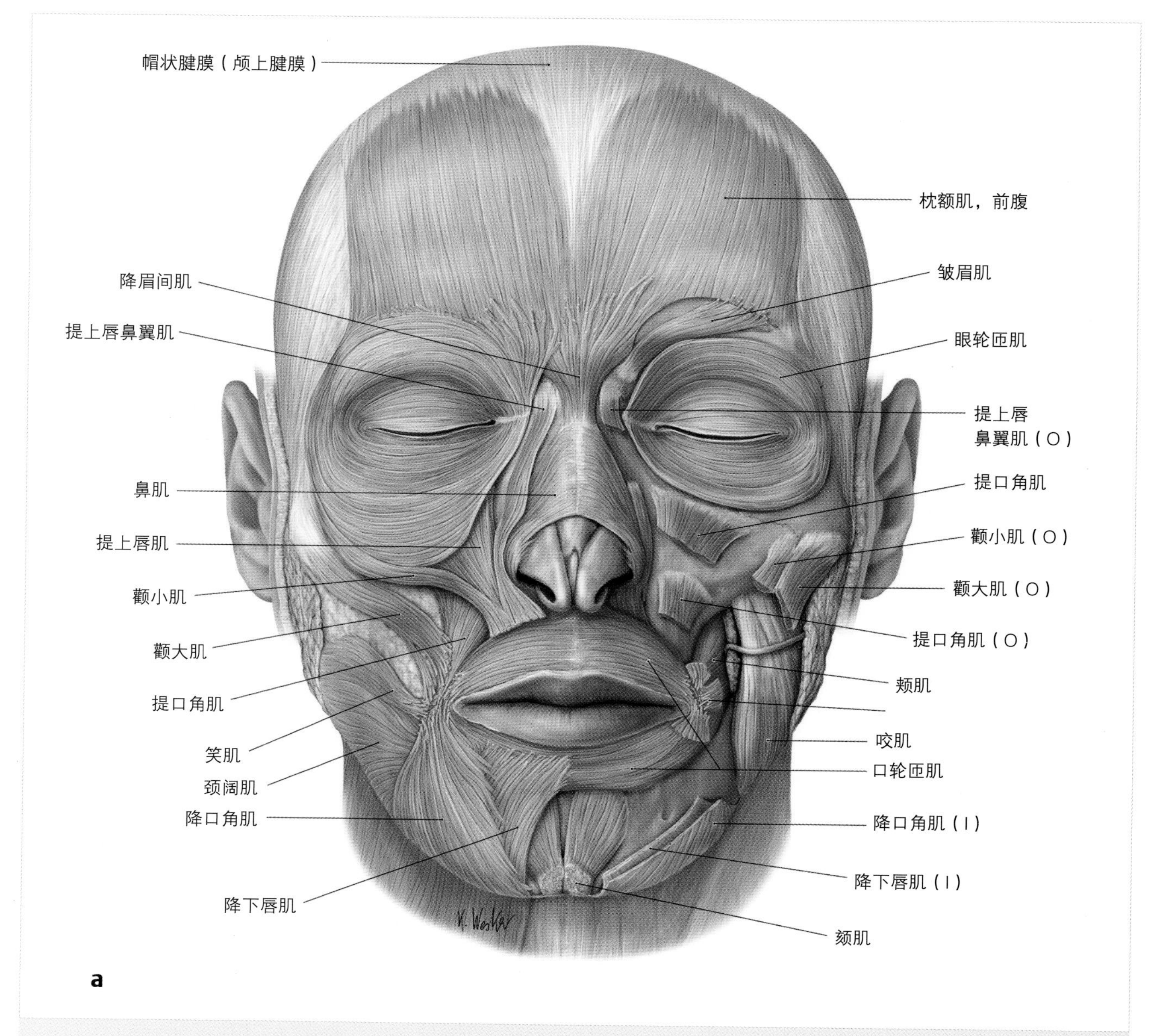

图9.1 a、b. 面部表情肌（正面视图）（From Gilroy AM et al. Atlas of Anatomy. 1st Ed. New York: Thieme Medical Publishers; 2008. Based on: Schuenke M, Schulte E, Schumacher U. THIEME Atlas of Anatomy: Head and Neuroanatomy. Illustrations by Voll M and Wesker K. 1st Ed. New York: Thieme Medical Publishers; 2008.）

象也可以在眉间注射后看到，在这种情况下，减弱的降眉肌、皱眉肌和降眉间肌，无法对抗无对抗的外侧额纤维。额肌上外侧的低剂量注射可以纠正这种不良效果。

如果外侧注射离眉毛太近，扩散到上睑提肌，可能会出现上睑下垂。这种现象可以通过在注射部位下方用手指施加压力来避免扩散。当出现上睑下垂时，用阿普氯定或去氧肾上腺素滴眼液刺激Muller肌使上睑抬高，可部分改善上睑下垂。大多数上睑下垂是轻到中度的，在2～3周消退[16]。

9.3.3 眉间纹

解剖

眉间复合体由降眉间肌、皱眉肌、降眉肌和眼

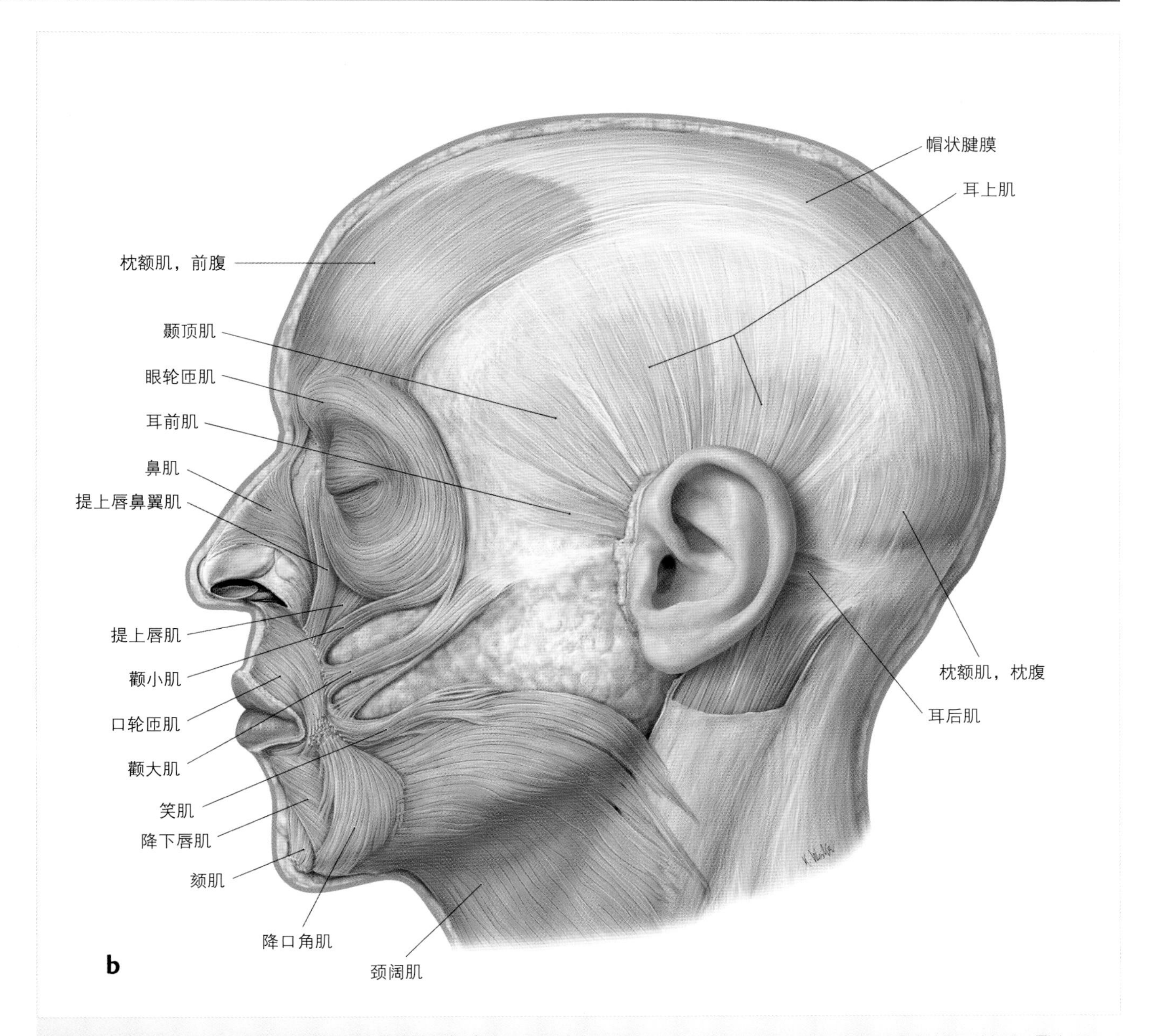

图9.1（续） a、b. 面部表情肌（侧面视图）（From Gilroy AM et al. Atlas of Anatomy. 1st Ed. New York: Thieme Medical Publishers; 2008. Based on: Schuenke M, Schulte E, Schumacher U. THIEME Atlas of Anatomy: Head and Neuroanatomy. Illustrations by Voll M and Wesker K. 1st Ed. New York: Thieme Medical Publishers; 2008.）

轮匝肌组成，均可以导致眉毛下降（▶ 图9.1，▶ 图9.4）。皱眉肌同时也向内牵拉眉毛，形成垂直的眉间纹。根据垂直和水平方向的作用力，可能会产生不同形态的眉间纹。

注射技术

一般选取在眉间呈V形的5～7个注射点位，V形的尖锥起始点选取紧挨着鼻根处的降眉间肌止点。女性常规注射总剂量为10～30U，男性常规注射总剂量为20～40U。与额肌注射一样，大多数临床医生现在注射的剂量比过去少。为了避免

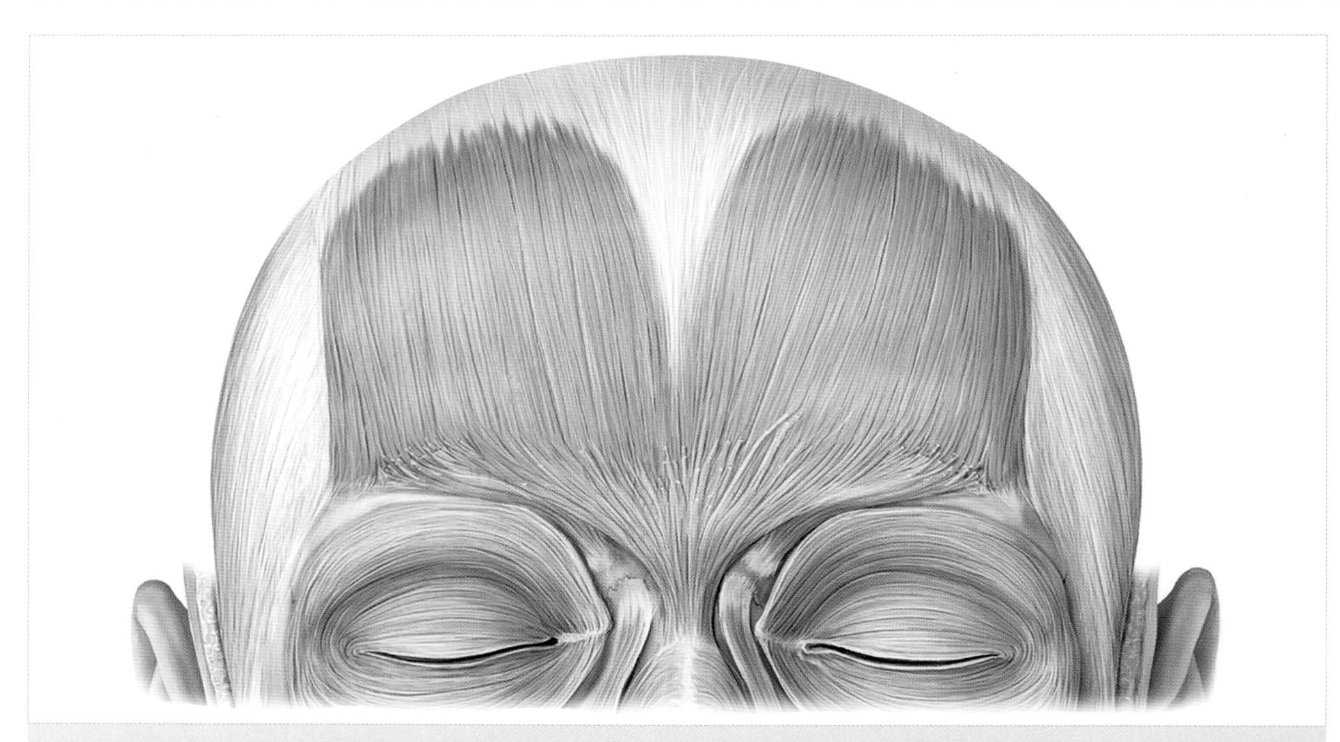

图9.2 枕额肌（Gilroy AM et al. Atlas of Anatomy. 1st Ed. New York: Thieme Medical Publishers; 2008. Based on: Schuenke M, Schulte E, Schumacher U. THIEME Atlas of Anatomy: Head and Neuroanatomy. Illustrations by Voll M and Wesker K. 1st Ed. New York: Thieme Medical Publishers; 2008.）

表9.1 面部表情肌：前额、鼻子和耳朵

肌肉	起点	止点[a]	主要动作（s）[b]
前额			
1. 枕额肌（额腹）	帽状腱膜	眉毛和前额的皮肤与皮下组织	提升眉毛，使前额皮肤产生皱纹
睑裂和鼻子			
2. 降眉间肌	鼻骨、侧鼻软骨（上部）	眉间前额下部的皮肤	向下牵拉眉毛内侧角度，在鼻梁上产生横向的皱纹
3. 眼轮匝肌	内侧眶缘，内侧睑韧带，泪骨	眶缘、上睑板和下睑板周围的皮肤	充当眼眶括约肌（闭合眼睑） 眼睑部分轻轻闭合 眼眶部分紧密闭合（如眨眼）
4. 鼻肌	上颌骨（尖牙嵴上区域）	鼻软骨	向鼻中隔牵拉鼻翼（侧），张开鼻孔
5. 提上唇鼻翼肌	上颌骨（额突）	鼻翼软骨和上唇	提高上唇，打开鼻孔
耳朵			
6. 耳前肌	颞筋膜（前部分）	耳轮	向上方和前方牵拉耳朵
7. 耳上肌群	头侧面的颅上腱膜	耳廓的上部	提升耳朵
8. 耳后肌群	乳突肌	外耳的凸面	向上方和后方牵拉耳朵

Source: Adapted with permission from Schuenke M, Schulte E, Schumacher U. THIEME Atlas of Anatomy: Head and Neuroanatomy. New York, NY: Thieme; 2008:47.

a：面部表情肌无骨性止点

b：所有面部表情肌由面神经（第7颅神经）经颞、颧、颊、下颌或起于腮腺丛的颈分支支配

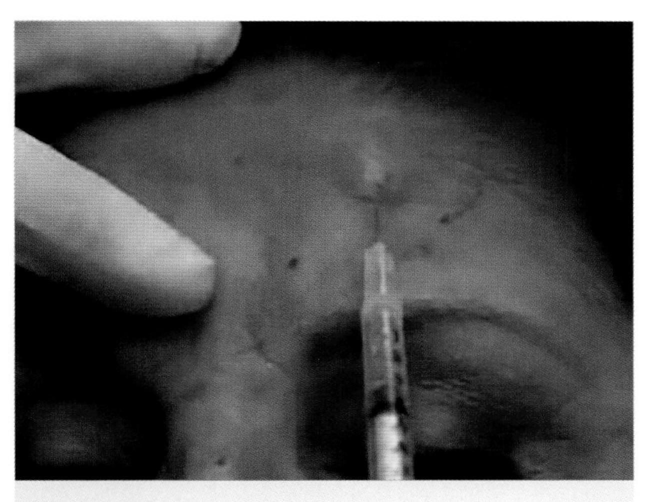
图9.3　额肌的注射

无意中注射到额肌，上部注射的位置应不超过眶缘上方1cm。为了避免眉下垂，应该避免在瞳孔中线外侧进行注射（► 图9.5）。

随访

如果眉间纹的矫正不充分，可以在初次注射后至少7天进行再次注射，此时应已达到初次BoNT-A注射的预期效果。

并发症与潜在风险

当减弱的降眉肌（皱眉肌和降眉间肌）无法抵

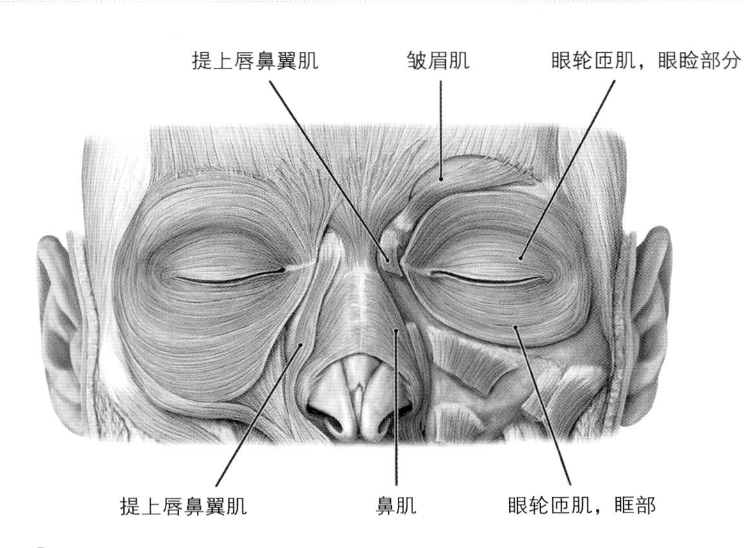

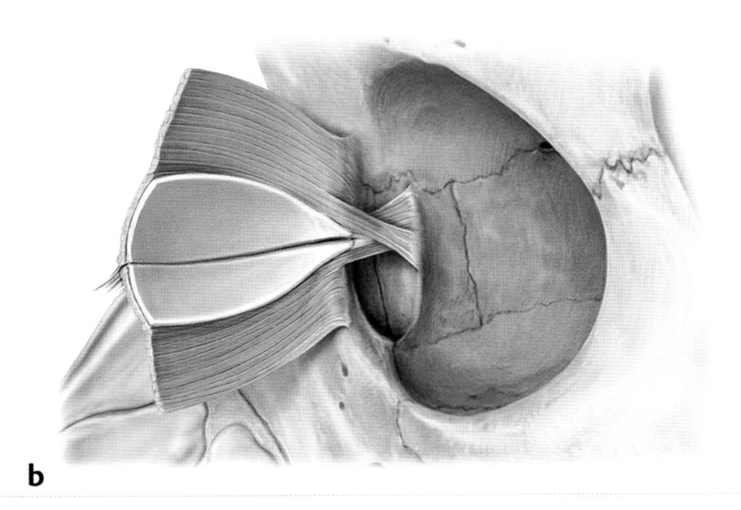

图9.4　a、b. 眶周解剖的面部表情肌（Gilroy AM et al. Atlas of Anatomy. 1st Ed. New York: Thieme Medical Publishers; 2008. Based on: Schuenke M, Schulte E, Schumacher U. THIEME Atlas of Anatomy: Head and Neuroanatomy. Illustrations by Voll M and Wesker K. 1st Ed. New York: Thieme Medical Publishers; 2008.）

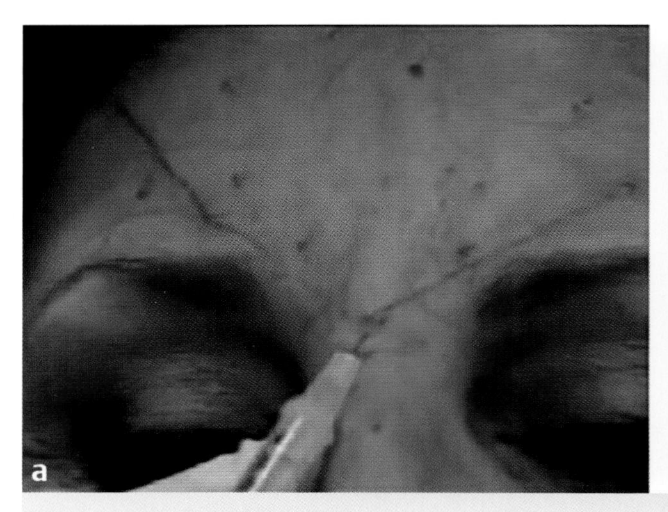

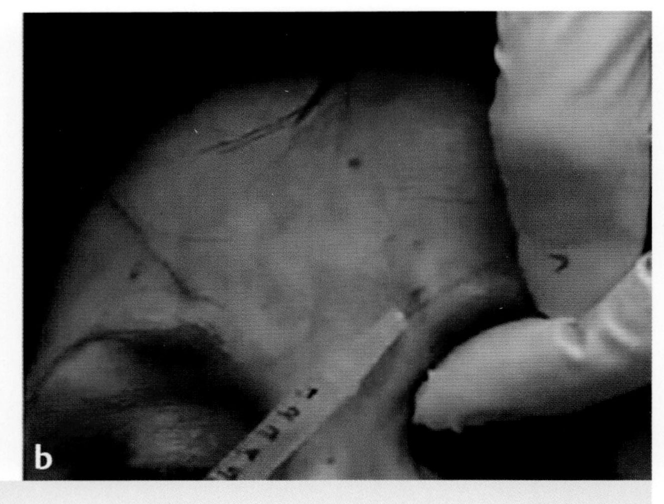

图9.5 a、b. 眉间复合体注射

抗代偿的外侧额肌纤维时，可能出现过度或不对称的外侧眉抬高，或称“斯波克眉”。治疗方法是在额肌中部或下外侧进行小剂量注射（1～2.5U）。窄眉患者应比宽眉患者接受更少的注射次数和更低的注射剂量。

如果注射距离眉毛太近，扩散到上睑提肌，可能会引起上睑下垂。这一现象可以通过在注射时捏住皱眉肌，或通过在注射部位下方用指压避免注射剂扩散来解决。阿普氯定或去氧肾上腺素滴眼液刺激Muller肌在一定程度上帮助提高上睑，可部分缓解上睑下垂。大多数的上睑下垂是轻到中度的，在2～3周改善[6,16]。

9.3.4 提眉

降眉肌功能亢进会导致眉毛降低，这可能与愤怒、疲劳、沮丧和焦虑等情绪状态有关。“肉毒毒素提眉术”的概念是基于选择性减弱降眉肌，从而使额肌代偿性地提升眉部。一些研究者已经报道了注射降眉肌或中部额肌后，眉毛升高1～4.8mm。这种效果可以通过传统的眉间注射来实现（▸ 图9.5），也可以通过在眉下方、眶缘上外侧进行外侧眼轮匝肌注射来增强（▸ 图9.6）效果。如前所述，选择性减弱中部额肌纤维也可能导致外侧额肌纤维的静息张力增加，从而导致中、外侧眉毛抬高。这些技术对于因外伤、手术、面神经麻痹等导致眉毛不对称的患者也很有效。

9.3.5 鱼尾纹

解剖

眼轮匝肌起源于额骨鼻突、泪骨和内眦韧带。它分为3个同轴部分：泪囊部（最内层）、睑部和眶部（最外层）（▸ 图9.4）。眶部的纤维在眼睛周围形成一个完整的椭圆，最外层的纤维与额肌、皱眉肌和咬肌交织。眼轮匝肌外侧眶纤维的收缩导致特征性的放射状眼周皱纹，称为“鱼尾纹”。这些皱纹通常更早出现在浅肤色的人群、吸烟者和有光损伤的人群中。

注射技术

使用2～5个注射点位，距离眶外缘外侧不少于1cm处，女性总注射剂量为10～30U，男性总注射剂量为20～30U（▸ 图9.7）。许多经验丰富的临床医生现在对男性注射BoNT-A的剂量都在增加。这通常与增加颧骨容量的一些注射技术联合应用。

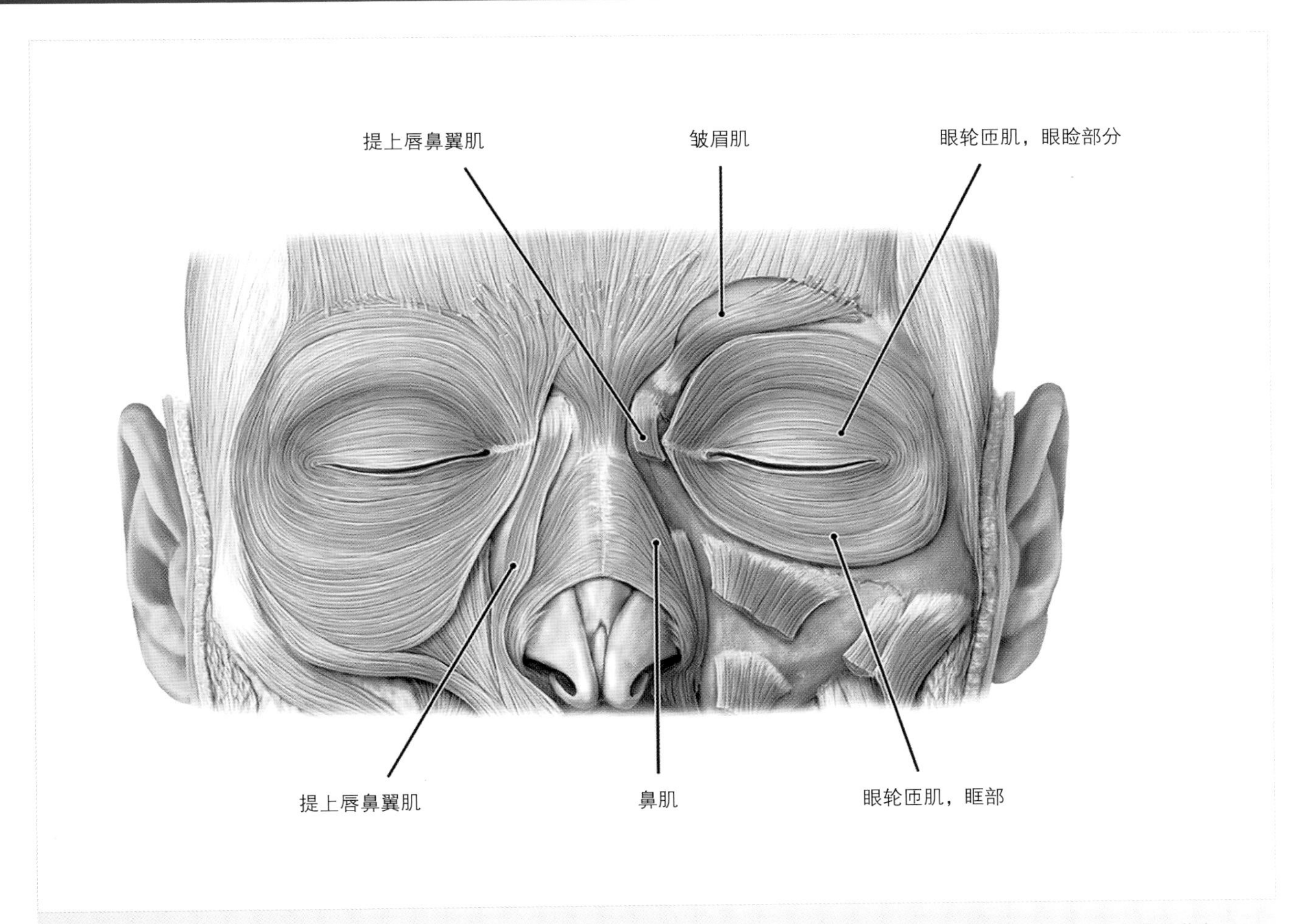

图9.6　a、b. 外侧眼轮匝肌注射（Gilroy AM et al. Atlas of Anatomy. 1st Ed. New York: Thieme Medical Publishers; 2008. Based on: Schuenke M, Schulte E, Schumacher U. THIEME Atlas of Anatomy: Head and Neuroanatomy. Illustrations by Voll M and Wesker K. 1st Ed. New York: Thieme Medical Publishers; 2008.）

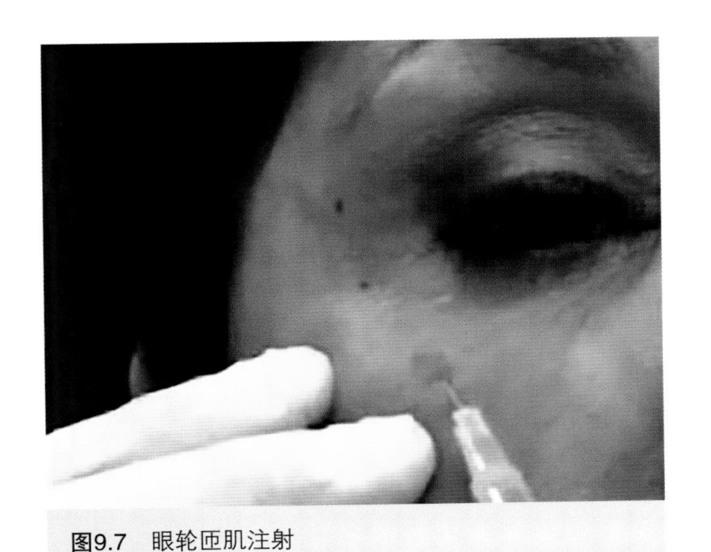

图9.7　眼轮匝肌注射

随访

如果注射鱼尾纹的矫正不充分，可在初次注射后至少7天再次注射，此时初次BoNT-A注射的预期效果应该已经达到。

并发症与潜在风险

必须特别注意避免破坏眶周区域的浅表小血管。患者取俯卧位，并使用适当的照明，将避免擦伤。皮肤浅层及深层注射比肌内注射更能降低瘀伤的风险。

为了避免患者对这一动态、复杂的解剖部位的BoNT-A治疗抱有不切实际的期望，在注射前尽可能广泛地进行相关问题的讨论至关重要，咨询内容包括对重度静态皱纹、上睑下垂和下睑皮肤松弛等严重问题的改善效果有限，最好配合其他填充治疗、焕肤、重建或手术治疗联合应用[17]。

9.3.6 睑板前眼轮匝肌肥大

解剖

对于眼轮匝肌过度肥厚与功能亢进的求美者，微笑时眼轮匝肌过度收缩，使睑裂变小。有些患者在休息和微笑时也想让眼睛看起来更圆、更大，可以通过注射下睑板前眼轮匝肌来达到这种效果（▸图9.8）。这种注射方法可以减少下睑细纹，但不会减少静态皱纹和皮肤松弛。

注射技术

应沿着睑板在皮下进行注射。要求患者向上看，将针放在睫毛线以下几毫米处（▸图9.9）。向内注射不应超过瞳孔中线，防止眼轮匝肌弱化过多导致溢泪。每侧眼睑注射不超过2U的BoNT-A。

随访

如果睑板前眼轮匝肌肥大矫正不足，可以在初始注射后至少7天再次进行注射，此时初始BoNT-A注射的预期效果应该已经达到。

并发症

必须注意避免穿刺小血管，以防止瘀伤。这种注射方式不应用于评估睑板松弛“快速测试”（Snap test）失败、近期行下睑表皮剥脱术、干眼和巩膜暴露的患者[7]。

在中国，下眼睑肥大的眼轮匝肌称为“卧蚕”，大部分求美者反而希望保留这一美学特征，甚至希望通过填充的手段凸显这一美学特征，因为

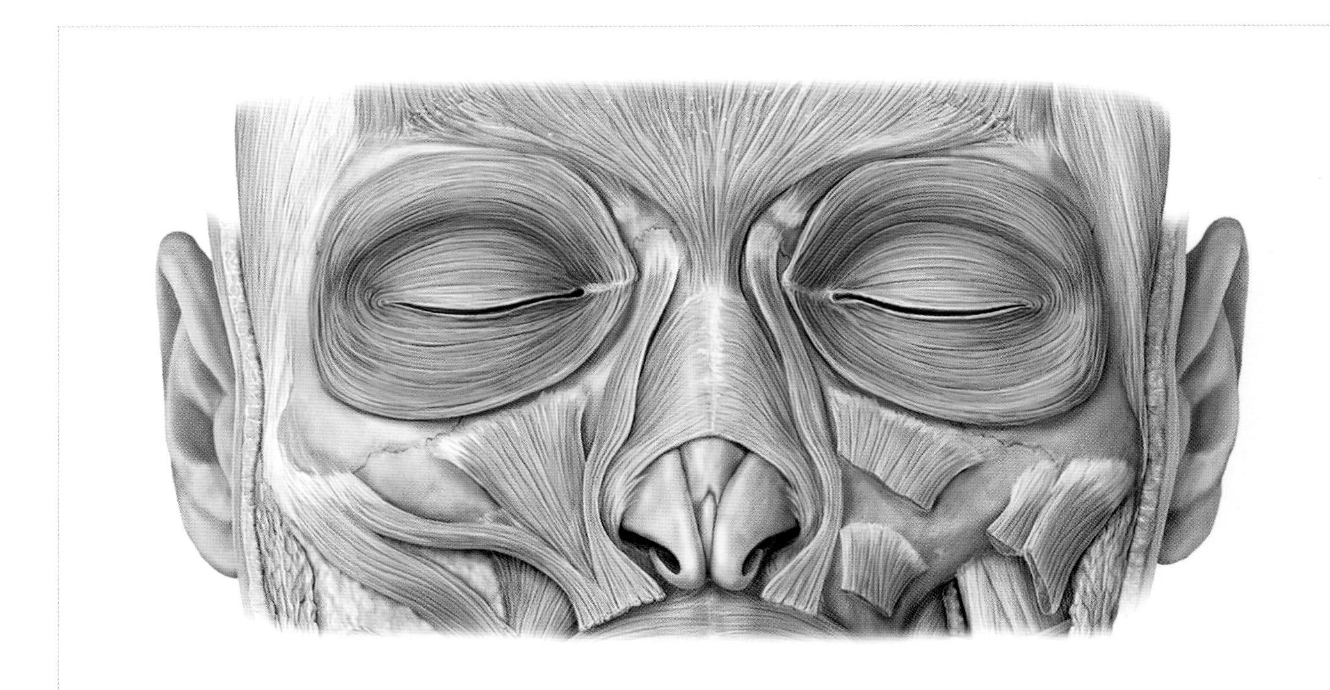

图9.8 眼轮匝肌（Gilroy AM et al. Atlas of Anatomy. 1st Ed. New York: Thieme Medical Publishers; 2008. Based on: Schuenke M, Schulte E, Schumacher U. THIEME Atlas of Anatomy: Head and Neuroanatomy. Illustrations by Voll M and Wesker K. 1st Ed. New York: Thieme Medical Publishers; 2008.）

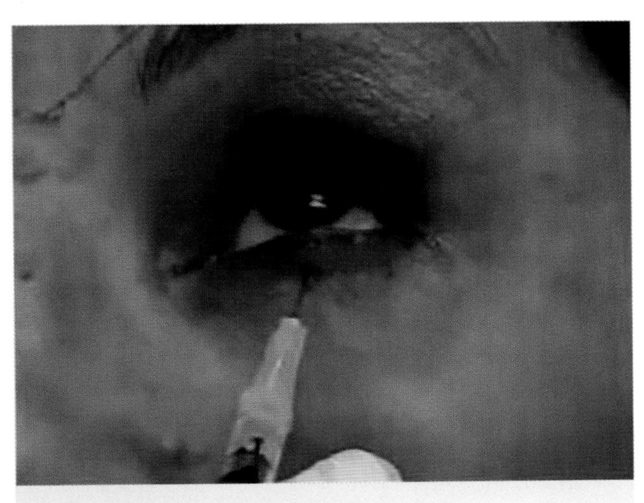

图9.9　下睑板部眼轮匝肌注射

卧蚕会放大眼睛的视觉效果，并显得面部外观更加年轻。

9.3.7　鼻背纹（兔纹）

解剖

鼻背纹，或称“兔纹”，是在鼻背外侧垂直方向的动态皱纹，当患者微笑或大笑时，可能延伸到下睑和脸颊。这些线条是由鼻肌收缩引起的，鼻肌是一种U形肌肉，横向纤维延伸到鼻背，垂直纤维沿鼻背外侧向下延伸（▶ 图9.4）。这些纤维使鼻部皮肤移位，控制鼻孔的大小。

注射技术

在鼻背和鼻骨上方上颌骨面之间的鼻肌中间部分注射2.5～5U的剂量（▶ 图9.10）。

随访

如果注意到鼻线矫正不充分，则可在初次注射后至少7天再次注射BoNT-A，此时初次注射的预期效果应已达到。

并发症与潜在风险

注射部位可能出现疼痛和瘀伤。临床医生需要注意注射剂量，以防止扩散到内直肌、提上唇肌，

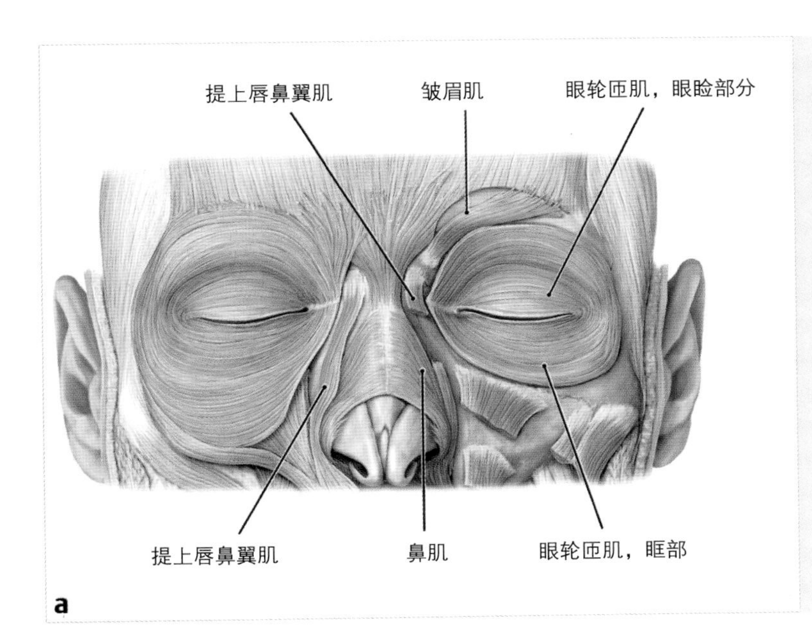

图9.10　a. 鼻肌（Gilroy AM et al. Atlas of Anatomy. 1st Ed. New York: Thieme Medical Publishers; 2008. Based on: Schuenke M, Schulte E, Schumacher U. THIEME Atlas of Anatomy: Head and Neuroanatomy. Illustrations by Voll M and Wesker K. 1st Ed. New York: Thieme Medical Publishers; 2008.）

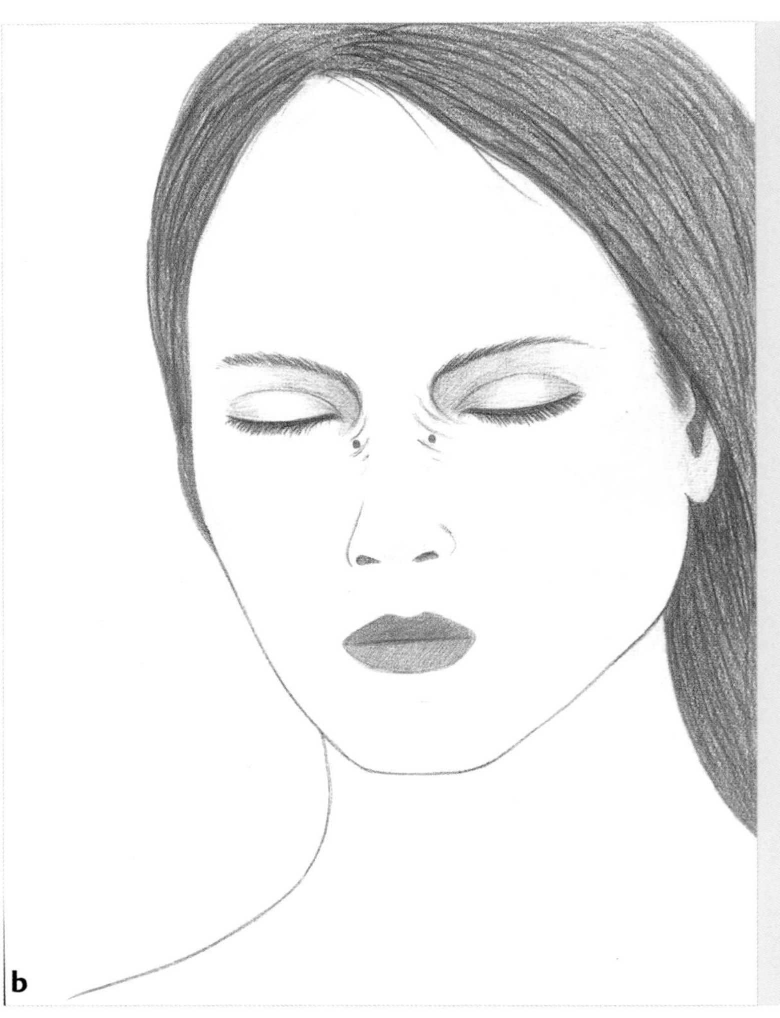

图9.10（续） b. 鼻背纹注射点位示意图

或提上唇鼻翼肌[7,17]。

9.3.8 口周皱纹

解剖

口轮匝肌是一种括约肌，其肌肉纤维调节嘴唇的闭合和突出（▸ 图9.11；▸ 表9.2）。口周纹，也称为“吸烟纹”或“口红纹”，由口轮匝肌收缩时口周皮肤皱褶形成。

注射技术

在上唇两侧的皮肤黏膜交界处上方5～8mm处进行小剂量注射（▸ 图9.12）。总共注射2或4个点位，根据唇部的水平长度和唇纹的严重程度，总注射剂量为2～5U。这些皱纹也可以注射少量填充剂，或者使用激光或化学剥脱法进行治疗。

随访

若发现吸烟纹矫正不佳，可在初次注射后至少7天再次注射BoNT-A，此时初次BoNT-A注射的预期效果应该已达到。

并发症

只应注射少量肉毒毒素，否则患者会出现口唇功能不全、流涎或构音障碍。侧方注射点位应距口角联合区至少1.5cm处。这些注射在专业歌手、演员和管乐器演奏者中相对禁忌[17]。

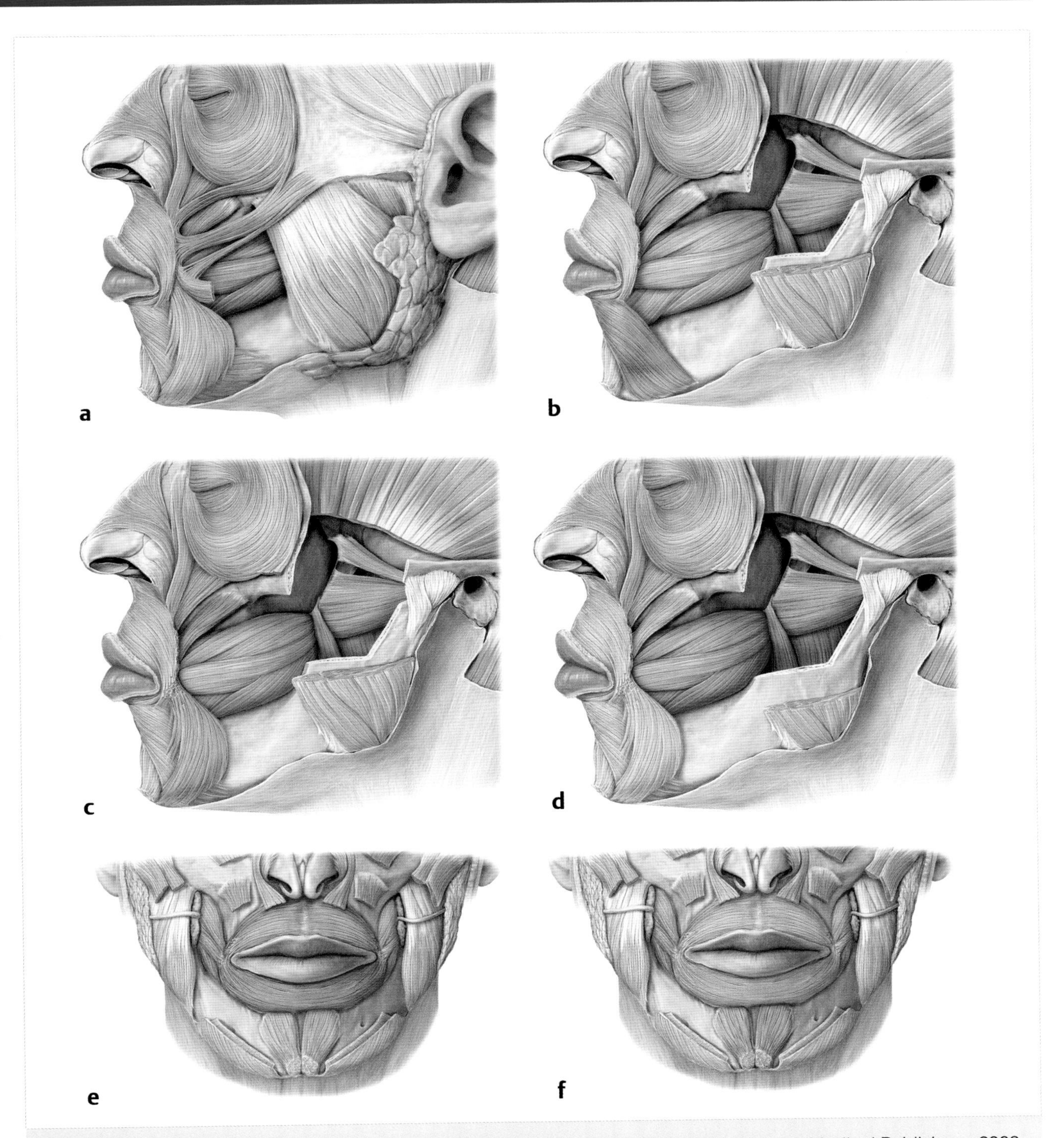

图9.11 a～f. 口周肌肉（From Gilroy AM et al. Atlas of Anatomy. 1st Ed. New York: Thieme Medical Publishers; 2008. Based on: Schuenke M, Schulte E, Schumacher U. THIEME Atlas of Anatomy: Head and Neuroanatomy. Illustrations by Voll M and Wesker K. 1st Ed. New York: Thieme Medical Publishers; 2008.）

表9.2 面部表情肌：唇部和颈部

肌肉	起点	止点[a]	主要动作（s）[b]
唇部			
1. 颧大肌	颧骨（外侧面）	嘴角的皮肤	向上方和外侧拉嘴角
2. 颧小肌	颧骨（后部分）	上唇靠近嘴角的内侧	向上拉上唇
3. 提上唇鼻翼肌	上颌骨（额突）	鼻翼软骨，上唇	抬高上唇，打开鼻孔
4. 提上唇肌	上颌骨（额突）和眶下区	上唇和鼻翼软骨的皮肤	抬高上唇，扩大鼻孔，抬高嘴角
5. 降下唇肌	下颌骨（斜线的前部）	下唇中线，与对侧肌肉融合	向下方和外侧拉下唇
6. 提口角肌	上颌骨（眶下孔以下）	嘴角的皮肤	抬高嘴角，参与形成鼻唇沟
7. 降口角肌	下颌骨（尖牙、前磨牙和第一磨牙下方的斜线）	嘴角皮肤，与口轮匝肌混合	向下方和外侧牵拉嘴角
8. 颊肌	下颌骨，上颌骨和下颌骨的牙槽突，翼下颌缝	口角，口轮匝肌	将脸颊压在磨牙上，与舌头配合，将食物保持在咬合面之间和口腔前庭外，从口腔排出气体/单侧吹气时抵抗扩张：将嘴角拉到一侧
9. 口轮匝肌	皮肤深层：上颌骨（正中平面）上部，下颌骨下部	唇黏膜	作为口腔括约肌 噘起嘴（如吹口哨、吮吸和接吻时） 抵抗扩张（吹气时）
10. 笑肌	咬肌上的筋膜	嘴角皮肤	缩回嘴角，如做鬼脸时
11. 颏肌	下颌骨（切牙窝）	颏部皮肤	抬高并突出下唇
颈部			
12. 颈阔肌	下颈部和上外侧胸部皮肤	下颌骨（下缘），下面部皮肤，口角	使下面部皮肤压缩和起皱，紧张颈部皮肤，辅助下颌被动凹陷

Source: Adapted with permission from Schuenke M, Schulte E, Schumacher U. THIEME Atlas of Anatomy: Head and Neuroanatomy. New York, NY: Thieme; 2008:47.

a：面部表情肌无骨性止点

b：所有面部表情肌由面神经（第7颅神经）经颞、颧、颊、下颌，或起于腮腺丛的颈分支支配

9.3.9 露龈笑

解剖

牙龈的过度显示与提上唇鼻翼肌、提上唇肌、提口角肌、颧大肌、颧小肌、降鼻中隔肌的功能亢进相关，与上唇和上颌骨的大小和形态等个体解剖学特征相关。

注射技术

由于这些肌肉之间复杂的相互作用，保守治疗的目的是削弱提上唇鼻翼肌，在上颌骨交界处鼻骨下缘注射1～2.5U肉毒毒素。另一种治疗靶点是降鼻中隔肌，在鼻小柱底部注射2～3U肉毒毒素（► 图9.13）。

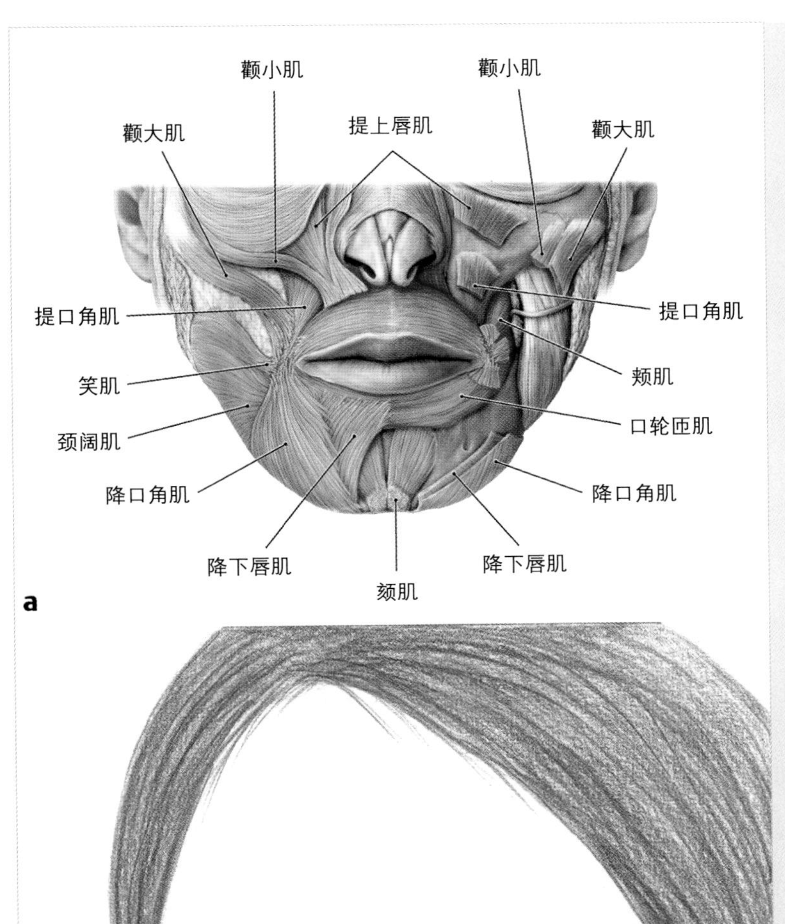

b

图9.12　a. 口周肌肉；b. 吸烟纹注射点位示意图（Gilroy AM et al. Atlas of Anatomy. 1st Ed. New York: Thieme Medical Publishers; 2008. Based on: Schuenke M, Schulte E, Schumacher U. THIEME Atlas of Anatomy: Head and Neuroanatomy. Illustrations by Voll M and Wesker K. 1st Ed. New York: Thieme Medical Publishers; 2008.）

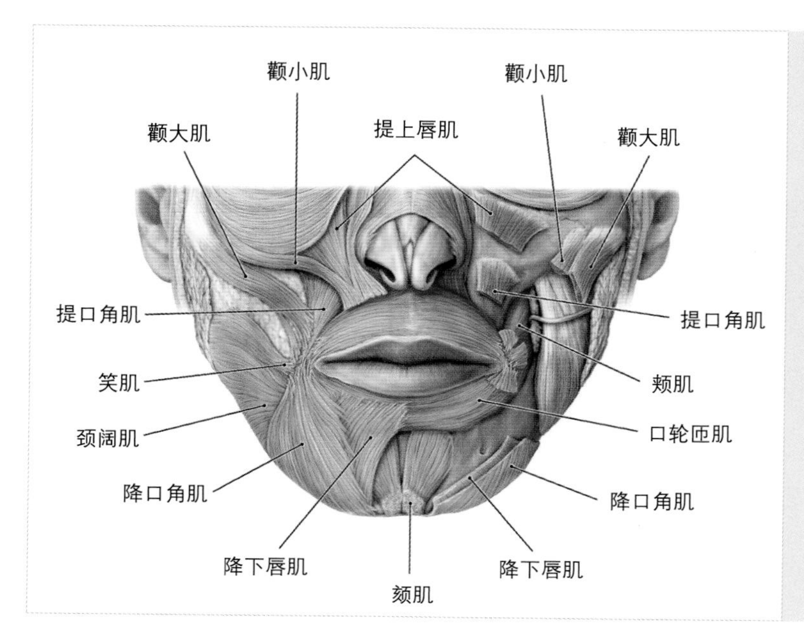

图9.13　下面部肌肉（Gilroy AM et al. Atlas of Anatomy. 1st Ed. New York: Thieme Medical Publishers; 2008. Based on: Schuenke M, Schulte E, Schumacher U. THIEME Atlas of Anatomy: Head and Neuroanatomy. Illustrations by Voll M and Wesker K. 1st Ed. New York: Thieme Medical Publishers; 2008.）

随访

如果发现牙龈显示矫正不充分，则可在初次注射后至少7天再次注射BoNT-A，此时初次注射BoNT-A的预期效果应已达到。

并发症与潜在风险

由于提上唇系统过于薄弱，过量注射会导致上唇下垂、微笑时唇部不对称、上唇过度延长等并发症。这些注射在专业歌手、演员和管乐器演奏者中也是相对禁忌的[17-18]。

9.3.10　木偶纹

解剖

木偶纹是由于三角形的降口角肌（DAO）向下牵拉而从蜗轴延伸到外颏的垂直线（▶ 图9.11c，▶ 表9.2）。尽管可以采用软组织填充技术进行单独治疗，但联合BoNT-A治疗可增加扩增术的效果，并减少唇下翻的不良外观。

注射技术

嘱患者向下拉动下唇，这样便于降口角肌触诊。在唇缘和下颌骨下缘之间的中点注射5U A型肉毒毒素（▶ 图9.14）。如果注射的位置过高，那么可能会显著地削弱口轮匝肌的功能。

随访

如果发现木偶纹矫正不充分，可在初次注射后至少7天再次注射BoNT-A，此时初次进行BoNT-A治疗的预期效果应已达到。

并发症与潜在风险

如果注射位置过高，口轮匝肌功能的削弱会导致流涎和构音障碍。这些注射在专业歌手、演员和管乐器演奏者中相对禁忌[17]。

9.3.11　颏肌紧张与颏部“橘皮样”外观改变

解剖

颏肌是覆盖下颏并横向插入下唇真皮层的垂直肌肉（▶ 图9.11f，▶ 表9.2）。颏肌收缩可产生明显的颏部褶皱或被称为“橘皮样”的不平整外观。随着时间的推移，皮下脂肪和真皮胶原蛋白的流失，这些变化可能会越来越明显。

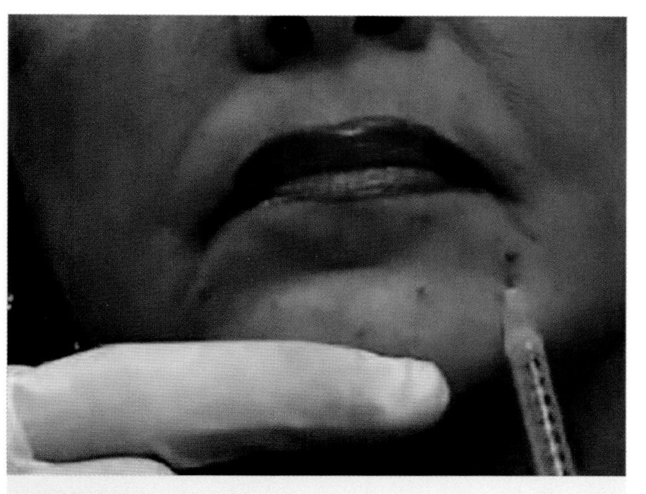
图9.14　降口角肌注射

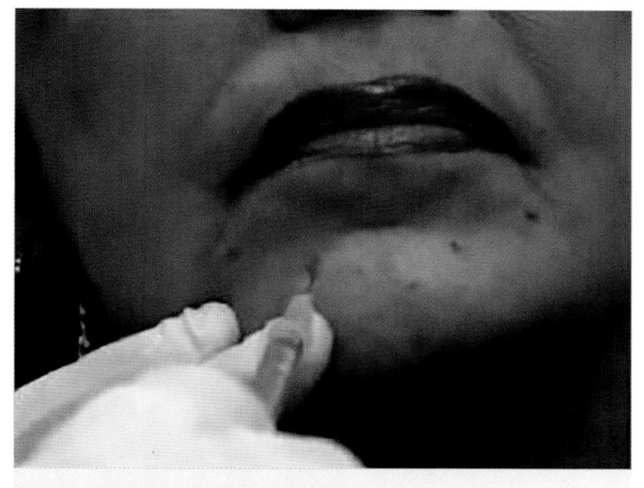
图9.15　颏肌注射

注射技术

女性注射4～5U，男性注射6～10U，在颏肌进行一次中线注射或在下1/3处进行双侧注射（▶ 图9.15）。BoNT-A治疗可与填充治疗联合应用，效果较好。

随访

如果注意到颏部褶皱或"橘皮样"外观矫正不充分，则可以在初次注射后的7天内再次注射BoNT-A，此时初次注射BoNT-A的预期效果应已达到。

并发症

如果注射部位位于颏部褶皱上方，则可能出现口轮匝肌功能被削弱，导致流涎或构音障碍[10,17]。

9.3.12　颈阔肌竖纹–颈阔肌带

解剖

颈部这些垂直的条索是由过度活跃的颈阔肌边缘引起的。颈阔肌是一种薄而宽的肌肉，起源于下颌骨/SMAS（浅表肌肉腱膜系统）的边缘，走行至锁骨区域（▶ 图9.1）。这些条索在微笑、说话或其他社交活动时最明显。条索外观可能在面部美容整形后更加明显，特别是没有处理颈阔肌皱纹时。

注射技术

在皮肤上画出肌肉的前缘和后缘。从下颌骨下方约1cm处开始标注连续的水平线，每次重复1.5cm。少量（2.5U：0.1mL），每隔1～2cm直接在颈阔肌缘进行注射，或者利用EMG引导，沿着长轴刺入肌肉，然后在退针时注射（▶ 图9.16）。通常，每块肌肉总共给予10～15U剂量。

随访

如果颈阔肌条索矫正不足，则在初次注射后至少7天再次注射BoNT-A，此时BoNT-A注射应已达到初次治疗的预期效果。

并发症与潜在风险

如果BoNT-A注射过量，或者注射层次过深，带状肌群功能可能会被削弱。这会导致吞咽时喉头抬高不佳，从而产生吞咽困难。要避免注射的最重要区域是颈–颏交界区，因为它与吞咽肌肉极为贴近。肉毒毒素也可能向环甲肌内侧扩散，引起发音时的音调变化[10]。

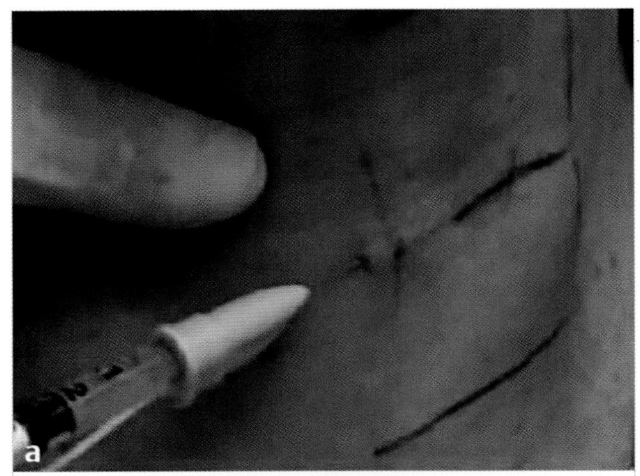

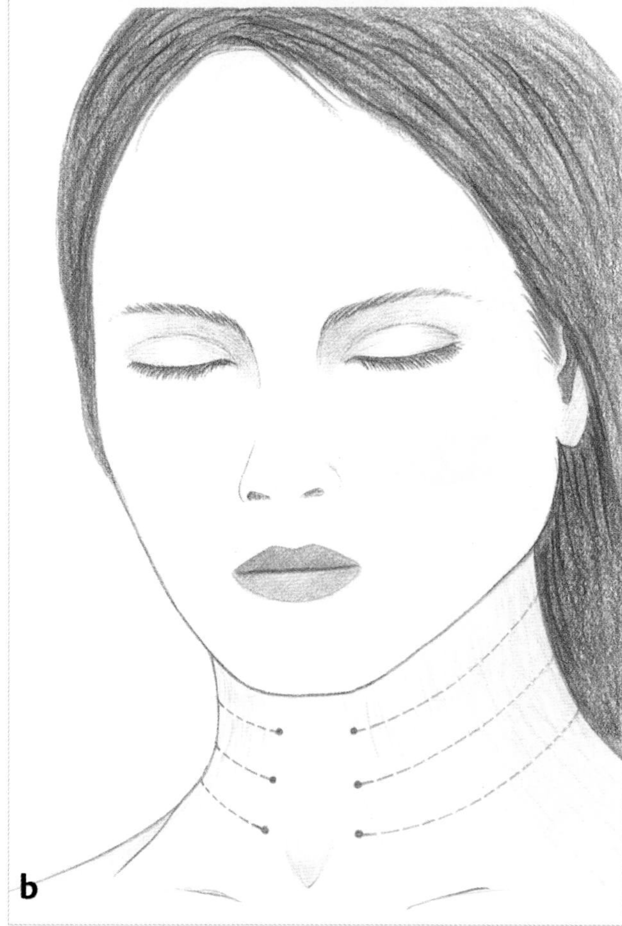

图9.16 a. 颈阔肌注射；b. 注射点位标记

9.3.13 颈阔肌横纹（项链纹）

解剖

颈阔肌横纹通常与肥胖颈部的反复屈曲有关，通常不能通过注射BoNT-A缓解或去除颈阔肌横纹。然而，其中一些皱纹可能是由SMAS在颈部皮肤的附着引起的，这可以作为BoNT-A治疗的合适靶点。

注射技术

注射技术与治疗颈阔肌竖纹相似，但注射通常是沿着条纹在深层皮内平面进行的，使用间断方法进行注射。共注射10～15U的剂量。

随访

如果注意到颈阔肌横纹矫正不充分，可以在首次注射后至少7天再次注射，此时初始BoNT-A注射应已达到预期效果。然而，如果BoNT-A治疗未能使皱纹减弱，可能表明这些皱纹不是SMAS在颈部皮肤附着的结果。

并发症与潜在风险

在治疗颈阔肌竖纹部分描述的并发症也适用于颈阔肌横纹。

9.4 结论

在过去的10年中，因为具有显著的安全性、可靠性和患者满意度，BoNT用于减少面部功能亢进的皱纹成为一种常见的非手术面部年轻化方案。目前面部年轻化的趋势是减少治疗剂量，以调节面部表情肌肉的活动，而不是彻底麻痹它们。辅助方案的使用也越来越多，包括与BoNT治疗联合应用的容量扩增和皮肤重建。毫无疑问，未来的面部美容医学和外科学将提供出新的BoNT治疗配方，以及新的微创方法将为临床医生提供治疗方案。然而，BoNT的安全有效应用始终依赖于对面颈部肌肉和血管解剖的透彻了解，以及对求美者进行详细的预期管理。

9.5　要点回顾

- 肉毒毒素是一种安全有效的暂时性治疗面部功能亢进皱纹的方法。
- Onabotulinumtoxina A（Botox, Allergan plc, Irvine, CA）已被FDA批准用于治疗中度至重度眉间纹、中度至重度鱼尾纹，以及与额肌活动相关的中度至重度抬头纹。
- Abobotulinumtoxin A（Dysport;Ipsen biopharmaceinc, Basking Ridge, NJ）和Incobotulinumtoxin A（Xeomin; Merz Pharmaceuticals, Greensboro, NC）目前仅被批准用于中度至重度眉间纹的临时治疗方案中。

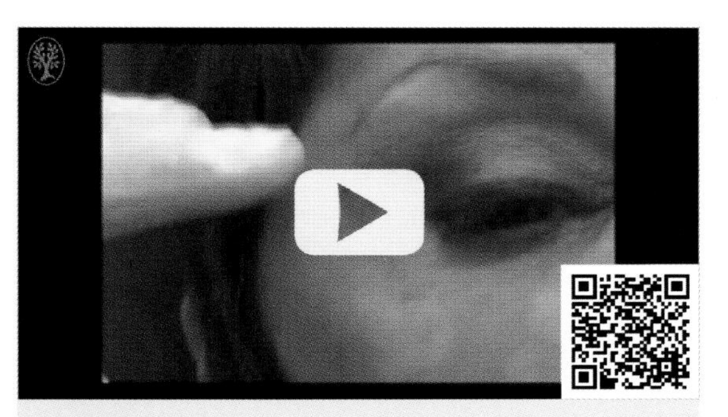

视频9.1　鱼尾纹治疗。要求患者斜视，以便能看到最大的皱纹形成区域。然后沿眶缘距外眦角至少1cm注射3个点位（2.5U：0.1mL）。[0:58]

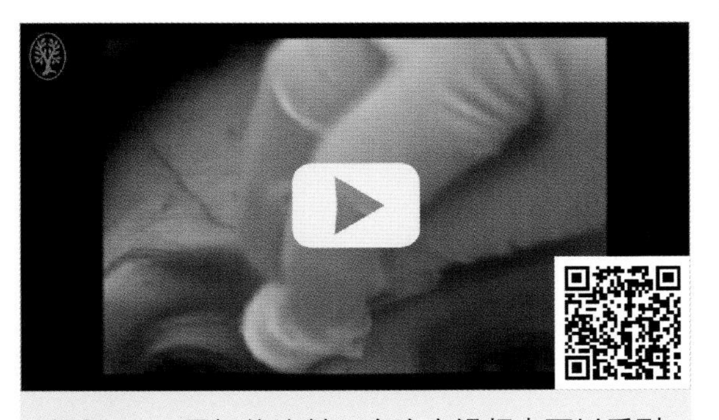

视频9.2　眉间纹注射。在这个视频中可以看到一个划定的“Blitzer”安全三角区。如果把一个点放在两侧眉毛内侧的中间，然后另一个点在上眶缘上方1cm、双侧的中乳突线处，可以标记出一个三角形。在这个三角形内可以安全地进行注射。留下一点外侧额肌可以保证做一些模仿动作和表情。在这个视频中可以看到在三角区内注射皱眉肌以消除眉间纹。在5个点位均注射2.5U：0.1mL剂量。[0:52]

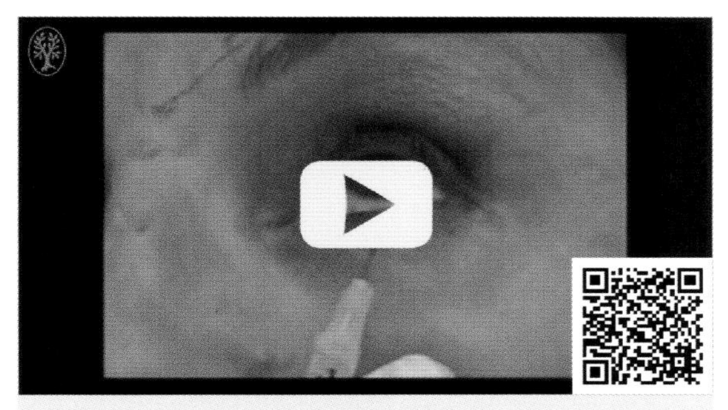

视频9.3　下睑注射。沿着睑板进行皮下注射。不应该在瞳孔中线的内侧注射，以防止削弱下睑的抽吸作用而产生溢泪。这些注射将减少下睑线，使眼睑开口更圆。沿下睑在两个点位注射1.0U：0.05mL剂量。[0:32]

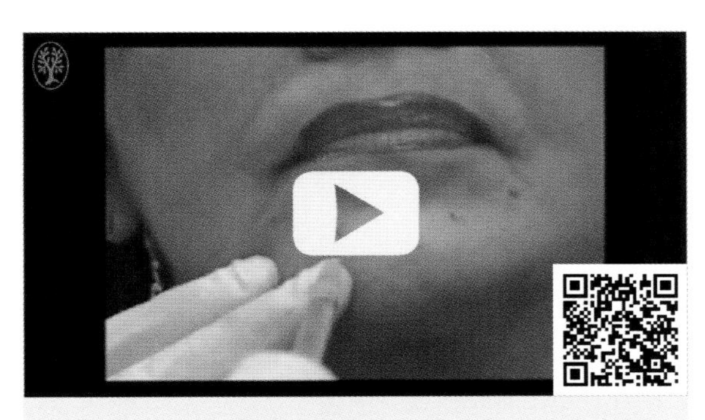

视频9.4　颏肌注射。这些注射治疗颏部“橘皮样”皮肤变化。每侧颏肌注射2.5～5U：0.1mL剂量，注射部位不得高于下颌骨下缘至下唇上缘的中点。超过这条线可能会削弱口轮匝肌的功能，并可能产生流涎或构音障碍。[0:52]

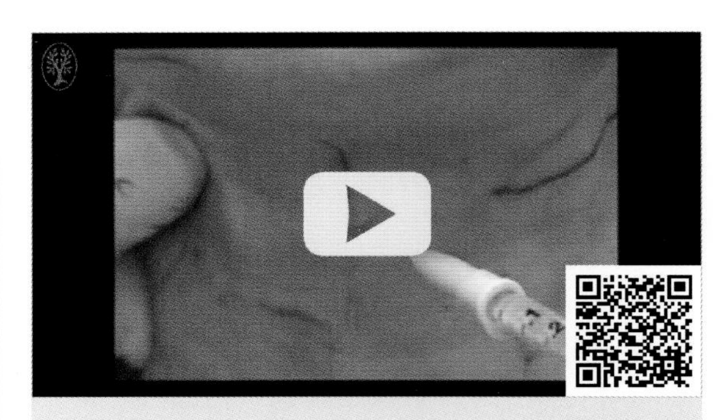

视频9.5 颈阔肌注射。标记出颈阔肌的前缘和后缘。间隔约2cm标记梯形的水平线。用肌电针将标记线连在一起，观察到良好的肌肉肌电活动，每次退针时注射2.5U：0.1mL的剂量。对于重度颈阔肌皱纹，可以用手指捏住皱纹，并注射肉毒毒素。[2:14]

参考文献

[1] Carruthers JA, Lowe NJ, Menter MA, et al. BOTOX Glabellar Lines I Study Group. A multicenter, double-blind, randomized, placebo-controlled study of the efficacy and safety of botulinum toxin type A in the treatment of glabellar lines. J Am Acad Dermatol.; 46(6):840–849.

[2] Lowe NJ, Lask G, Yamauchi P, Moore D. Bilateral, doubleblind, randomized comparison of 3 doses of botulinum toxin type A and placebo in patients with crow's feet. J Am Acad Dermatol.; 47(6):834–840.

[3] American Society for Aesthetic Plastic Surgery. Cosmetic surgery national data bank: 2017 statistics. Available at: www.surgery.org/ media/statistics. Accessed July 10, 2019.

[4] Carruthers JDA, Glogau RG, Blitzer A, Facial Aesthetics Consensus Group Faculty. Advances in facial rejuvenation: botulinum toxin type a, hyaluronic acid dermal fillers, and combination therapies-consensus recommendations. Plast Reconstr Surg.; 121(5) Suppl:5S–30S, quiz 31S–36S.

[5] Sattler G. Current and future botulinum neurotoxin type A preparations in aesthetics: a literature review. J Drugs Dermatol.; 9(9):1065–1071.

[6] Kane M, Donofrio L, Ascher B, et al. Expanding the use of neurotoxins in facial aesthetics: a consensus panel's assessment and recommendations. J Drugs Dermatol.; 9(1) Suppl:s7–s22, quiz s23–s25.

[7] Ascher B, Talarico S, Cassuto D, et al. International consensus recommendations on the aesthetic usage of botulinum toxin type A (Speywood Unit)–Part II: wrinkles on the middle and lower face, neck and chest. J Eur Acad Dermatol Venereol.; 24(11):1285–1295.

[8] Carruthers A, Carruthers J, Lei X, Pogoda JM, Eadie N, Brin MF. OnabotulinumtoxinA treatment of mild glabellar lines in repose. Dermatol Surg.; 36 Suppl 4:2168–2171.

[9] Lee SH, Min HJ, Kim YW, Cheon YW. The efficacy and safety of early postoperative botulinum toxin A injection for facial scars. Aesthetic Plast Surg.; 42(2):530–537.

[10] Wynn R, Bentsianov BL, Blitzer A. Botulinum toxin injection for the lower face and neck. Oper Tech Otol Head Neck Surg.; 15:139–142.

[11] Baumann L, Martin LK. Myobloc for facial wrinkles. Oper Tech Otol Head Neck Surg.; 15:143–146.

[12] Cliff SH, Judodihardjo H, Eltringham E. Different formulations of botulinum toxin type A have different migration characteristics: a double-blind, randomized study. J Cosmet Dermatol.; 7(1):50–54.

[13] Cheng CM. Cosmetic use of botulinum toxin type A in the elderly. Clin Interv Aging.; 2(1):81–83.

[14] Li Y, Dong W, Wang M, Xu N. Investigation of the efficacy and safety of topical vibration anesthesia to reduce pain from cosmetic botulinum toxin a injections in Chinese patients: a multicenter, randomized, self-controlled study. Dermatol Surg.

[15] Borodic G. Immunologic resistance after repeated botulinum toxin type a injections for facial rhytides. Ophthal Plast Reconstr Surg.; 22(3):239–240.

[16] Lowe NJ. Cosmetic therapy: glabellar and forehead area. Oper Tech Otol Head Neck Surg.; 15:128–133.

[17] Carruthers J, Carruthers A. Aesthetic uses of botulinum toxin A in the periocular region and mid and lower face. Oper Tech Otol Head Neck Surg.; 15(2):134–138.

[18] Polo M. Botulinum toxin type A in the treatment of excessive gingival display. Am J Orthod Dentofacial Orthop.; 127(2):214–218, quiz 261.

第10章
肉毒毒素治疗上、下食管痉挛

Nwanmegha Young and Brian E. Benson

摘要

食管上括约肌和食管下括约肌在调节液体和固体的通过中起关键作用。括约肌内肌肉功能亢进可导致功能障碍，临床表现为吞咽困难。向这些肌肉内注射肉毒毒素可以降低功能亢进，缓解吞咽困难。对于食管上括约肌，可以通过经皮或内镜下注射。对于食管下括约肌，可以通过内镜下注射。研究表明，这些注射是安全的，很少发生并发症。

关键词：失弛缓症、吞咽困难、食管上括约肌、环咽肌、食管下括约肌、贲门痉挛

10.1　简介

吞咽困难，或吞咽能力受损，是一种常见障碍，可对患者生活质量和健康产生不良影响。尽管超过20%的成年人每个月会经历数次吞咽困难[1]，但对总体健康和生活质量的影响方面，可以是轻微的吞咽困难，也可以是危及生命的严重吞咽困难。吞咽困难可由参与促进吞咽机制的复杂神经–肌肉相互作用的任何环节的功能障碍引起。吞咽困难有3种功能分类——口腔型、口咽型、食管型，但对肉毒毒素（BoNT）注射反应良好的只有2种类型：口咽型（指食物团从口咽进入食管困难）和食管型（指食物团在食管内的通过障碍）[2]。任何与吞咽相关肌肉的功能亢进都是吞咽困难的常见原因，但在大多数中度或重度吞咽困难的病例中，都有多种显著的肌力、协调性和感觉方面的缺陷。对于孤立性的吞咽功能亢进，环咽肌（CP）松弛失用是口咽型吞咽困难的最常见原因，而食管性吞咽困难与下括约肌高张力性相关[3–4]。

这些疾病的治疗取决于吞咽障碍的病因（卒中、神经退行性疾病、先天性疾病、高位迷走神经病变、喉切除术等），可能包括手术、药物治疗或吞咽治疗，或这些方法联合应用。当吞咽障碍的主要原因为肌肉功能亢进时，使用BoNT进行化学神经阻断术是一种合理的治疗选择。这一章回顾了可能影响咽–食管期吞咽功能的解剖、生理及功能亢进型吞咽障碍的管理。

10.2　解剖学和生理学机制

食管是一个肌肉导管，连接咽和胃。食管全长18～26cm，在结构上分为3个区域：颈部、胸部和腹部。上段或颈段由横纹肌组成，而下段或腹部由平滑肌组成。胸部是由2种肌肉类型组成的混合过渡区。食管上括约肌（UES）和食管下括约肌（LES）与食管一起负责营养物质的顺行运输和防止胃内容物的逆行运输。这些区域的高张力性降低或松弛缺失，均会导致吞咽困难。

10.2.1　食管上括约肌的解剖学和生理学机制

在食管的每一端，都有高张力区[5–6]。UES是位于下咽与食管交界处、2～4cm长的高张力区（▸ 图10.1，▸ 图10.2）。UES最突出的组成部分是CP，构成UES的下1/3部分。UES的上2/3部分包括下咽缩肌的下部。CP的纤维起源走行至环状软骨的背

外侧，构成UES的前部。虽然CP的神经支配仍存在争议，但最重要的是迷走神经、舌咽神经以及交感神经纤维[7-9]。CP的神经支配在同侧，因此，CP的两侧肌肉独立发挥作用。乙酰胆碱是主要的神经递质，因此使UES成为高张力情况下BoNT治疗的一个有吸引力的靶点。在颈部肌肉中CP是独特的，因为它在呼吸和说话时保持较高的腔内压力，只有在吞咽时才会保持放松。

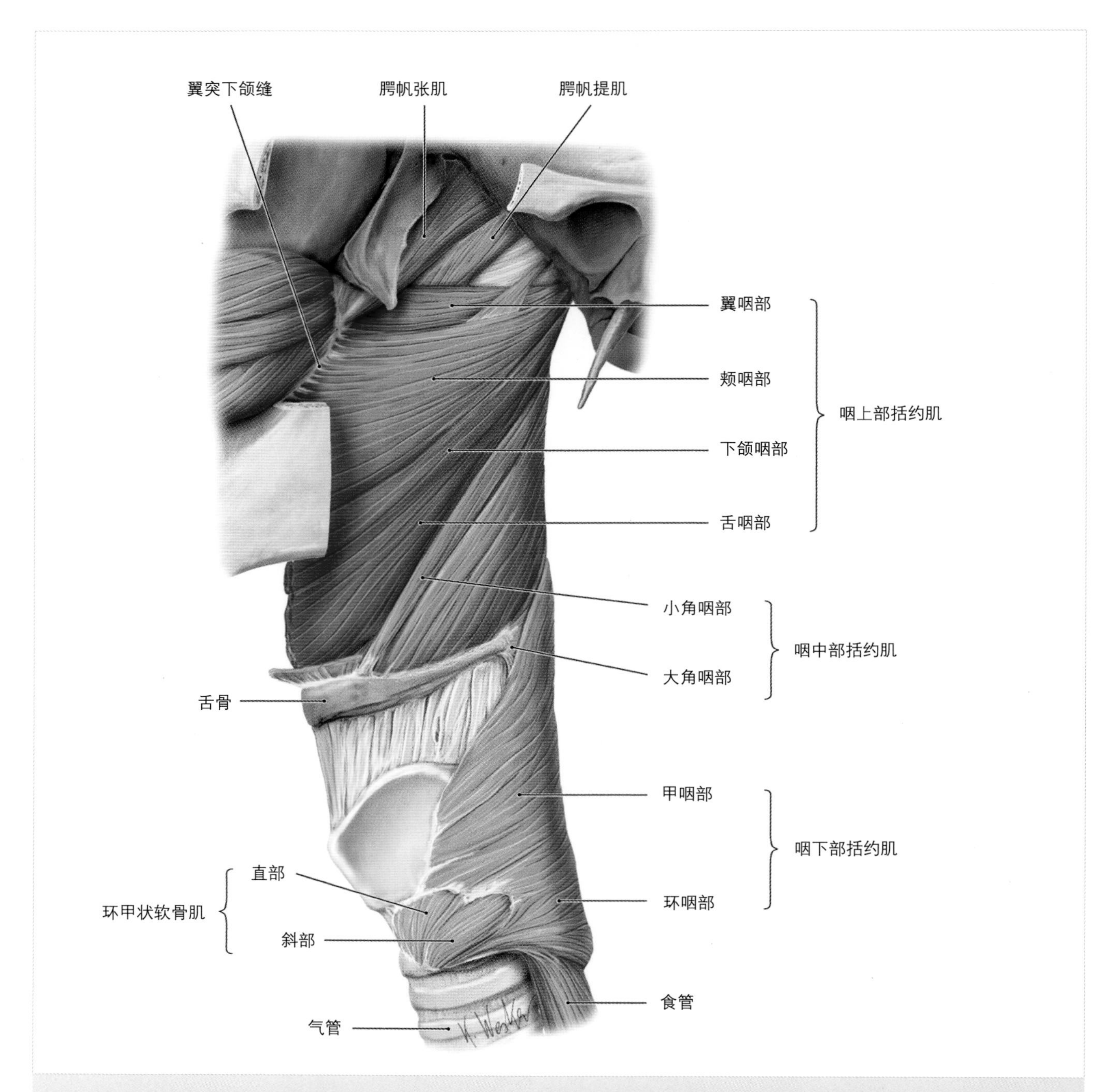

图10.1　食管上括约肌（From Schuenke M, Schulte E, Schumacher U. THIEME Atlas of Anatomy: Head, Neck, and Neuroanatomy. Illustrations by Voll M and Wesker K. 2nd Ed. New York: Thieme Medical Publishers; 2016.）

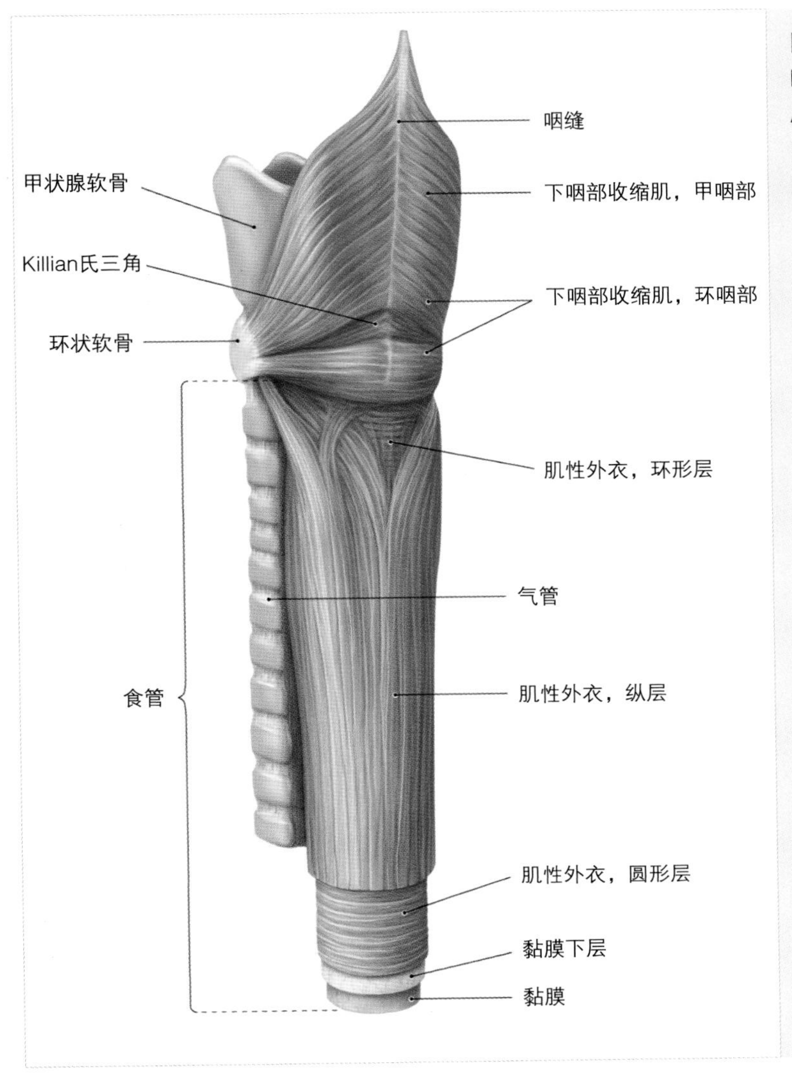

图10.2　食管壁左后斜视图（From Schuenke M, Schulte E, Schumacher U. THIEME Atlas of Anatomy: Head, Neck, and Neuroanatomy. Illustrations by Voll M and Wesker K. 2nd Ed. New York: Thieme Medical Publishers; 2016.）

10.2.2　食管下括约肌的解剖学和生理学机制

食管下括约肌，又称胃食管括约肌、贲门括约肌或食管括约肌，位于食管和胃的交界处。它有内在（食管）和外在（膈肌）成分（▶图10.3）。

食管下段痉挛或贲门失弛缓症，是一种原发性食管动力障碍，其特征是高张力性LES不能松弛，同时食管蠕动消失。这些异常在胃食管结合部引起功能性梗阻，导致吞咽困难、反流和体重减轻。LES的压力和舒张受兴奋性（如乙酰胆碱、P物质）和抑制性神经递质（如一氧化氮、血管活性肠肽）的调节。LES失弛缓症患者缺乏非肾上腺素能、非胆碱能、抑制性神经节细胞，导致兴奋性和抑制性神经递质失衡[3-4]。其结果是形成高张力性不松弛的食管括约肌。

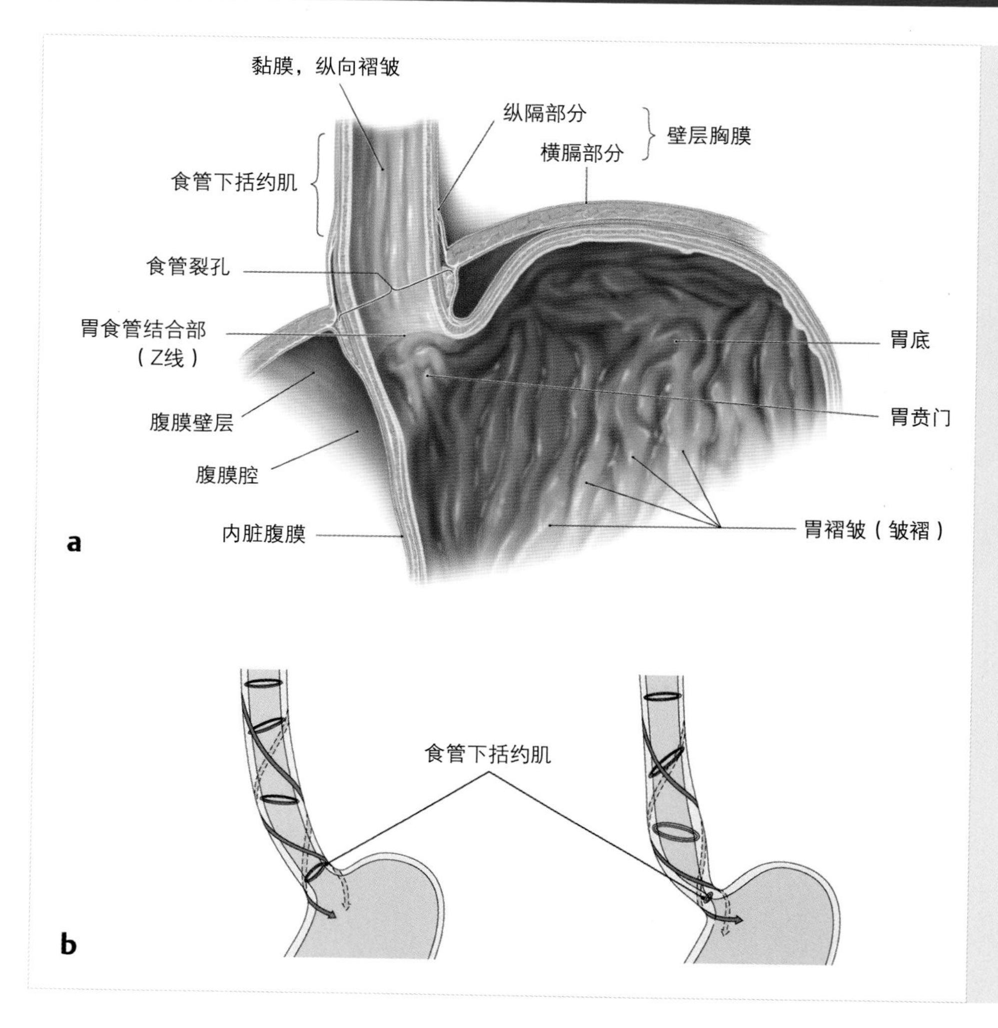

图10.3 a、b. 食管下括约肌（From Schuenke M, Schulte E, Schumacher U. THIEME Atlas of Anatomy: Head, Neck, and Neuroanatomy. Illustrations by Voll M and Wesker K. 2nd Ed. New York: Thieme Medical Publishers; 2016.）

10.3 食管上括约肌功能障碍

UES不能松弛称为环咽肌失弛缓症（Crico-pharyngeal achalasia, CA），可引起重度吞咽困难。环咽肌失弛缓症是多种神经系统疾病的特征性症状，包括颅底病变和中风。UES高张力性也与远端食管反流相关[10]，因此，对于症状较轻的患者，质子泵抑制剂治疗可能有效。CA的临床症状包括咽部异物感和吞咽困难。对于新生儿，食管影像学检查可以确诊CA。然而，对于成年人的诊断最好辅助于测压或肌电图（EMG）。如果这些检查方法的结果不明确或阴性，也并不能排除CA的可能性。

CA可以通过多种方法进行治疗，包括机械扩张、BoNT注射和CP切开术。CA的根治性治疗仍然是CP切开术，可以通过内镜或开放的切口经颈入路[11]。在非对照研究中，全身麻醉下经皮或内镜向CP肌内注射BoNT，可使70%~100%的患者获得满意效果[12]。注射的效果可持续4个月至1年。因此，对于CA患者来说，BoNT注射不仅是一种有效的非手术替代治疗方案，也可以作为一种手术指征的筛选，确定哪些患者可以行肌切开术。比如CP纤维化患者，BoNT治疗对他们无效，但可以采取扩张术或肌切开术方法治疗。Ahsan等报道了5例CA合并重度吞咽困难的患者，在治疗前，所有患者都依赖于营养管[13]。BoNT注射后，所有患者吞咽功能均有改善，5例患者中有4例患者取下营养管。Murry等在包含13例患者的系列研究中表明[14]，在诊室注射BoNT提高了吞咽的安全性，并减少了非经口进食的需求。在喉切除患者中，Lightbody等表明向咽–食管段注射BoNT是治疗吞咽困难、发音困难和气管、食管假瓣泄漏的有效方法[15]。

替代治疗：全身麻醉下大口径球囊扩张术[16]和经鼻非镇静球囊扩张术[17]均是有效和安全的，可作为BoNT禁忌患者的替代疗法。UES非镇静球囊扩张的优点是不存在气道损伤和肉毒毒素扩散的风险。在大多数患者中，大口径球囊扩张术的效果持续期与BoNT大致相同。

10.4　食管下括约肌功能障碍

食管下括约肌（LES）痉挛，又称为贲门失弛缓症、食管失弛缓症和贲门痉挛，是一种原发性食管动力障碍，以高张力性LES不能松弛和食管蠕动消失为表现特征。这些异常在胃食管结合部引起功能性梗阻，导致吞咽困难、反流、体重减轻，偶有胸痛。这些症状也可能与肿瘤和感染（Chagas病）相似。贲门失弛缓症的治疗方法包括药物治疗、球囊扩张术和肌切开术。钙通道阻滞剂和硝酸酯类药物应用有短期疗效，但它们的使用有明显的副作用，包括头痛、头晕、低血压和外周水肿[18]。虽然接受肌切开术或球囊扩张术患者的效果持续期优于接受BoNT注射的患者，但对于不适合手术或希望避免手术风险的患者，括约肌内注射BoNT已被证明是一种极其安全有效的治疗方法[19]。

10.5　诊断

对吞咽困难的评估需要患者的详细病史和体格检查，通常包括口咽、喉内、下咽部、食管和胃的纤维镜检查。其他检查如下：

- 放射性检查：
  - 改良吞钡检查。
  - 钡食管X线检查。
- 功能性评估：
  - 柔性纤维镜评估吞咽（有或没有）感觉。
  - 测压法评估吞咽感觉。
- 神经性研究：
  - 肌电图检查。

10.5.1　食管上括约肌检查

CP失弛缓症的放射学特征，即“环咽带”，表示当放射不透明物质团通过UES时，CP突出进入消化道。然而，如果患者病史和体格检查结果提示UES功能亢进，没有环咽带不能排除UES功能亢进的可能（► 图10.4）。口咽纤维镜检查可以发现患侧梨状窝区的分泌物淤积。吞咽时通常可观察到电信号减少，肌电图检查可发现电活动停止较少，即使对于CP贲门失弛缓症患者也是如此。

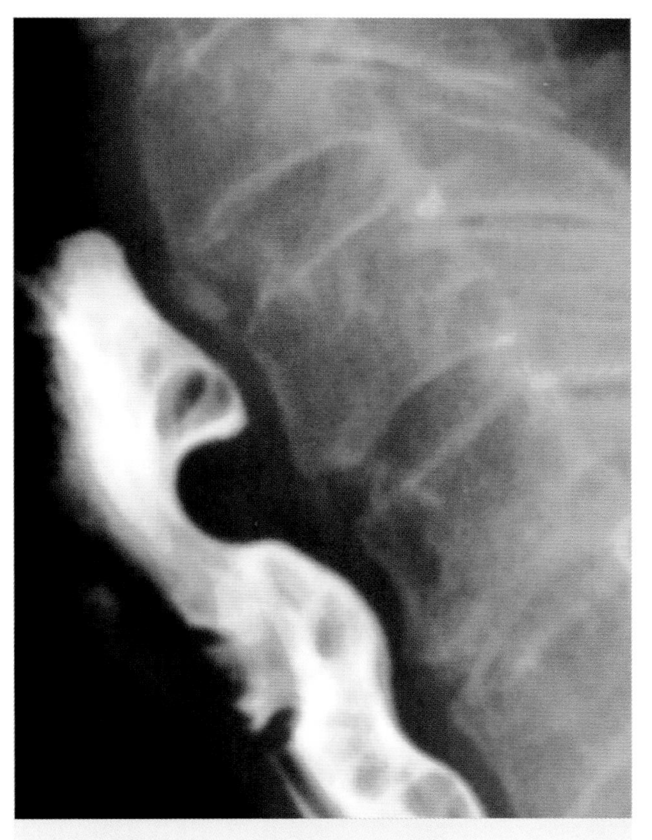

图10.4　环咽带

10.5.2 食管下括约肌检查

食管测压常显示LES静息压高，吞咽时LES不完全松弛，食管无蠕动。食管钡餐造影显示食管近端扩张。食管远端狭窄，典型描述为类似鸟喙。

10.6 食管上括约肌注射技术

10.6.1 经皮

患者取仰卧位，外科医生站在患者一侧，用一只手旋转喉部，同时用对侧手将涂有聚四氟乙烯的肌电针经皮刺入CP。即使是在运动机能亢进的状态下，刺入CP时，通过静息放松时和吞咽时的肌电图显示的活动也可以确认。有效注射剂量为每侧10～20U。

10.6.2 喉切除术后

在接受全喉切除术的患者中，环咽功能障碍或咽食管痉挛通常会导致吞咽困难和TEP功能障碍，即使在进行喉切除术时同期进行了环咽肌切开术。由于手术后和放射术后的纤维化，肌电图的诊断和治疗作用非常有限。在利用荧光引导时，研究者开发了吻合口上区大剂量（50～100U）注射技术。注意回抽，以避免注入血管内或腔内。注射前的检查必须包括咽食管狭窄或肿瘤复发的评估。

10.6.3 内镜

在全身麻醉下，将硬内镜置于环状软骨后区并悬吊。虽然喉镜或食管镜有时也能提供足够的显示，但双瓣下咽镜具有足够的长度以暴露UES，效果最佳。由于随着镜的定位，环状软骨被推向前方，因此在环咽入口处，环咽肌呈现出大新月形。这与为修复Zenker憩室时放置喉镜的方法相似。使用钝头探针来触诊水平方向的肌肉，以确认暴露了正确的区域。如果内镜放置得不够深，可能会无意中注射到下方的括约肌，而不是CP，这将导致患者吞咽困难的恶化。一旦环咽肌确认后，可在直视下注射。可以使用喉部注射针，也可以使用切去翅膀的蝴蝶针来注射肉毒毒素。一般情况下，在5点钟和7点钟方向肌肉后部的每一侧都有1～2个区可以注射BoNT。不应注射肌肉的前部，因为这可能会导致环杓后肌麻痹而引起喘鸣。不同研究者的注射剂量差异很大，为5～100U，常规剂量为15～40U。

在全身麻醉下进行注射的一个优势是有机会额外进行硬质颈部食管镜检查，以排除除CA以外的吞咽困难的原因。一些医生也会在注射BoNT之前进行CP的球囊扩张。

10.6.4 并发症和潜在风险

对于经皮入路，并非所有患者都能达到注射所需的适当喉旋转。这项技术有一定的难度，特别是对于可能有颈部强直、脊柱后凸和/或喉低平的老年患者。肉毒毒素扩散至环杓后肌可引起双侧声带轻度麻痹。如果严重到一定程度，可能需要行临时气管切开术。肉毒毒素扩散到咽缩肌会加重吞咽困难症状，因此可能需要临时的喂食管。因此，我们建议小剂量注射，经皮穿刺时分左、右注射，以及采用低阈值以提供可替代的治疗模式。对于食管造影或测压结果显示逆行蠕动波的患者，也应给予特殊护理。因为如果CP减弱，可能会出现反流和反刍增加现象。

10.7 食管下括约肌注射技术

10.7.1 内镜

食管下括约肌注射技术可在门诊条件下使用硬质或软质食管镜进行。LES的位置可通过Z线和典型的贲门区狭窄段的可视化来确定。然后将20U的BoNT注入4个象限（总共80U）内。注射后不需要放射成像。患者可在术后2小时开始进食。

10.7.2　并发症和潜在风险

严重并发症的发生率极低。20%的患者术后可能出现胸部不适，10%的患者可能出现胃食管反流[20]。

10.8　随访

如果症状复发，可再次进行注射。

10.9　结论

肉毒毒素注射下咽和食管的各功能亢进肌肉群是一种安全、有效的暂时缓解相关吞咽困难症状的方法。如果BoNT治疗被证明有效，那么可以每4个月重复注射一次，或根据需要注射。BoNT也可以作为一种手术指征的筛选，确定哪些患者可以行肌切开术。

10.10　要点回顾

- 环咽肌是食管上括约肌的最重要组成部分，也是肉毒毒素治疗的靶点。
- 环咽肌可通过内镜或经皮注射。
- 必须注意不要让肉毒毒素扩散到环杓后肌。
- 内镜下在4个象限内注射食管下括约肌。
- 并发症的发生率极低。

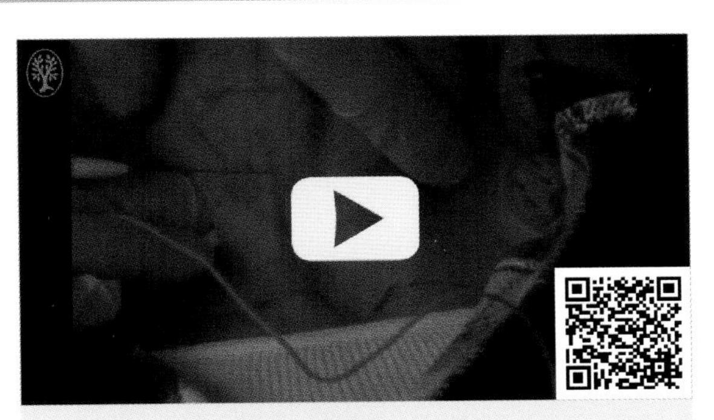

视频10.1　环咽肌。注射是在双侧环咽肌内进行的。剂量为2.5U：0.1mL，分别在咽部两侧的2个部位进行注射。注射应在环状软骨底部以下1cm处进行。进针至听到电生理活动，如果注射环咽肌，电生理活动应在吞咽时减弱。[2:03]

参考文献

[1] Wilkins T, Gillies RA, Thomas AM, Wagner PJ. The prevalence of dysphagia in primary care patients: a HamesNet Research Network study. J Am Board Fam Med.; 20(2):144–150.

[2] Spieker MR. Evaluating dysphagia. Am Fam Physician.; 61(12):3639–3648.

[3] Annese V, Bassotti G. Non-surgical treatment of esophageal achalasia.World J Gastroenterol.; 12(36):5763–5766.

[4] D' Onofrio V, Miletto P, Leandro G, Iaquinto G. Long-term follow- up of achalasia patients treated with botulinum toxin. Dig Liver Dis.; 34(2):105–110.

[5] Pandolfino JE, Fox MR, Bredenoord AJ, Kahrilas PJ. High-resolution manometry in clinical practice: utilizing pressure topography to classify oesophageal motility abnormalities. Neurogastroenterol Motil.; 21(8):796–806– Review.

[6] Kahrilas PJ, Ghosh SK, Pandolfino JE. Esophageal motility disorders in terms of pressure topography: the Chicago Classification. J Clin Gastroenterol.; 42(5):627–635.

[7] Mu L, Sanders I. The innervation of the human upper esophageal sphincter. Dysphagia.; 11(4):234–238.

[8] Mu L, Sanders I. Neuromuscular organization of the human upper esophageal sphincter. Ann Otol Rhinol Laryngol.; 107(5, Pt 1):370–377.

[9] Sasaki CT, Kim YH, Sims HS, Czibulka A. Motor innervation of the human cricopharyngeus muscle. Ann Otol Rhinol Laryngol.; 108(12):1132–1139.

[10] Tokashiki R, Funato N, Suzuki M. Globus sensation and increased upper esophageal sphincter pressure with distal esophageal acid perfusion. Eur Arch Otorhinolaryngol.; 267(5):737–741.

[11] Pitman M, Weissbrod P. Endoscopic CO2 laser cricopharyngeal myotomy. Laryngoscope.; 119(1):45–53.

[12] Blitzer A, Brin MF. Use of botulinum toxin for diagnosis and management of cricopharyngeal achalasia. Otolaryngol Head Neck Surg.; 116(3):328–330.

[13] Ahsan SF, Meleca RJ, Dworkin JP. Botulinum toxin injection of the cricopharyngeus muscle for the treatment of dysphagia. Otolaryngol Head Neck Surg.; 122(5):691–695.

[14] Murry T, Wasserman T, Carrau RL, Castillo B. Injection of botulinum toxin A for the treatment of dysfunction of the

upper esophageal sphincter. Am J Otolaryngol.; 26(3):157–162.

[15] Lightbody KA, Wilkie MD, Kinshuck AJ, et al. Injection of botulinum toxin for the treatment of post-laryngectomy pharyngoesophageal spasm-related disorders. Ann R Coll Surg Engl.; 97(7):508–512.

[16] Clary MS, Daniero JJ, Keith SW, Boon MS, Spiegel JR. Efficacy of large-diameter dilatation in cricopharyngeal dysfunction. Laryngoscope.; 121(12):2521–2525.

[17] Rees CJ, Fordham T, Belafsky PC. Transnasal balloon dilation of the esophagus. Arch Otolaryngol Head Neck Surg.; 135(8):781–783.

[18] Moawad FJ, Wong RKh. Modern management of achalasia. Curr Opin Gastroenterol.; 26(4):384–388.

[19] Wang L, Li YM, Li L. Meta-analysis of randomized and controlled treatment trials for achalasia. Dig Dis Sci.; 54(11):2303–2311.

[20] Walzer N, Hirano I. Achalasia. Gastroenterol Clin North Am.; 37(4):807–825, viii.

第11章
肉毒毒素治疗腭肌阵挛

Ajay E. Chitkara, Catherine F. Sinclair, and Daniel Novakovic

摘要

腭肌阵挛（Palatal myoclonus, PM）是一种影响软腭肌的运动障碍。可分为原发性腭震颤和症状性腭震颤。PM可表现为咔嗒声耳鸣或自觉腭部移动的症状。针对腭帆张肌和/或腭帆提肌注射肉毒毒素可协助控制症状。

关键词：腭肌阵挛、腭震颤、肉毒毒素、运动障碍、软腭、腭帆张肌、腭帆提肌

11.1　简介

腭肌阵挛（PM）是一种以软腭不自主节律性肌肉收缩为特征的运动障碍。1990年第1届国际运动障碍大会将其归类为腭震颤（Palatal tremor, PT），这两个词在文献中经常相互替换使用[1]。PT又分为症状性腭震颤（Symptomatic palatal tremor, SPT）和特发性腭震颤（Essential palatal tremor, EPT）。SPT通常累及头颈部和面部。SPT的症状很少出现在腭部（8%的病例），很少需要治疗。相比之下，EPT通常有症状，会产生继发于腭部不自主收缩的有症状的耳部咔嗒声耳鸣。其他人也能听到这种咔嗒声。其他症状包括听不到的但有意识的腭运动和鼻音[2]。SPT和EPT之间累及的终末器官不同被认为是导致症状差异的原因：SPT被认为累及腭帆提肌（LVP，颅神经Ⅸ和Ⅹ），而EPT被推测累及腭帆张肌（TVP，颅神经Ⅴ）（▸图11.1，▸表11.1）。

紧张肌肉的收缩伴随着咽鼓管的快速打开，造成管内表面张力的突然下降，导致表现为可听到的啪、裂或砰的声响（▸图11.2）[3]。PT可累及一侧或双侧软腭，摆动频率为0.5～300Hz。EPT患者的典型发病年龄为25～35岁，而SPT患者的典型发病年龄为45岁，男女发病率相同[1-2,4]。尽管PT被细分为SPT和EPT，但有证据支持一系列PT疾病，因为一些患者并不能明确归入其中一个亚类型[1]。

11.2　诊断

PM的诊断依赖于患者病史和神经耳鼻喉科医生的评估。最常见的患者主诉是特征性的咔嗒声耳鸣，检查者可以听见这种声音。在原发性PT（更常表现为腭部症状）中，影像学和实验室评估通常正常。尽管缺乏诊断性发现，但通常需要进行神经系统评估来确定或排除任何相关或潜在的异常。

有症状的PT通常无任何腭部特异性症状，但可伴发头颈部其他神经运动障碍，包括喉、咽、面部，或由脑干或小脑控制的其他部位。SPT常伴有其他临床表现，包括构音障碍、眼球震颤和共济失调[1]，并常与腭外肌阵挛同步[4]。有症状的PT需要进行全面的神经系统评估。

SPT最常见的形式是继发于脑干或小脑的结构性病变，在损伤后中位10个月出现腭部症状并持续终生。肥厚性橄榄核变性常通过磁共振确诊，其在T2加权/液体衰减反转恢复和质子加权图像上表现为下橄榄或齿状橄榄束信号强度增加和扩大[5]。SPT与多种全身性代谢、免疫、感染和创伤性疾病

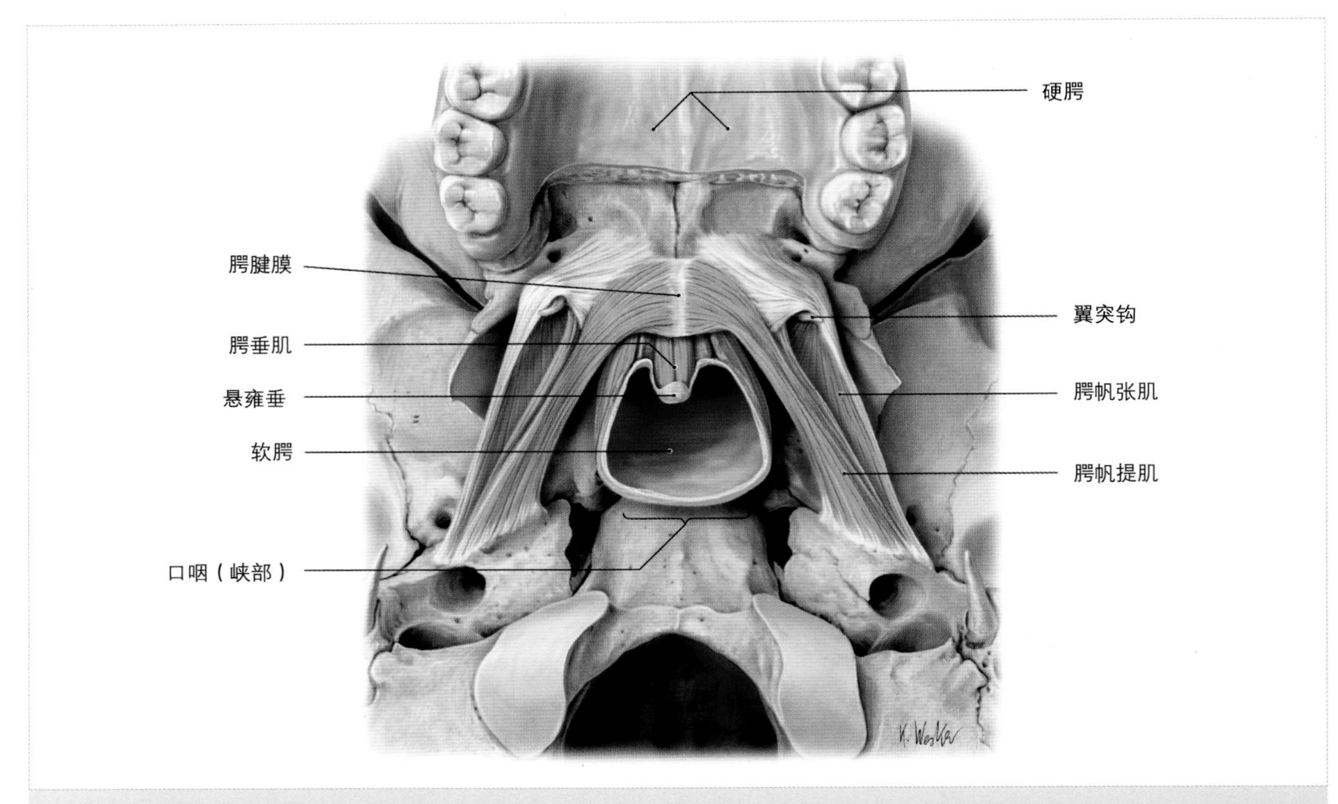

图11.1 软腭的肌肉（Schuenke M, Schulte E, Schumacher U. THIEME Atlas of Anatomy: Head, Neck, and Neuroanatomy. Illustrations by Voll M and Wesker K. 2nd Ed. New York: Thieme Medical Publishers; 2016.）

表11.1 软腭肌肉

肌肉	起点	止点	神经支配	肌肉动作
腭帆张肌	翼内侧板（舟状窝）；蝶骨脊；咽鼓管软骨	腭腱膜	内侧翼神经（经颅神经V3的耳神经节）	收紧软腭；打开咽鼓管入口（吞咽、打哈欠时）
腭帆提肌	咽鼓管软骨；颞骨岩部			将软腭抬高到水平位置
腭垂肌	悬雍垂（黏膜）	腭腱膜；鼻后棘	副神经（颅神经XI，颅部）经咽神经丛	缩短并抬高悬雍垂
腭舌肌	舌头（侧）	腭腱膜	迷走神经、颅神经X	提升舌头（至后部位置）；将软腭拉至舌头上方
腭咽肌				收紧软腭；吞咽时向上、前和内侧拉咽壁

Source: Adapted with permission from Gilroy AM, MacPherson BR, Ross LM. Atlas of Anatomy. New York, NY: Thieme; 2008:545.

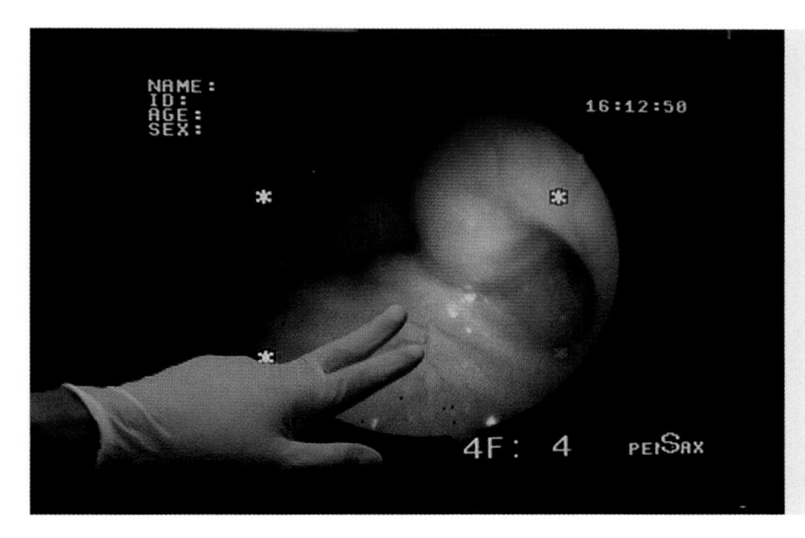

图11.2　咽鼓管口

相关。SPT的病因包括以下几点：

- 遗传性综合征。
- 脑白质病变。
- 神经退行性疾病。
- 血管性：出血性或缺血性脑损伤。
- 创伤。
- 病毒性脑炎。
- 疟疾。
- 多发性硬化症。
- 脑膜黄瘤病。
- Behçet病。
- Krabbe病。
- 脑白质硬化症。
- 免疫因素。
- 脑干肿瘤或外科手术。
- 药物诱导。

EPT的潜在病因是多种多样的，有理论支持存在产生异常运动的中枢机制。也有40%的报道认为是局部机械性和炎症性的原因导致的病毒性上呼吸道感染后出现肌阵挛症状[2]。一些患者会主动诱发该症状，并且有一部分病例是心因性的[1,6]。

11.3　注射技术

使用肉毒毒素（BoNT）治疗PM已被证明是一种并发症最少的有效治疗方法。化学去神经注射针对TVP的外侧或LVP的内侧，取决于其主要表现的症状。不论PT的潜在亚分类如何，要针对主要症状进行治疗。因此，当治疗的目标是纠正弹响性耳鸣时，治疗应首先针对张肌进行。相反，当治疗的目标是腭部运动的主要症状时，治疗应首先针对提肌[2]。在美国，Onabotulinumtoxin A是使用最广泛的BoNT-A制剂。典型的治疗方案包括每侧软腭的1个或2个注射部位，每个注射部位使用2.5U剂量，每侧初始剂量为2.5～5U。据报道，BoNT-A的剂量范围为每侧2.5～15U[7-10]。这些注射最好在肌电图引导下使用27G单极注射针进行，以精确定位目标肌肉。BoNT被稀释到2.5U：0.1mL生理盐水（4mL生理盐水/100U/瓶Onabotulinumtoxin A），对每个靶肌肉注射的起始剂量为2.5～5U。如果需要更高剂量，则稀释到5U：0.1mL生理盐水，以最大限度地减少向周围局部肌肉组织的过度扩散。注射通常在门诊进行，患者坐在治疗椅上，表面麻醉应用于咽喉部。在直接经口显视下，注射针被放置在硬腭后缘3～5mm处。在悬雍垂的两侧进行内侧注射进入

LVP。针对LVP进行侧向钩突的注射（► 图11.3，► 图11.4）。1个或2个部位可以同期治疗，但我们建议将注射分期为2周进行，以最大限度地降低并发症风险。

由于腭咽肌的后束或前束的化学去神经化，注射位置过于靠后或过于靠前均可能导致吞咽困难，对弹响耳鸣的改善有限。患者在首次注射后2～4周返回医院接受随访，此时可以评估症状的改善和不良反应。如果患者未能从首次注射中获得满意的效果，则可能需要在随访时进行再次注射。在后续随访时，应根据患者对前期注射的反应来调整剂量。在前1～3个注射周期后，大多数患者可以将随访限制在注射周期内。每次随访时，与患者一起讨论治疗结果。必要时，调整剂量，偶尔调整注射位置，以达到注射的最佳效果，并最大限度地减少注射的并发症发生率。使用上述方案，有85.7%的EPT患者有症状改善。偶尔，TVP内注射不能完全消除震颤。一些临床医生已经成功地采用经鼻内镜入路的方法注射LVP或咽鼓管[11-12]。

大多数患者需要每3～6个月重复注射1次。虽然BoNT的疗效持续期约为4个月，但一些患者在单次注射周期后症状有所缓解。据认为，其中一些患者证实了PM的心因性变异型[13-14]。可以尝试PM的药物治疗，尽管作为单独治疗的方案很少成功。在接受全身性药物治疗的患者中，BoNT注射可为PM提供补充性效果。

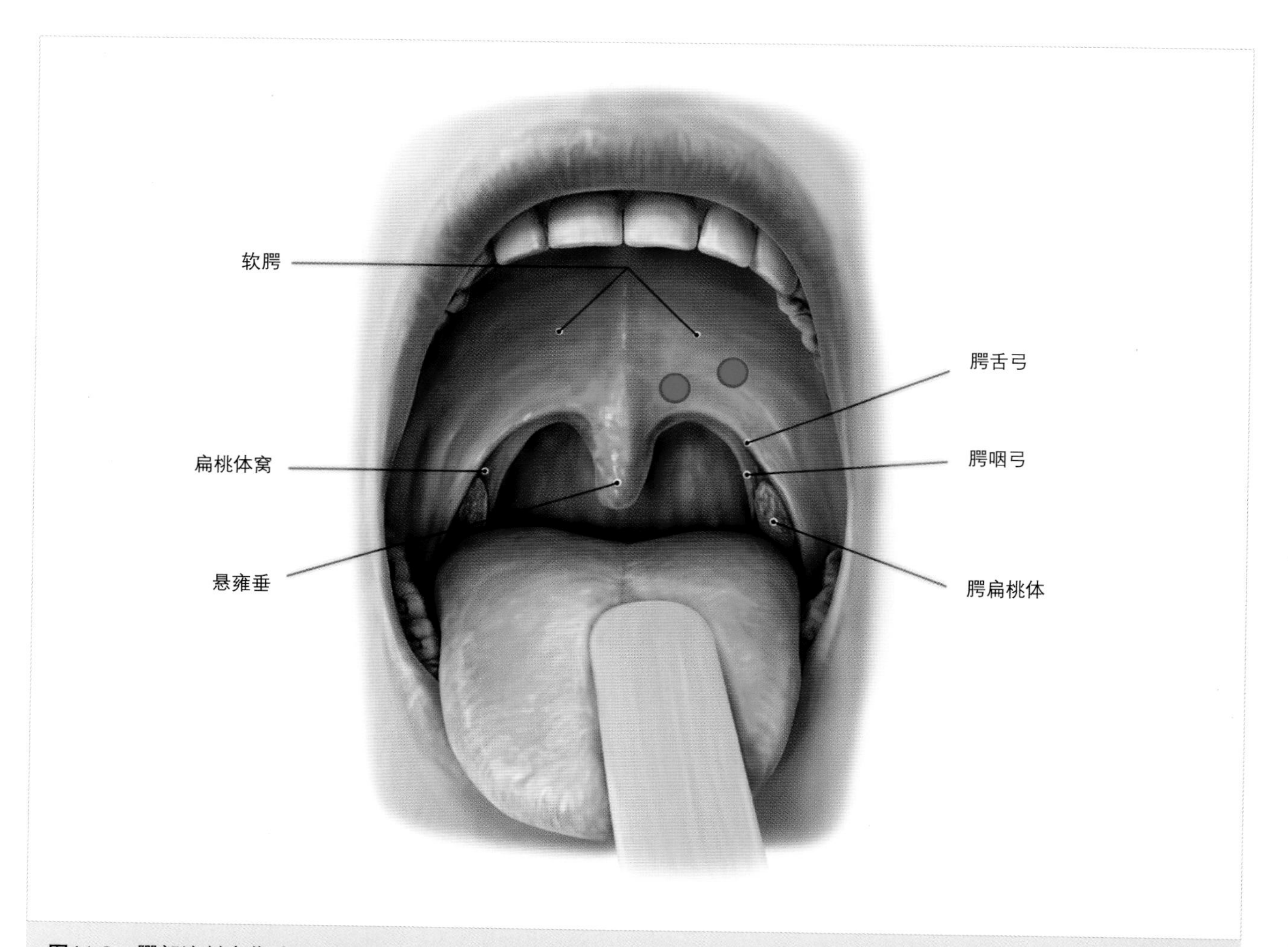

图11.3 腭部注射点位（From Schuenke M, Schulte E, Schumacher U. THIEME Atlas of Anatomy: Head, Neck, and Neuroanatomy. Illustrations by Voll M and Wesker K. 2nd Ed. New York: Thieme Medical Publishers; 2016.）

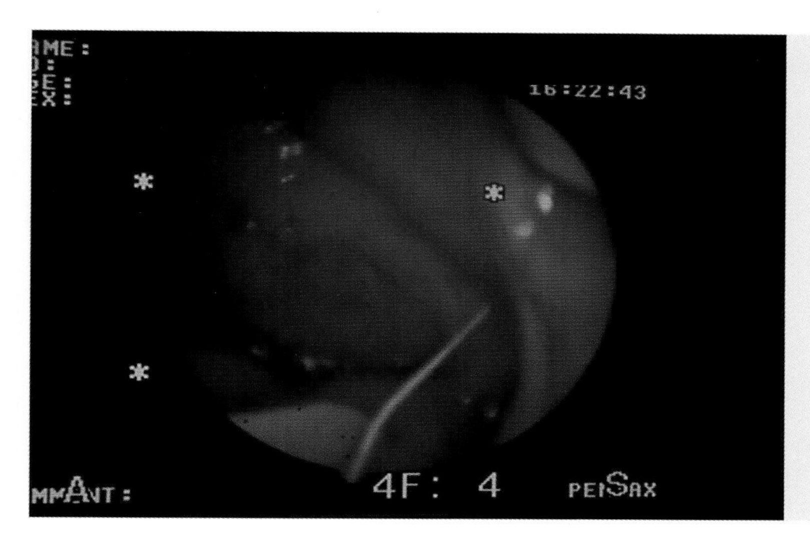

图11.4　腭部注射

11.4　并发症和潜在风险

接受BoNT治疗的患者应被充分告知使用肉毒毒素相关的风险。用于PM的典型剂量范围是相对较低的总剂量，因此引起并发症的风险极低。

大多数并发症与软腭移动涉及的局部肌肉的无意性麻痹相关。这可能表现为腭咽闭合不全，可导致吞咽困难或构音障碍。由此产生的高鼻音言语或鼻咽反流将在注射后2周达到峰值，之后逐渐消退[7,9,15]。然而，由于这些效果与注射剂量相关，因此可能在对肉毒毒素高度敏感的患者或给药剂量高于常规剂量的患者有效。

如前所述，其中一个BoNT注射的靶肌肉是TVP，其主要功能是打开咽鼓管，继而平衡中耳压力。肌张力减弱，可能导致咽鼓管功能障碍。如果这些症状严重，则可以通过放置气动平衡管进行治疗。肉毒毒素扩散或注入腭咽肌可导致咽部向上和向前抬高减弱，从而导致吞咽困难。理论上的注射部位出血或产生并发症在文献中尚未见报道。

11.5　结论

腭肌阵挛是一种影响咽部的少见的运动障碍。单纯的药物治疗很少成功。使用BoNT通过TVP或LVP局部注射可以缓解症状，风险最小，副作用相对较低。BoNT的有效使用是基于治疗医生对肉毒毒素的全面理解，以及与患者的充分交流（关于肉毒毒素治疗典型的周期性、预期效果和潜在不良效果）。

11.6　要点回顾

- 腭肌阵挛与腭震颤是同义的。
- 特发性腭震颤（EPT）表现为腭帆张肌收缩引起的伴咔嗒声耳鸣。
- 症状性腭震颤（SPT）往往累及腭帆提肌，并可引起不必要的腭运动。
- 腭外神经系统症状需要进行全面的神经系统检查。
- SPT患者头颅MRI可表现为肥厚性橄榄核变性。
- 针对任意肌肉靶点的肉毒毒素（BoNT）注射是一种有效的局部治疗方法。
- BoNT在该部位的不良反应可能包括腭咽闭合不全、吞咽困难和咽鼓管功能障碍。

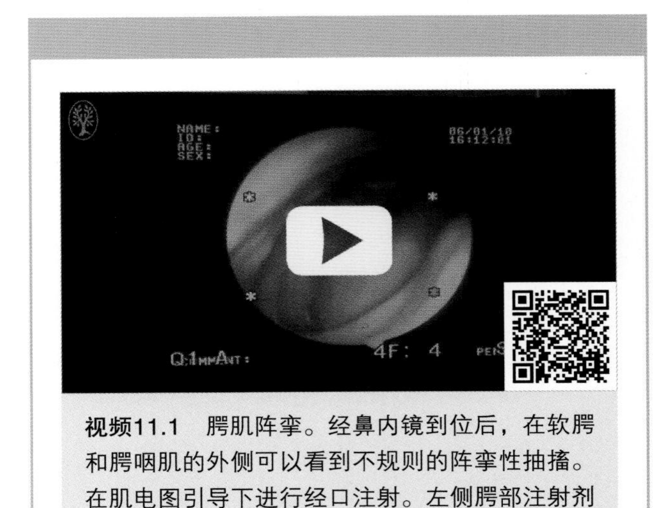

视频11.1 腭肌阵挛。经鼻内镜到位后，在软腭和腭咽肌的外侧可以看到不规则的阵挛性抽搐。在肌电图引导下进行经口注射。左侧腭部注射剂量为2.5U：0.1mL。[1:50]

参考文献

[1] Zadikoff C, Lang AE, Klein C. The ‘essentials’ of essential palatal tremor: a reappraisal of the nosology. Brain.; 129(Pt 4):832–840.

[2] Sinclair CF, Gurey LE, Blitzer A. Palatal myoclonus: algorithm for management with botulinum toxin based on clinical disease characteristics. Laryngoscope.; 124(5):1164–1169.

[3] Deuschl G, Toro C, Hallett M. Symptomatic and essential palatal tremor. 2. Differences of palatal movements. Mov Disord.; 9(6):676–678.

[4] Deuschl G, Mischke G, Schenck E, Schulte-Mönting J, Lücking CH. Symptomatic and essential rhythmic palatal myoclonus. Brain.; 113(Pt 6):1645–1672.

[5] Tilikete C, Desestret V. Hypertrophic olivary degeneration and palatal or oculopalatal tremor. Front Neurol.; 8:302.

[6] Stamelou M, Saifee TA, Edwards MJ, Bhatia KP. Psychogenic palatal tremor may be underrecognized: reappraisal of a large series of cases. Mov Disord.; 27(9):1164–1168.

[7] Varney SM, Demetroulakos JL, Fletcher MH, McQueen WJ, Hamilton MK. Palatal myoclonus: treatment with Clostridium botulinum toxin injection. Otolaryngol Head Neck Surg.; 114(2):317–320.

[8] Bryce GE, Morrison MD. Botulinum toxin treatment of essential palatal myoclonus tinnitus. J Otolaryngol.; 27(4):213–216.

[9] Jero J, Salmi T. Palatal myoclonus and clicking tinnitus in a 12-year-old girl-case report. Acta Otolaryngol Suppl.; 543:61–62.

[10] Srirompotong S, Tiamkao S, Jitpimolmard S. Botulinum toxin injection for objective tinnitus from palatal myoclonus: a case report. Journal of the Medical Association of Thailand.; 85(3):392–395.

[11] Jamieson DR, Mann C, O’Reilly B, Thomas AM. Ear clicks in palatal tremor caused by activity of the levator veli palatini. Neurology.; 46(4):1168–1169.

[12] Chien HF, Sanchez TG, Sennes LU, Barbosa ER. Endonasal approach of salpingopharyngeus muscle for the treatment of ear click related to palatal tremor. Parkinsonism Relat Disord.; 13(4):254–256.

[13] Pirio Richardson S, Mari Z, Matsuhashi M, Hallett M. Psychogenic palatal tremor. Mov Disord.; 21(2):274–276.

[14] Williams DR. Psychogenic palatal tremor. Mov Disord.; 19(3):333–335.

[15] Saeed SR, Brookes GB. The use of clostridium botulinum toxin in palatal myoclonus. A preliminary report. J Laryngol Otol.; 107(3):208–210.

第12章
肉毒毒素治疗颞下颌关节紊乱综合征、咬肌肥大和美容性咬肌缩小

Michael Z. Lerner and Andrew Blitzer

摘要

颞下颌关节紊乱（Temporomandibular disorder, TMD）和相关的咀嚼肌功能亢进常导致的疼痛综合征，通常的保守治疗方法是饮食调整、按摩和应用抗炎药物。对于难治性病例，肉毒毒素注射到关键肌肉群可以缓解TMD疼痛。虽然肉毒毒素的镇痛机制尚不完全清楚，但可能与其在神经肌肉接头的直接作用缓解肌肉痉挛和对外周炎症肽释放的抑制有关。检查的重点是患者的选择，确保排除那些关节源性TMD和那些禁止使用肉毒毒素的患者。美容性咬肌缩小或治疗性咬肌萎缩可以通过肉毒毒素注射来实现。

关键词：颞下颌关节紊乱综合征、颞下颌关节功能障碍、颞下颌关节、咀嚼肌、咬肌、咬肌肥大、美容性咬肌缩小、翼状肌

12.1　简介

颞下颌关节紊乱综合征（Temporomandibular disorders, TMDs）是一种影响颞下颌关节及其周围结构的一类疾病。据估计，5%～12%的美国人患有与TMD相关的疾病[1]。相关症状通常有牵涉性耳痛、头痛、传播性颈痛、下颌活动度下降、咀嚼时疼痛和运动时捻发音[2]。与TMD相关的疼痛可能源于关节本身（关节源性），也可能继发于咀嚼肌（肌筋膜）功能亢进，从而导致慢性炎症和疼痛[3]。肌筋膜型TMD构成了大多数TMD病例，可单独出现或伴有关节紊乱综合征。病因包括继发于咬合不正的肌肉痉挛、磨牙症、过度活动、外部压力因素和精神运动性行为（如过度咀嚼）[4]。

TMD的一线药物治疗有抗炎药、肌肉松弛药和镇静剂。物理治疗，如矫形器、物理疗法、按摩、针灸等其他疗法也常被使用。其他非药物疗法有运动、饮食调整和生物反馈。手术干预包括关节穿刺、关节内类固醇注射、关节镜检查和开放性关节切开术。尽管有无数种治疗方法，但缺乏证据表明哪种治疗方法更好。此外，仍有大部分患者存在功能限制和疼痛[5]。

肉毒毒素（BoNT）注射到咀嚼肌是标准疗法难治的TMD患者的一种治疗选择。虽然BoNT的镇痛机制尚不完全清楚，但在TMD患者中，人们认为这是由于BoNT在神经肌肉接头的作用减轻了咀嚼肌痉挛，并可能减少了炎症介质（如降钙素基因相关肽、P物质和谷氨酸）释放的综合作用，从而降低了疼痛感[6–7]。

已有几项研究共同支持BoNT治疗TMD的疗效。Schwartz和Freund用BoNT-A治疗了46例TMD患者，并在2周和8周时评估患者的主观疼痛感、平均最大自主收缩、切口之间的开放和触痛[8]。除最大自主收缩外，所有患者的结果指标均有改善。据报道，最大自主收缩在2周后下降，但在8周后恢复到基线水平。在Bentsianov等的一项非盲研究

中，作者发现咬肌和颞肌注射BoNT治疗TMD症状的有效率为70%（定义为疼痛的严重程度和/或频率降低50%）[4]。最近，Patel等进行了一项含20名患者的随机对照初步研究，结果显示，与注射生理盐水相比，注射Incobotulinumtoxin A后，疼痛和复合咀嚼肌压痛评分在统计学上显著降低[2]。

12.2 咬肌肥大和美容性咬肌缩小术

咬肌肥大可能是由于下颌的解剖不对称、患者习惯性不对称使用、在运动或睡眠时紧咬，或过度咀嚼[4]等原因造成的。咬肌肥大可以是单侧的，导致面部不对称；也可以是双侧的，形成方颌外观。

亚洲患者更多地主诉对肥大的咬肌进行美学改造，以减小突出的下颌角。事实上，使用手术方案缩小下颌角在亚洲更常见，尽管肉毒毒素提供了一种创伤性较小的治疗方案选择。BoNT对于肌肉肥大的患者是理想的选择，而对于下颌骨突出导致脸形宽大的患者无效[9]。

12.3 诊断

12.3.1 患者的选择

患者的年龄应为18岁以上，并且出现TMD症状至少3个月，且常规治疗至少6周而无效。以下患者不应考虑接受BoNT治疗：已确诊为关节源性TMD的患者、既往接受过TMD手术的患者、使用对神经肌肉接头有作用的药物的患者，或有其他干扰神经肌肉功能疾病（如重症肌无力）的患者。

Bentsianov等建议使用视觉模拟量表（VAS）评分4，在11分制量表上，4≤VAS评分≤9作为患者选择标准。

12.3.2 病史和体格检查

以头颈部为重点的全面病史和体格检查是必需的，包括牙科病史和检查也是很重要的。特别重要的是要确定是否有心理或精神障碍、情绪紧张、面部创伤或牙科护理不良的病史。

与TMD相关的症状包括耳前痛或耳痛、头痛、弹响、下颌活动范围受限和锁定发作、咬合改变、咀嚼困难，以及颈、肩或背部疼痛。

在体检时，应检查是否有咬合异常、牙齿异常磨损、牙齿缺失、可见的同侧颈部肌肉收缩或痉挛等情况。应在颧弓下方、耳屏前方1～2cm处触诊颞下颌关节。在开放和关闭的位置都应触诊，确定有无痉挛、压痛和关节音，仔细触诊咬肌、颞肌、翼状肌和胸锁乳突肌[7]。

12.3.3 实验室检查和影像学检查

通常没有必要进行血液检查，除非怀疑有全身性血液疾病，在这种情况下可以考虑全血细胞计数、红细胞沉降率、类风湿因子和抗核抗体检查。如果仅根据病史和体格检查诊断不明确，或药物治疗不成功，可以考虑影像学检查。常规的X线检查可以显示侵蚀、硬化或重塑。磁共振成像（MRI）和计算机断层扫描（CT）可以作为互补方式。MRI在评估颞下颌关节的关节盘和软组织结构方面优于CT，而CT在评估骨性改变（如侵蚀、骨折或术后畸形）方面最有效[10-11]。

12.4 解剖学机制

颞下颌关节是滑膜关节，关节面位于下髁、关节结节、颞骨上部鳞状部分的下颌窝位。关节面由关节盘分隔，这是一种纤维软骨结构，为髁状突提供滑动面（▶图12.1）。

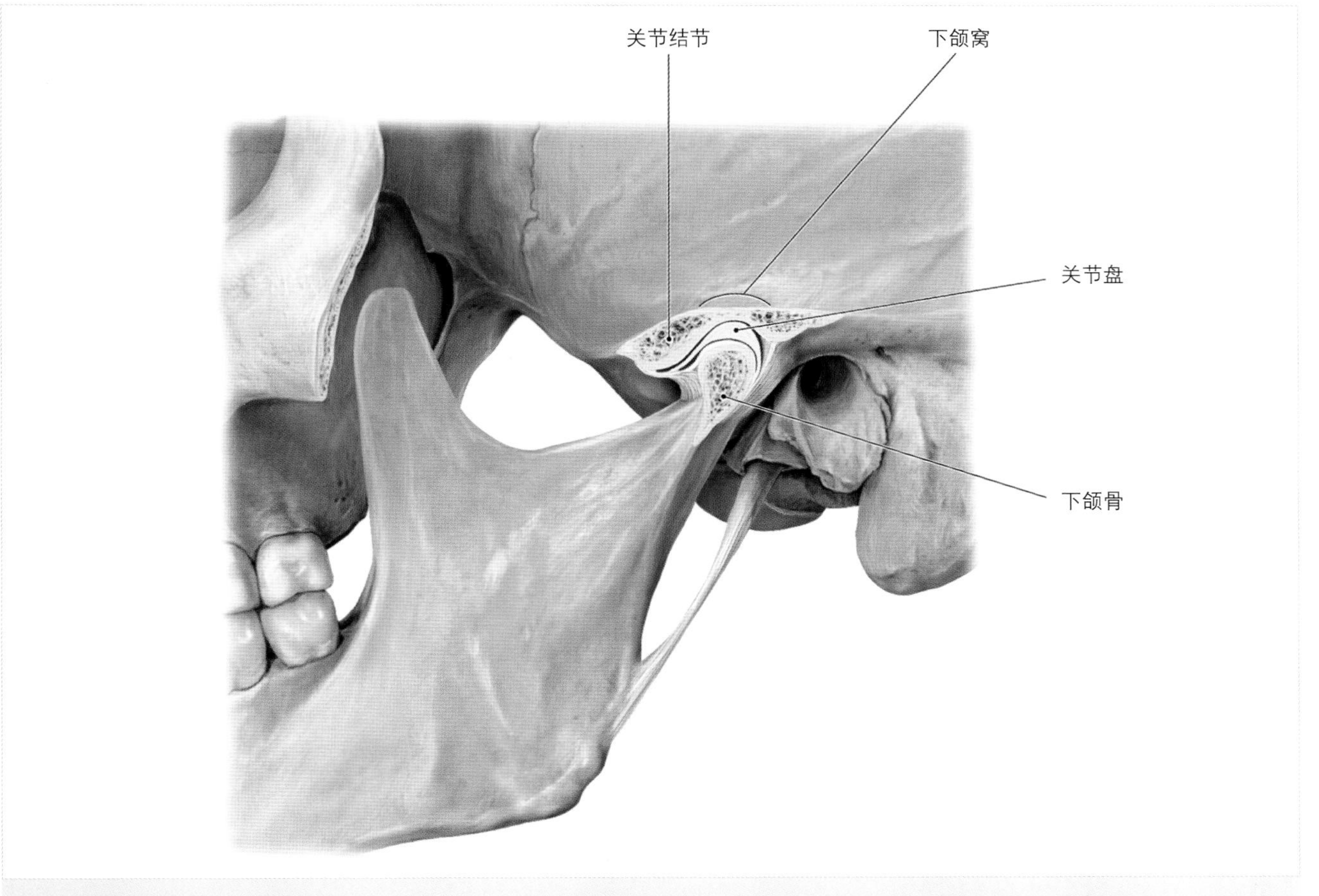

图12.1　颞下颌关节（Schuenke M, Schulte E, Schumacher U. THIEME Atlas of Anatomy: Head, Neck, and Neuroanatomy. Illustrations by Voll M and Wesker K. 2nd Ed. New York: Thieme Medical Publishers; 2016.）

下颌骨的内收（抬高或闭合）由咬肌（► 图12.2）、颞肌（► 图12.3）和翼内肌（► 图12.4）的动作来完成。下颌骨由翼外肌（► 图12.5）和舌骨上下肌肉群主动外展（降低或打开）通过对侧翼外肌和咬肌，以及同侧颞肌前部的动作侧向移动（► 表12.1，► 表12.2）。

12.5　颞下颌关节紊乱综合征注射技术

在进行任何操作之前对肌肉进行仔细的触诊和识别，将27G中空、单极的肌电电极置入肌肉。首先嘱患者激活肌肉（如咬紧牙关），以验证针头的位置正确。然后开始肌内注射肉毒毒素。注射的深度为接近肌肉的腹部，不能超过目标肌肉的范围。

所需的总剂量因患者而异，但我们通常以25U作为起始剂量（100U BoNT-A用2.0mL0.9%无菌生理盐水稀释，从而得到浓度为5U：0.1mL的注射液），根据患者症状注射到咬肌和颞肌。该剂量应分5次进行注射，每次注射0.1mL上述稀释液，每块肌肉共注射25U。可根据患者对初始治疗的反应，上调或下调再次计划注射的剂量。颞肌的起源是颞窝底，它走行至冠突的内侧表面和分支的前缘。患者被要求识别该区域内的最大压痛点，25U BoNT-A分散到其中的5个点位。应特别注意避免颞浅血管损伤，一旦受伤会造成不必要的且不美观的注射后瘀斑（► 图12.7）。

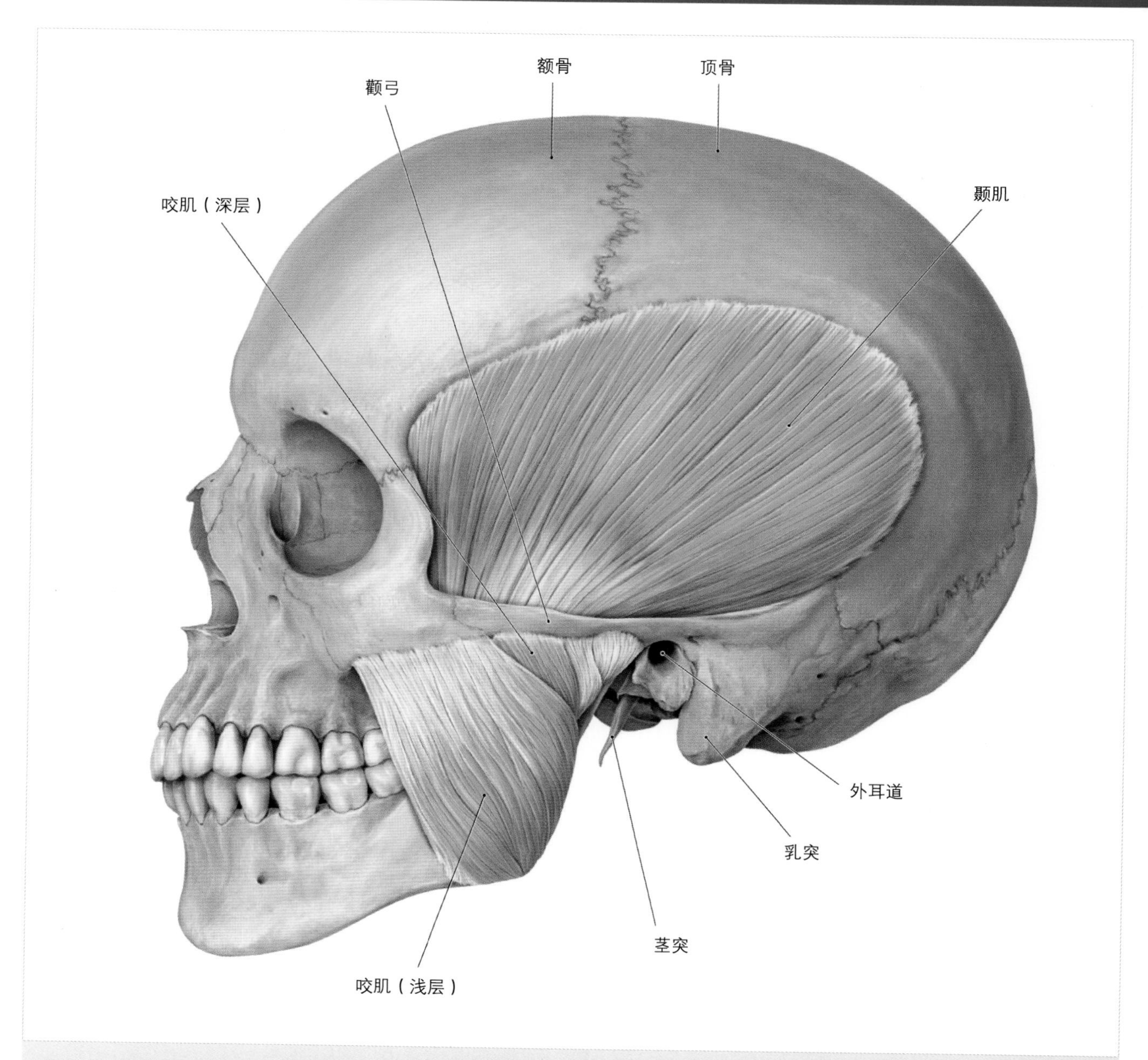

图12.2 咬肌（Schuenke M, Schulte E, Schumacher U. THIEME Atlas of Anatomy: Head, Neck, and Neuroanatomy. Illustrations by Voll M and Wesker K. 2nd Ed. New York: Thieme Medical Publishers; 2016.）

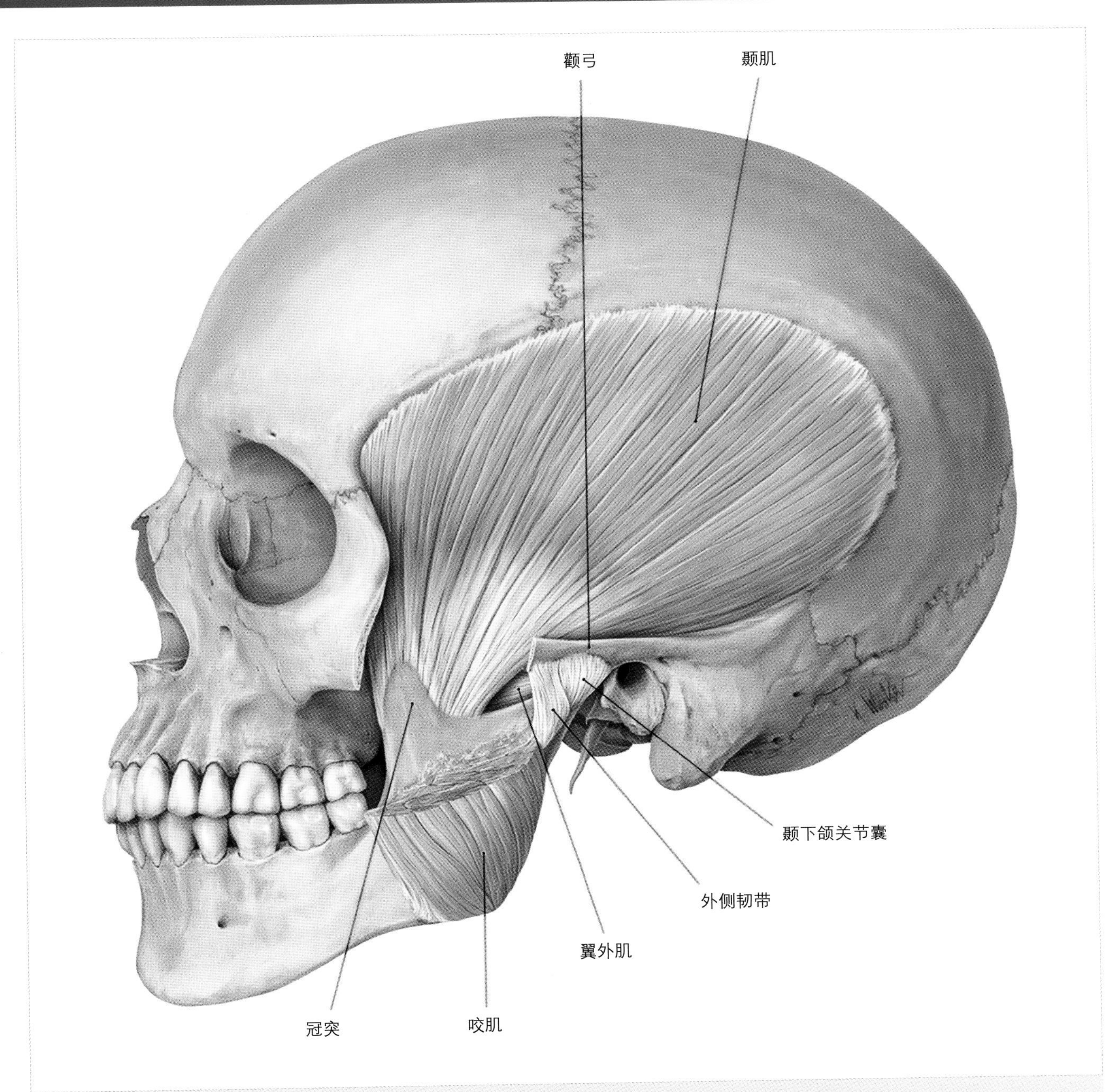

图12.3 颞肌（Schuenke M, Schulte E, Schumacher U. THIEME Atlas of Anatomy: Head, Neck, and Neuroanatomy. Illustrations by Voll M and Wesker K. 2nd Ed. New York: Thieme Medical Publishers; 2016.）

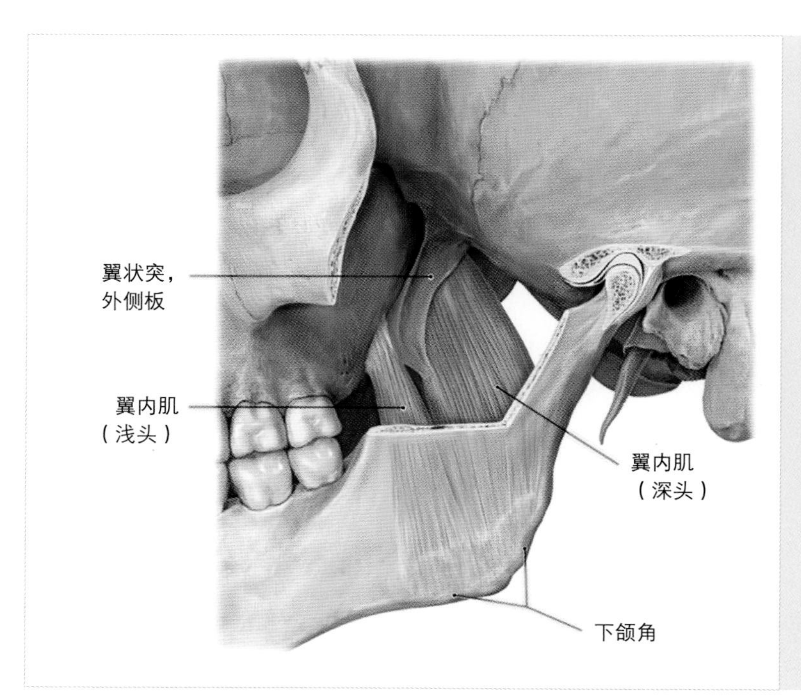

图12.4 翼内肌（Schuenke M, Schulte E, Schumacher U. THIEME Atlas of Anatomy: Head, Neck, and Neuroanatomy. Illustrations by Voll M and Wesker K. 2nd Ed. New York: Thieme Medical Publishers; 2016.）

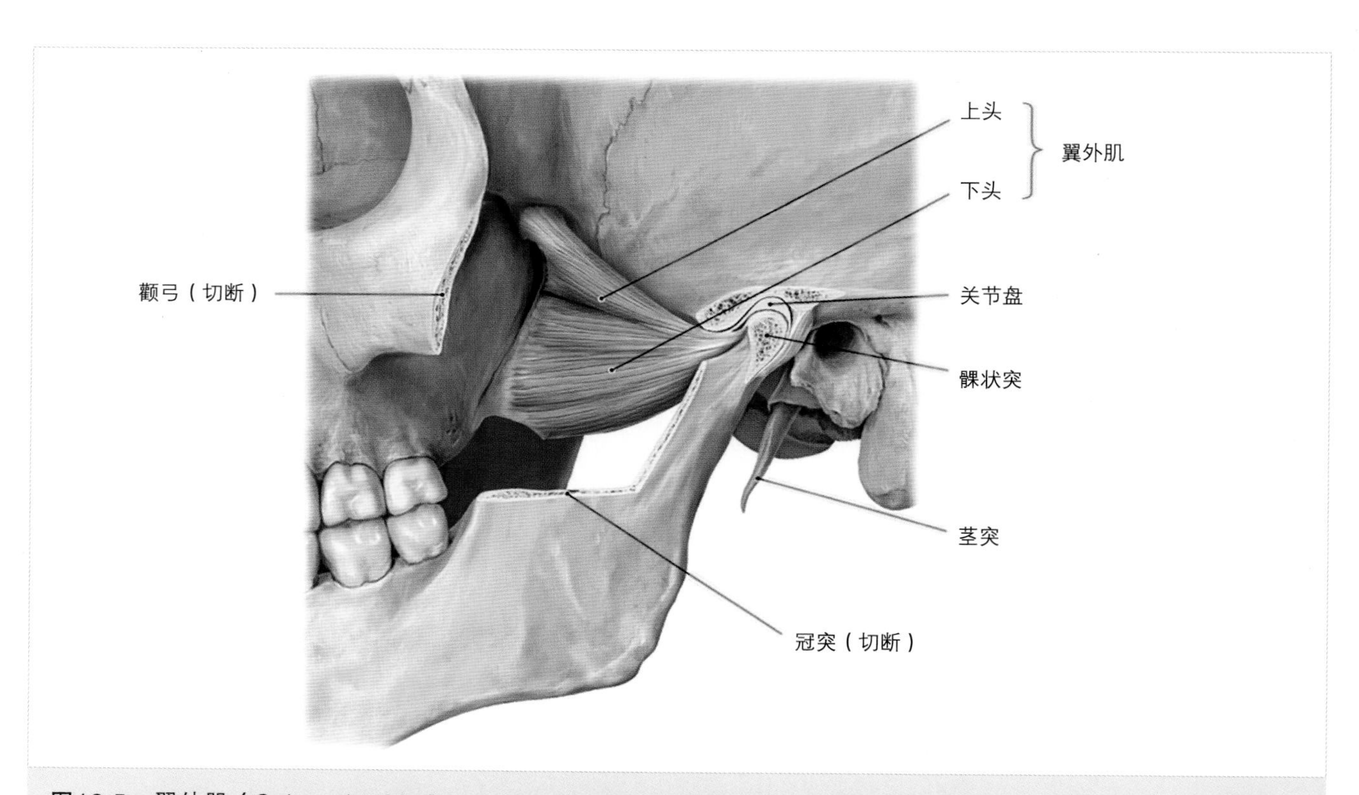

图12.5 翼外肌（Schuenke M, Schulte E, Schumacher U. THIEME Atlas of Anatomy: Head, Neck, and Neuroanatomy. Illustrations by Voll M and Wesker K. 2nd Ed. New York: Thieme Medical Publishers; 2016.）

表12.1 咀嚼肌：咬肌和颞肌

肌肉	起点	止点	神经支配	动作
咬肌	浅部：颧弓（前2/3）； 深部：颧弓（后1/3）	下颌角（咬肌粗隆）	下颌神经（颅神经Ⅴ3）经咬肌神经	抬高（内收）并突出下颌
颞肌	颞窝（颞下线）	下颌骨冠突（尖部和内侧面）	下颌神经（颅神经Ⅴ3）经颞深部神经	垂直纤维：抬高（内收）下颌 水平纤维：收缩（后缩）下颌 单侧：横向移动下颌骨（咀嚼）

Source: Adapted with permission from Gilroy AM, MacPherson BR, Ross LM. Atlas of Anatomy. New York, NY: Thieme; 2008:468.

表12.2 咀嚼肌：翼状肌

肌肉		起点	止点	神经支配	动作
外侧翼状肌	上头	蝶骨大翼（颞下嵴）	颞下颌关节（关节盘）	下颌神经（颅神经Ⅴ3）经由外侧翼神经	双侧：突出下颌（向前牵拉关节盘）
	下头	翼外板（外侧面）	下颌骨（髁状突）		单侧：下颌骨侧向运动（咀嚼）
内侧翼状肌	浅头	上颌骨（结节）	下颌角内侧面的翼肌粗隆	下颌神经（颅神经Ⅴ3）经由内侧翼神经	抬高（内收）下颌骨
	深头	翼外板和翼窝的内侧表面			

Source: Adapted with permission from Gilroy AM, MacPherson BR, Ross LM. Atlas of Anatomy. New York, NY: Thieme; 2008:469.

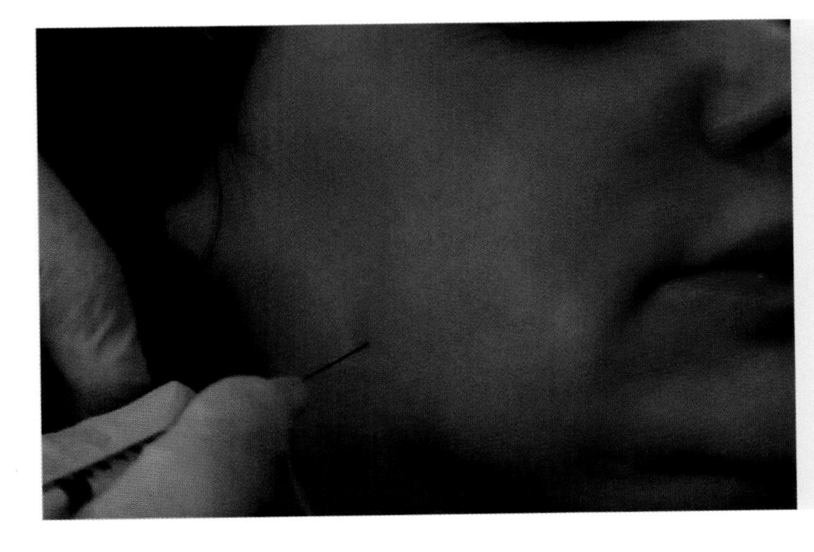

图12.6 咬肌注射

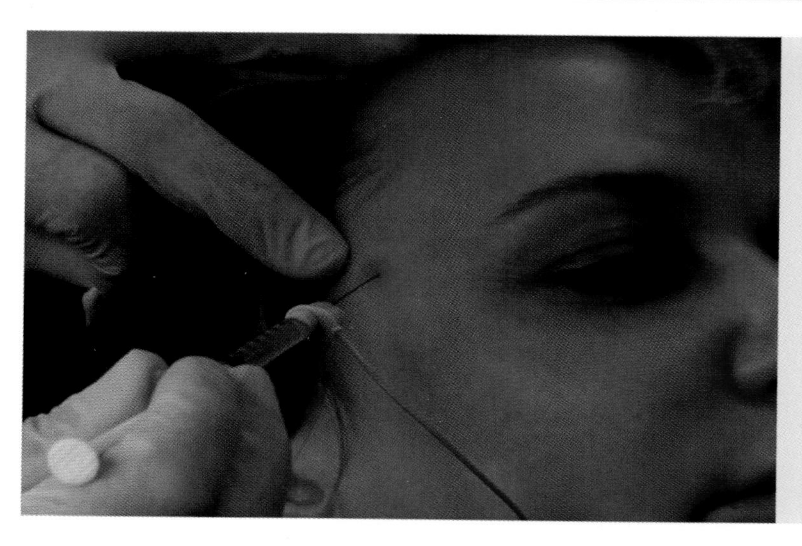
图12.7 颞肌注射

咬肌起点是颧弓的下缘，止于下颌角的外侧表面。注射可经皮或经口内进行，前者应用较多。同样，每块肌肉注射25U，分5次进行注射，每次注射0.1mL（5U：0.1mLBoNT-A溶液）。注射部位应基于患者之前对最大不适区域的识别（▶图12.6）。

翼外肌的治疗对以磨牙或严重的侧向脱位为主要症状的患者最有效。这类注射应在肌电图引导下进行口内注射。触诊翼外板，将针置于翼外板与下颌骨冠突之间。穿刺针的方向应与肌肉的长轴平行。针头刺入正确位置后，要求患者下颌侧向移动，作为确认姿势，可记录到运动终板电位的爆发。每条翼状肌的起始注射剂量通常为7.5U（用4.0mL0.9%无菌生理盐水稀释100U BoNT-A产生的2.5U：0.1mL溶液）[4]（▶图12.8）。

12.6 咬肌肥大和美容性咬肌缩小术

咬肌的治疗方法可与报道的TMD治疗方法相似。一般来说，为了美容性地将咬肌缩小，将25U的BoNT-A注射到从外侧眶缘经面部切迹标记的后方区域和从耳屏到嘴角所画线的下方区域的肌肉中，这将把肉毒毒素输送到大部分下部肌肉中，防止扩散到面部表情肌。2周时对患者进行重新评估，必要时可再次注射肉毒毒素（▶图12.9）。如果不对称，则在肥大肌肉的5个点位注射25U，在对侧注射10U，以防止功能亢进向对侧移位。双侧肥大时，给每块肌肉注射相同的剂量。

12.7 随访

可在2周时对患者进行评估，以判断治疗是否成功。患者应报告任何不良反应情况。如果疼痛或肿大持续存在，临床医生可选择在受累部位再次注射。

12.8 并发症和潜在风险

与咬肌、颞肌和翼外肌注射相关的主要并发症已在第5章中讨论过。主要的并发症通常与咀嚼肌的过度削弱有关，从而使咀嚼无力。如果这种并发症确实发生，应向患者阐明，一旦肉毒毒素消退，咀嚼肌将恢复到以前水平。肌肉萎缩也可能发生在反复注射之后。注射部位疼痛是可能发生的，但很少有报道。另一个少见的并发症是继发于肉毒毒素向颧大肌扩散的口周面肌无力。一般来说，并发症很少发生，大多数患者对治疗的耐受性良好。

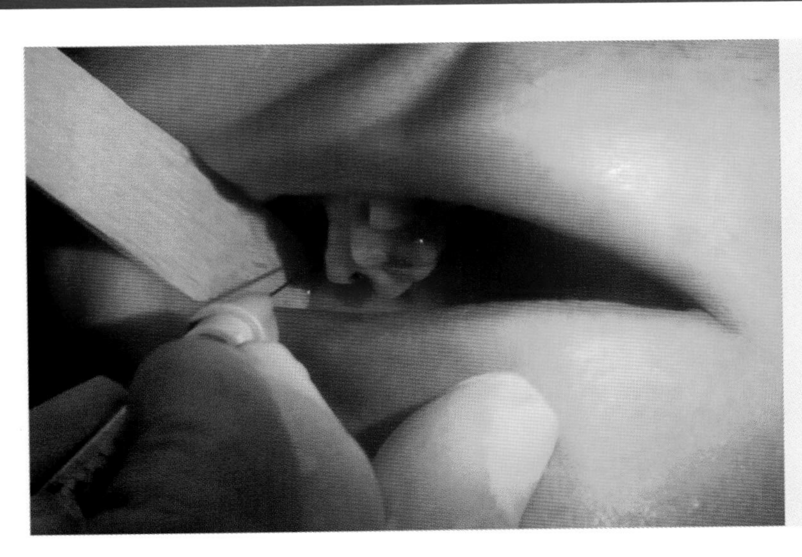

图12.8　翼外肌注射

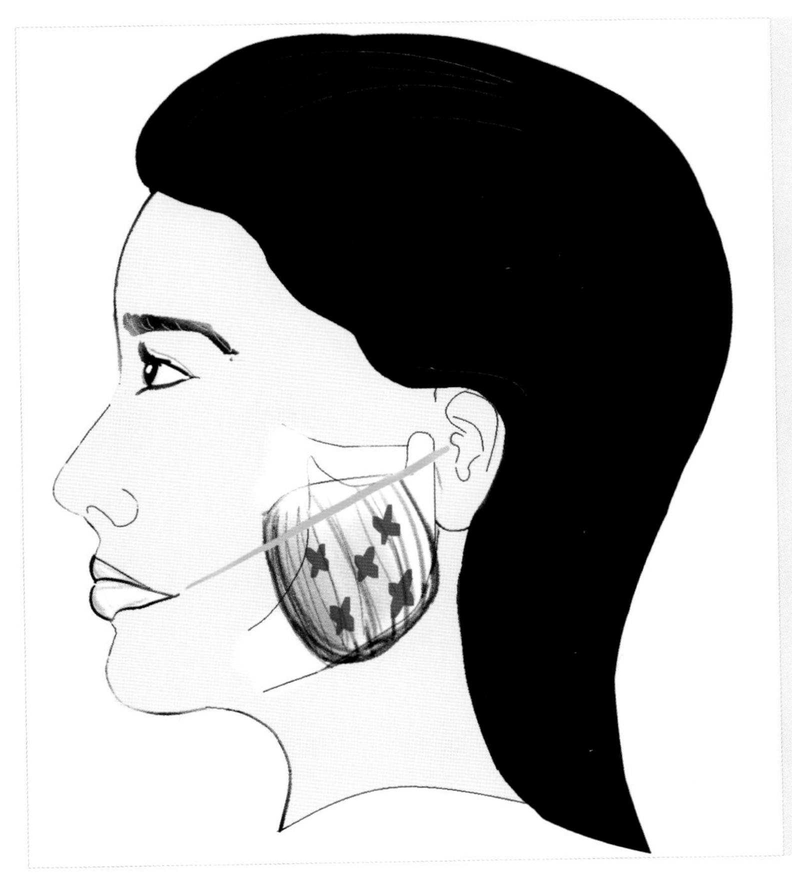

图12.9　美容性咬肌缩小术的注射区域

12.9 要点回顾

- 对于经过仔细选择的颞下颌关节紊乱综合征患者，肉毒毒素是一种安全有效的治疗方法，可以增强传统保守治疗和手术干预的效果。
- 需要进一步的研究来建立具体的选择标准。

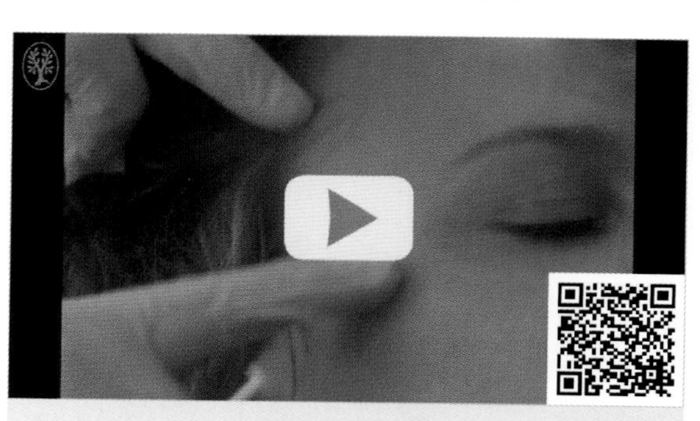

视频12.1 颞下颌关节紊乱综合征。（a）咬肌注射：用中空肌电针注射。在每个肌肉的5个点位注射（2.5～5）U：0.1mL的Botox。针头插入后，患者在指示下咬紧牙关以诱发活动。（b）颞肌注射：经触诊引出压痛区域。在该患者肌肉前部的3个区域注射了2.5U：0.1mL的Botox。（c）翼外肌注射：在肌电图引导下经口内途径是达到翼外肌的最佳途径。这使得肉毒毒素可以精确地沿着肌肉的长轴分布。患者被要求左右移动她的下巴来激活肌肉。[1:51]

参考文献

[1] Schiffman E, Ohrbach R, Truelove E, et al. International RDC/TMD Consortium Network, International association for Dental Research, Orofacial Pain Special Interest Group, International Association for the Study of Pain. Diagnostic criteria for temporomandibular disorders (DC/TMD) for clinical and research applications: recommendations of the International RDC/TMD Consortium Network and Orofacial Pain Special Interest Group. J Oral Facial Pain Headache.; 28(1):6–27.

[2] Patel AA, Lerner MZ, Blitzer A. IncobotulinumtoxinA injection for temporomandibular joint disorder: a randomized controlled pilot study. Ann Otol Rhinol Laryngol.; 126(4):328–333.

[3] Mohl ND, Ohrbach R. Clinical decision making for temporomandibular disorders. J Dent Educ.; 56(12):823–833.

[4] Bentsianov B, Francis A, Blitzer A. Botulinum toxin treatment of temporomandibular disorders, masseteric hypertrophy, and cosmetic masseter reduction. Oper Tech Otolaryngol– Head Neck Surg.; 15(2):110–113.

[5] Zenz M, Strumpf M, Tryba M. Long-term oral opioid therapy in patients with chronic nonmalignant pain. J Pain Symptom Manage.; 7(2):69–77.

[6] Song PC, Schwartz J, Blitzer A. The emerging role of botulinum toxin in the treatment of temporomandibular disorders. Oral Dis.; 13(3):253–260.

[7] Bossowska A, Lepiarczyk E, Mazur U, Janikiewicz P, Markiewicz W. Botulinum toxin type A induces changes in the chemical coding of substance P-immunoreactive dorsal root ganglia sensory neurons supplying the porcine urinary bladder. Toxins (Basel).; 7(11):4797–4816.

[8] Schwartz M, Freund B. Treatment of temporomandibular disorders with botulinum toxin. Clin J Pain.; 18(6) Suppl:S198–S203.

[9] Ahn J, Horn C, Blitzer A. Botulinum toxin for masseter reduction in Asian patients. Arch Facial Plast Surg.; 6(3):188–191.

[10] Roth C, Ward RJ, Tsai S, Zolotor W, Tello R. MR imaging of the TMJ: a pictorial essay. Appl Radiol.; 34:9–16.

[11] Boeddinghaus R, Whyte A. Computed tomography of the temporomandibular joint. J Med Imaging Radiat Oncol.; 57(4):448–454.

第13章
咽喉部的肉毒毒素治疗

Craig H. Zalvan, Phillip C. Song, Nwanmegha Young, and Andrew Blitzer

摘要

在咽喉部注射肉毒毒素已成功用于治疗诸如痉挛性发音障碍和环咽功能障碍等疾病。除了这些喉部表现，肉毒毒素还可以用于大量其他咽喉表现，包括但不限于肌张力性发声障碍、喉震颤、声带异常运动（常被称为声带功能障碍）、痉挛性构音障碍、杓状肌再平衡、特发性慢性咳嗽和接触性肉芽肿。本章将回顾使用肉毒毒素治疗这些疾病的文献和作者的经验。

关键词：声带麻痹、咳嗽、抽动、杓状肌、TEP、结节、青春期发音、肉芽肿、狭窄

13.1　简介

30多年来，肉毒毒素（BoNT）一直是治疗痉挛性发音障碍的金标准。自首次在主流社会宣传以来，BoNT的使用以惊人的速度增长，几乎被应用到医学各个领域。在喉科学领域，除用于痉挛性发音障碍，BoNT还有许多其他用途。几乎任何类型的过度运动或代偿行为均可以使用这种肉毒毒素治疗，具有高的成功率、低的副作用、显著的患者满意度。肉毒毒素已被注射到咽喉部，用于治疗声带抽动、结巴、声带震颤、室性发声困难、双侧声带麻痹、气管食管言语障碍，以及许多其他应用。通过使用肉毒毒素，很多症状都更容易得到控制，通常全身性药物需要更少。此外，肉毒毒素还被用作其他传统治疗的辅助手段，如语音治疗和吞咽治疗，甚至手术干预。此外，由于有削弱肌肉的生理作用，肉毒毒素还可用于喉部的“再平衡”。在双侧声带麻痹的情况下，选择性地削弱内收肌群可以提供一个充分的气道，从而避免手术干预。声带肉芽肿患者可以通过注射肉毒毒素来减少声门后部的创伤性压力，从而减少肉芽肿的复发，并有助于缓解持久性肉芽肿。在几乎所有喉和喉外肌肉功能亢进的情况下，注射BoNT可以帮助改善症状，为患者提供显著的、可重复的缓解症状方案。

与大多数表现为喉部功能亢进的患者一样，主要的诊断方法是喉镜检查联合或不联合频闪观测法。详细评估咽喉部以显示任何功能异常，包括喉闭合、咽部收缩、声带运动和喉抬高。此外，解剖异常实现可视化，诸如良性声带黏膜疾病、声带肉芽肿和过度的肌张力。通常情况下，除了详细询问病史和对头颈部进行检查外，不需要进一步检查。

虽然注射BoNT对于各种运动过度的喉部疾病可能会有效，但必须注意以系统和批判的方式评估喉部。我们已经使用选择性化学神经阻断术治疗多种疾病，如肌张力性发音障碍、喉震颤、声带反常运动（常称为声带功能障碍）、痉挛性发音障碍、杓状软骨复位、特发性慢性咳嗽和接触性肉芽肿，结果是可变的。在这些不太常见的喉部疾病中，当考虑使用BoNT进行咽喉部选择性化学去神经治疗时，应同时考虑以下因素：

（1）注射的特异性可能不足，由局部定位的局限性和BoNT在喉相对狭窄的注射区域内不可避免地扩散到邻近肌肉而导致。

（2）诊断标准和我们以现有技术确定某些喉

部疾病的根本病因的能力仍不足。发音过程中的临床和可视化检查对于喉部活动的理解仍是粗略的。内镜对喉部的可视化检查只允许从单一角度进行观察，限制了对下方和更深层次部位的评估。在肌张力性发音障碍和嗓音功能亢进的情况下，真性声带常被声门上结构的功能所掩盖。其他工具，如喉肌电图（LEMG）是一个更灵敏的仪器；然而，就目前来看，LEMG仍然是一个不精确的仪器。在第6章已经详细介绍了肌电图引导下注射BoNT的技术。

（3）多种功能障碍可引起相同的临床表现。例如，肌张力性发音障碍可能是某些喉肌群功能亢进，其他喉肌群功能减退、轻瘫、协调不良、感觉反馈不足或分裂导致的最终结果。

（4）目前结合选择性化学神经阻断术针对这些疾病尚无定义明确地治疗方案。个别医生在使用BoNT时没有明确地构建临床模型，导致注射技术和治疗方法多种多样。要注意，应当不仅仅将肉毒毒素注射作为一种外科治疗方法，也应作为具有特定药理作用的药物治疗方法。BoNT应被视为具有切断或分离神经特性的药物。在本章中，我们讨论了可以应用BoNT进行治疗的一些疾病的一般经验和专家共识；然而，正确使用这种“化学手术刀”需要个性化的护理和治疗方案。

（5）对治疗的效果反馈是通过声音、功能障碍、肉芽肿或咳嗽的缓解来衡量的。本书中提及的使用剂量是建议性剂量，可因症状严重程度而异。如果第一次注射不能改善症状，并且没有明显的副作用，通常可以用一半的剂量进行再次注射。

13.2 双侧声带麻痹

双侧声带麻痹可能是由于颈部手术、脑干疾病或全身性疾病导致的严重并发症，通常导致患者极度虚弱，包括呼吸短促和伴有气道损害的喘鸣。有必要鉴别气管插管引起的双侧环杓关节强直或声门后蹼与真正的双侧声带麻痹。麻醉下行喉肌电图检查，评估声门后狭窄（PGS）和/或环杓关节强直，在肌电图正常的情况下，通常可以正确诊断。患者通常需要进行气道干预，包括偏侧缝合术、单纯声带后缘切开术或气管切开术。虽然一些耳鼻喉科医生主张在双侧声带麻痹发生后至少等待1年再进行气管切开术，以创建足够的气道，使喉通畅并拔除气管切开套管，但其他耳鼻喉科医生认为如果喉肌电图上有慢性去神经化的迹象，或者损伤机制提示预后不良，应尽早进行干预。然而，当患者出现双侧声带局部麻痹，且其有良好的肌电图结果和机制，功能有可能恢复时，可考虑使用BoNT作为替代治疗方案。尽管尚未进行多中心人体研究，但认为尼莫地平是一种有应用前景的辅助治疗药物，已被证明可增加神经再生的可能性[1]。

许多新诊断为由双侧轻瘫或瘫痪导致的气道损害的患者，其在静息状态下症状稳定或温和无痛苦。在这种情况下，气管切开术应避免使用、早期排除或有条件使用，通过向单侧或双侧甲杓肌和环杓侧肌（TA/LCA）的肌肉复合体注射BoNT来代替治疗。通过在神经修复过程中抑制内收功能，外展肌可以无阻力地收缩，从而形成更大的气道口径，获得更佳的气道通畅性。在一项研究中，11例患者中有10例在双侧或单侧TA/LCA复合体注射BoNT后，气道阻塞得到了实质性的缓解，从而增加了患者静息和活动时的气道通畅性[2]。

除了注射TA/LCA复合体，也可以注射环甲肌。在一个儿童病例系列中，通过一个暴露环甲肌的小切口，随后直接肌内注射4～10U的BoNT，6例患者中有5例可以脱管，注射后气道口径变大[3]。一个小型成人病例系列中，3例患者使用经皮环甲肌注射2.5～3U的BoNT治疗双侧声带麻痹，成功地避免了气管切开并缓解了呼吸困难的症状[4]。

BoNT在双侧声带麻痹患者中另一种应用是适用于在环杓后肌（PCA）内植入喉刺激器。通过化学神经阻断术减弱对侧内收肌的力量，增加气道通畅性，缓解呼吸困难症状。因此，通过电刺激和化学神经阻断术，能够使长期双侧声带麻痹的患者实现拔管[5]。

典型的BoNT治疗是在标准的肌电图引导下经颈前入路对双侧甲杓肌进行注射，双侧注射初始剂量为2.5U。如果初次给药后效果不明显或无效果，可在2～3周后再次注射0.5～1U。典型的并发症从无不良反应到重度呼吸困难和偶尔在饮用液体时咳嗽等。肉眼误吸可能发生，但根据我们的经验尚未发生。尽管注射了BoNT，但仍有重度气道损伤或进行性气道损伤的患者不适合接受这类药物治疗，气道安全应是首要关注的问题。

13.3　气管食管性言语障碍

声音丧失是全喉切除术后的一种不可避免的并发症。然而，随着气管-食管穿刺术（Tracheoe-esophageal puncture, TEP）和人工发音假体的普遍使用，患者可以发展和维持沟通能力。当由于真菌感染、移位和环咽肌功能增强（即使在喉切除术时同期进行了CP肌切开术）或咽食管分段阻碍TEP的正常气流，导致假体功能障碍而使该能力再次丧失时，患者会感到非常沮丧。此外，一些喉切除术患者最初咽食管段吹气试验失败，表明该段功能亢进，TEP功能可能不良。

BoNT已被证明是治疗咽食管段功能亢进性疾病的一种极好的辅助手段。通过麻痹功能亢进的肌纤维，通过TEP和咽食管段的气流增强，从而使食管流畅。在TEP失败原因不明的情况下，向下缩肌和环咽肌注射BoNT，不论成功与否，可提供诊断信息。如果成功地改善了这一问题，BoNT也可以用于长期治疗。但瘢痕组织会阻碍肌电图信号的稳定性，BoNT可在肌电图引导下经皮至造口上区给药，双侧同等剂量给药，起始剂量通常为50U。在注射前将注射器的活塞回抽，以防止误注入血管内或腔内，也可以在没有肌电图引导下进行注射。医生需要清楚全喉切除术后颈动脉可能变动的位置。如果没有反应，可以再次注射50U。环咽肌的识别方法是在静息状态下发现基线活动，吞咽时基线活动减弱，吞咽后功能迅速恢复[6]。并发症罕见，可能包括肉毒毒素扩散导致的缩肌减弱引起的吞咽困难。由于患者处于无喉状态，因此无误吸或气道受损的风险。

13.4　良性声带疾病

声带的一些良性疾病，如声带结节、息肉、囊肿、肉芽肿和出血，都有一个共同的病因：创伤。过度使用声音、滥用声音、咳嗽和大喊造成的急性发音创伤、过度的瓦氏动作，都可能导致声带上皮增厚、上皮下纤维化和出血。在这种情况下，嗓音治疗是治疗的金标准。其他病例需要显微外科干预，使用微瓣去除技术，以优化嗓音结果。然而，患者通常不愿意接受手术，手术确实会带来一些长期发音障碍的小风险。在某种情况下，对于复发性声带良性疾病的患者，或者尽管已经进行了治疗和手术，但仍存在发音障碍的患者，注射BoNT可作为一种辅助手段，暂时减弱声门的内收肌力量，以便于良性声带疾病的愈合或缓解。通过使用这种技术，手术创伤不会对浅层固有层造成损伤。此外，患者可以继续接受嗓音治疗，以帮助预防疾病复发。一些患者可能会出现内收肌注射BoNT时暂时性呼吸声。虽然症状通常是暂时的，但呼吸音持续期可以通过小剂量连续注射BoNT来减少。典型的起始剂量为0.5U，通过肌电图引导下向甲杓肌注射。如果声音没有改善，可以尝试再次注射0.5U。BoNT注射的并发症是典型的，包括呼吸音和可能的误吸。理想的情况是轻度呼吸音持续数周，因为这为黏膜病变恢复提供了时间。通过持续的治疗，实际上这些病变可以消退，一旦做到行为改变，疾病通常不会再复发。

13.5 肌张力性发音障碍

BoNT治疗原发性肌张力性发音障碍（非代偿性）的成功是基于正确和严格的喉功能评估，通过识别喉性病理和分析喉性行为，以区分代偿性和原发性功能亢进。找信任的、有经验的医生进行治疗是非常重要的。对于症状严重而治疗失败的患者，可以考虑BoNT注射。持续的治疗是必要的，因为BoNT注射效果是暂时的，持久的改善取决于喉部行为的功能变化。注射可以被认为是一种临时的化学“夹板”，迫使患者减少过度功能行为。然而，在患者理解并能够控制过度行为之前，嗓音症状很可能会再次出现。事实上，如果行为过度或出现新的功能失调，可能会有加重症状的危险性。BoNT的另一个用途是解除喉部压力，以揭示以往继发于功能亢进而未见的喉部病理，也就是由于发音过程中假性声带受压而无法评估的声门病理。

Pacheco等描述了一组7例患者，他们接受了BoNT注射到室襞。基于治疗前、后的GRBAS评分（等级、粗糙度、呼吸音、乏力、紧张）[7]，6例获得随访的患者中，5例有改善。根据作者的经验，注射区域和剂量可以根据喉部的临床评估和功能亢进肌肉的测定而有所不同。

对于假性声带相对缺乏的肌肉，注射效果可能来自BoNT扩散到的固有肌肉。另一种方法是向LCA注射较小剂量的BoNT，也可能注射到外在的带状肌。将起始剂量为0.5U注射到LCA，2 ~ 3U注射到叠加的带状肌。BoNT注射后的传统语音治疗在康复过程中是有效的。

13.6 评价

确定哪些喉部肌肉有功能障碍是至关重要的。有几种方法可以对喉部肌张力性发声障碍进行分类。功能亢进的声门上表现包括室性功能亢进，即假性声带闭合过度超过真声带；前后压迫，指继发于会厌肌和杓状肌复合体狭窄的过度闭合；括约肌闭合，两个空间合并，关闭喉部。肌张力可能是由于声带过度紧张而没有明显的声门上活动导致的。LCA可能会过度旋转，造成后声门间隙和声带肌过度突出。过度的环甲肌运动也可能导致声带延长和紧绷。此外，横向的杓状肌功能亢进可能导致后声门的修剪动作。

13.7 肉毒毒素治疗

对于侧方功能亢进或功能亢进引起的显著的侧方功能亢进，真性声带过长和张力过大，最常处理的肌肉群是TA和LCA。LCA功能亢进可以表现为后声门过度旋转，形成声带肌突起或Y形后声门间隙。如果确定为明显的环甲肌功能亢进，表现为音调升高、声带延长、环甲肌面紧张/疼痛，应尝试向环甲肌注射。在怀疑环杓横肌过度活动的情况下，也可进行杓间肌注射。

喉部BoNT注射可以采用经皮肌电图引导的方法。在门诊治疗肌张力性发音障碍注射的起始剂量为每侧2.5 ~ 5.0U，而在无肌电图引导的手术室BoNT，起始剂量可达每侧30U。这一剂量高于我们治疗痉挛性发音障碍的标准起始剂量。注射后，患者应该有一些呼吸音和发音缺失。可能的并发症包括吞咽困难（典型的是呛咳和吞咽液体时哽咽）、吞咽痛、注射部位的局部反应，如瘀斑和出血，以及极小可能性的肉毒毒素局部扩散到其他部位。

13.8 青春期变声

青春期发音或突变性假声是一种主要困扰青少年男孩的功能亢进性发音障碍。其基础疾病是青春期后仍保留青春期前的声音。这可能是继发于“不接受”新的、成熟的男性声音，或倒退回青春期前的声音模式，导致形成高音、女性化或雌雄同体的声音模式。与BoNT的所有喉部应用一样，必须注意识别和纠正功能亢进的肌肉群，以排除结构性声带问题，特别是沟缝和声门功能不全。

一线治疗应由经验丰富的嗓音病理学医生进行，其擅长治疗青春期变声方面病例。BoNT治疗适用于嗓音治疗失败的青春期患者。在此之前进行精神病学评估，以识别和治疗情绪或认知障碍，使其接受成熟的声音，特别是退化性病例和老年病例。对于青少年来说，主要的问题可能是喉部发育的过渡阶段的生理调节困难。

青春期发育障碍的评估与肌张力性发音障碍的评估相似：识别喉部肌肉群的功能障碍。通常情况下，患者声音高而紧张，环甲肌和带状肌功能亢进，声带部张力升高，喉部处于“高”位置。对环甲肌和甲状舌骨间隙进行触诊可以分辨这些肌肉。喉镜检查和频闪观测可反映其功能亢进行为，并可以查清其他喉部疾病。持续的嗓音治疗对维持稳定状态的喉部很重要。

根据作者的经验，经皮肌电图引导下对环甲肌和TA/LCA复合体进行BoNT注射是最佳治疗方案。将肌电针插入环甲间隙外侧，指向环甲膜浅层，朝向甲状腺侧板，可识别环甲肌。起始剂量为每侧5.0U。指导患者从最低音调开始发音，并向假声进行高音过渡。在青春期发声时，肌电放电通常发生在开始时，因为即使在较低的音域，环甲肌也会放电。对TA/LCA复合体进行治疗与其他肌张力性障碍的典型使用剂量一样，为2.5～5.0U。

13.9　小儿多发性抽动症和喉抽搐症

Tourette综合征和喉抽搐症是一种神经精神疾病，表现为无法控制的运动冲动和语音冲动。对于单纯的运动性抽动症，与运动性痉挛相关的频率和先兆或急迫症状似乎有所改善。Tourette综合征的表现往往是复杂的运动行为，喉部注射肉毒毒素有助于降低发声的音量及降低频率。语音抽动可能是短暂的、不自觉的运动或发声是重复性的，但在本质上没有规则或节奏。发声可以是简单的（嗅、吠、清嗓或咳嗽），也可以是复杂的（模仿言语、重复言语和秽语症）。与精神疾病有显著的关联，如注意缺陷与多动障碍、偏执强迫症和自闭症。

一项关于BoNT治疗头颈部简单运动性抽动疗效的前瞻性试验报告，18名患者在头颈部不同点位使用BoNT注射，作者根据录像评估表明，与注射生理盐水相比，BoNT使抽动频率平均降低了37%。

BoNT被认为是一种辅助性的对症治疗。Tourette综合征的主要药物治疗以功能障碍为基础。治疗方法可以从简单的观察和共患精神疾病的治疗，到神经抑制药物的使用，主要是多巴胺受体阻滞剂。可乐定、胍法辛、氯硝西泮和巴氯芬已用于抑制抽动，并取得不同程度的成功。然而，副作用往往限制了它们的使用。对喉部注射BoNT可能有助于降低和抑制非自主发声的音量和频率，推测是减弱了驱动抽动行为的肌肉，以及潜在的驱动抽动行为的先兆冲动[9]。

为了降低声音的音量，通过经皮肌电图引导的方法将BoNT 注射到TA/LCA复合体。起始剂量通常为2.5U/侧，高于用于痉挛性发音障碍的剂量。治疗后会出现虚弱、呼吸音和无力的声音。

13.10　声带突肉芽肿

喉部肉芽肿是由成纤维细胞组成的伤口愈合组织的异常残留，最常出现在声带后部，沿着声带突起。这些病变也被描述为接触性肉芽肿和接触性糜烂，本质上是创伤性和炎症性的，与声带功能亢进和咽喉反流高度相关。这些病变的临床表现从惰性到侵袭性不等，症状通常与体积大小有关。小体积的肉芽肿可能无症状，而较大体积的肉芽肿可能导致发音困难、吞咽困难和气道阻塞。

尽管插管或外伤引起（插管后肉芽肿）的接触性肉芽肿通过经常观察或抗反流治疗后可消失，但特发性肉芽肿清除后复发率却很高，单纯采取手术治疗不是有效的治疗手段[10]。这些病变主要通过药物治疗，包括嗓音休息、吸入或病变内类固醇治疗、嗓音治疗和抗反流治疗。BoNT单独应用或与其他治疗联合应用可作为化学“夹板”来减少沿着声带突起的声带损伤，保持后部声带偏侧化[11-12]。在喉内注射BoNT治疗声带突肉芽肿取决于对该病病因和喉功能亢进程度的临床评估。Damrose报道了他们使用喉部BoNT注射治疗7例难治性喉部肉芽肿的经验[13]。报告中所有接受治疗的7名患者都获得了满意，使用的剂量为10～25U，分成2份分别注射到两侧声带。根据我们的经验，BoNT注射有很高的初始成功率；然而，长期的成功通常需要持续的抑酸治疗和患者发声行为的改变。

如果存在声门闭合不全而代偿性功能亢进的情况，如与声带沟、浅层固有层缺失、声带麻痹或喉部老化相关，即使经过充分的嗓音训练，注射BoNT也很可能无效。在这些病例中，为了使患者保持有功能的声音，后声门会遭受过度的创伤。在这些病例中，可以使用声带扩增术来解决潜在的声门功能不全，以减少对后声门的打击力[14]。

BoNT用于治疗喉部肉芽肿的评估与原发性肌张力性发音障碍相似。最常见的注射部位是TA/LCA复合体和杓间肌。TA/LCA复合体的治疗剂量为2.5～5.0U，这是其他肌张力性发音障碍的典型治疗方法。根据作者的经验，杓间注射通常在直视下进行，并经皮入路通过甲状腺舌骨膜上方或环甲膜下方。穿刺针穿过声门腔，在杓间区注射10～20U BoNT。一定要注意，避免注射层次过深，以免药物弥散至PCA。

TA/LCA复合体注射也可以通过相同的方法在直视下注射。

13.11 声门后狭窄

声带突和杓间黏膜创伤的严重后果是声门后狭窄（Posterior Glottic Stenosis, PGS）和杓间粘连的发展。声带突肉芽肿（VPG）和插管或外伤后出现的接触性糜烂（插管后肉芽肿）通常经观察或抗反流治疗后可消退。然而，后声门异常的伤口愈合反应可导致PGS，表现为双侧声带运动障碍、声门固定、气道窘迫和气管切开依赖。PGS的发生与气管插管时间过长、气管导管体积过大，以及糖尿病、缺血等医学因素有关[15]。双侧后声带大量糜烂、杓间黏膜溃疡和声带外展减弱应引起对PGS的怀疑。

BoNT注射可能在减少PGS患者的进行性声带内收和声带内侧的纤维化方面有一定作用。在杓间区和TA/LCA复合体的注射有可能使声带向外侧分散。该技术在肉芽肿部分有描述。甲状杓和杓间BoNT注射也可以在手术室配合外科偏侧技术联合应用，如杓状软骨部分切除术和后黏膜移植术消除PGS[16]。

13.12 杓状软骨复位

在文献中偶有[17]用BoNT进行杓状软骨复位治疗杓状软骨脱位的报道。杓状软骨脱位通常很难诊断，因为杓状软骨的位置变化很大。典型的症状是，杓状软骨前脱位导致声带松弛、弓形，杓状软骨体向内侧和前方移位，通常没有“推挤”征。前脱位使声带突降低，产生垂直不匹配，增加了声门功能不全的程度。这种位置在瘫痪的声带中也很常见。在完全脱位的病例中，环状软骨和杓状软骨交界处可能有一道分界线。后脱位导致杓状软骨后侧位和声带紧绷。在这两种情况下，杓状软骨是固定的，常导致声门功能不全。声门上收缩的证据有助于鉴别脱位和麻痹。通常需要手触诊或杓状软骨、杓状软骨脱位的放射学证据和/或喉肌电图诊断。通过闭合复位来复位杓状软骨的手术治疗是最常见的治疗方法。通常在喉镜检查时通过将杓状软骨向后推过环状软骨壁架来尝试。然而，通过手术方法成功地产生杓状软骨的活动度和重建声门功能是罕见的。因此，BoNT被提倡作为重新平衡杓状软骨以引导其处于更利于功能发挥位置的辅助治疗方法。

BoNT注射也被用作声带突撕脱修复后的外科辅助治疗方法。声带突撕脱与喉外损伤有关，导致声带突与杓状软骨体分离，并可伴有杓状软骨前脱位和半脱位。手术修复后，可以向TA/LCA复合体注射BoNT，以减少可能破坏缝线的肌肉运动[18]。

杓状软骨前移时，PCA肌肉常因创伤性牵拉损伤而撕裂或过度松弛。治疗的基本原理是通过削弱内收肌群，在环状软骨壁架的顶部再平衡杓状软骨。常见的治疗靶点肌肉是杓间肌和TA/LCA复合体。这将使外展肌（PCA）相对加强，导致杓状软骨位置更靠后，可以在手术室尝试外科复位时进行或在门诊进行。对于后脱位，可以在肌电图引导下将BoNT注射至PCA，从而再平衡内收肌群，并将杓状软骨向前移动[19]。

13.13　慢性特发性咳嗽

肉毒毒素治疗已被用于治疗不明原因的慢性咳嗽综合征，疗效不一。咳嗽在初级保健关心的最常见主诉中位于第5位。持续时间超过8周的咳嗽被称为“慢性咳嗽”。慢性咳嗽的喉部病因可能是炎症（胃酸、过敏和哮喘）、刺激（化学性）、机械性创伤（慢性清嗓）、结构因素（声门狭窄、肿瘤和声带麻痹），或沿呼吸道的神经源性炎症。有许多特发性或了解甚少的上气道高痉挛性疾病，具有部分相同的表现。这些疾病包括神经源性咳嗽、喉易激综合征、心因性咳嗽和不明原因的慢性咳嗽。当其他诊断和治疗方案无效，并且认为喉部是咳嗽的来源时，通常是由于伴随喉部功能障碍（喉痉挛、轻瘫、感觉神经病变、发音障碍或咽喉不适），可以考虑注射BoNT。2006年，美国胸科医师学会（American College of Chest Physicians, ACCP）发布了一份咳嗽共识专家组报道，对有清晰胸片检查的非吸烟慢性咳嗽患者的检查和治疗提出了具体建议。作者建议考虑使用BoNT治疗慢性咳嗽的医生都要熟练掌握这些指南[20]。

关于肉毒毒素治疗慢性咳嗽有几种假设。在神经源性咳嗽中，通过迷走神经的感觉成分转运的输入物可能发生功能障碍和敏化，导致患者过度兴奋状态[21]。BoNT可阻断特异性神经肽的释放，而这些神经肽可刺激致病性外周敏化循环。或者，肉毒毒素也可能只是作为化学“夹板”，帮助停止习惯性行为，减少因发音功能亢进而引起的机械性损伤，并重建喉内环境稳态。

至今，只有少量病例描述BoNT在慢性咳嗽中的应用。Sasieta等报道了最大规模的用A型肉毒毒素治疗的难治性咳嗽病例。在接受治疗的22例患者中，有一半患者治疗成功（定义为咳嗽减少50%以上）。值得一提的是，BoNT治疗后液体吞咽困难的发生对治疗成功的阳性预测值为84%，阴性预测值为100%，而发音障碍的发生与治疗结果无显著相关性[22]。根据作者的经验，使用BoNT治疗慢性咳嗽产生了更多变化的结果。BoNT可能会减弱咳嗽的力度，减少对喉部的牵引和摩擦，从而逐渐减少创伤性炎症。然而，患者也可能会出现误吸增多和黏液增多的情况，这可能会导致患者焦虑加重，引发更频繁的咳嗽和清嗓。同时使用止咳药进行药物治疗起始剂量约为2.5U，以2～3个月为间隔持续数个治疗周期。

13.14　结论

对于耳鼻喉头颈外科医生而言，肉毒毒素治疗是一种非常有效和普遍的治疗方法。通过化学去神经化不同的喉部肌肉，可以有效地诊断和治疗咽喉疾病。大多数由喉部引起的发音障碍或吞咽困难病例是继发于功能亢进性行为的。BoNT被用作“化学手术刀”，可以对这些功能亢进的肌肉进行选择性去神经处理，从而缓解症状和控制肌肉痉挛。

13.15 要点回顾

- 当功能亢进的症状主导声音时，肉毒毒素（BoNT）是喉部肌肉系统去神经的有效方法，如肌张力性发音障碍、声带肉芽肿、气管-食管穿刺功能障碍、青春期发声、抽动障碍和慢性咳嗽。
- BoNT也可用于选择性减弱靶向的喉内肌肉组织，以“再平衡”双侧声带运动障碍、声门后狭窄和杓状软骨脱位或撕脱病例的声带位置。
- BoNT通常作为顽固症状病例的一种可调整的、有效的治疗方法，可作为治疗方案中的一种选择。

参考文献

[1] Lin RJ, Klein-Fedyshin M, Rosen CA. Nimodipine improves vocal fold and facial motion recovery after injury: a systematic review and meta-analysis. Laryngoscope.; 129(4):943–951.

[2] Ekbom DC, Garrett CG, Yung KC, et al. Botulinum toxin injections for new onset bilateral vocal fold motion impairment in adults. Laryngoscope.; 120(4):758–763.

[3] Daniel SJ, Cardona I. Cricothyroid onabotulinum toxin A injection to avert tracheostomy in bilateral vocal fold paralysis. JAMA Otolaryngol Head Neck Surg.; 140(9):867–869.

[4] Benninger MS, Hanick A, Hicks DM. Cricothyroid muscle botulinum toxin injection to improve airway for bilateral recurrent laryngeal nerve paralysis, a case series. J Voice.; 30(1):96–99.

[5] Zealear DL, Billante CR, Courey MS, Sant' Anna GD, Netterville JL. Electrically stimulated glottal opening combined with adductor muscle Botox blockade restores both ventilation and voice in a patient with bilateral laryngeal paralysis. Ann Otol Rhinol Laryngol.; 111(6):500–506.

[6] Blitzer A, Komisar A, Baredes S, Brin MF, Stewart C. Voice failure after tracheoesophageal puncture: management with botulinum toxin. Otolaryngol Head Neck Surg.; 113(6): 668–670.

[7] Pacheco PC, Karatayli-Ozgursoy S, Best S, Hillel A, Akst L. False vocal cord botulinum toxin injection for refractory muscle tension dysphonia: our experience with seven patients. Clin Otolaryngol.; 40(1):60–64.

[8] Marras C, Andrews D, Sime E, Lang AE. Botulinum toxin for simple motor tics: a randomized, double-blind, controlled clinical trial. Neurology.; 56(5):605–610.

[9] Kwak C, Jankovic J. Tics in Tourette syndrome and botulinum toxin. J Child Neurol.; 15(9):631–634.

[10] Karkos PD, George M, Van Der Veen J, et al. Vocal process granulomas: a systematic review of treatment. Ann Otol Rhinol Laryngol.; 123(5):314–320.

[11] Fink DS, Achkar J, Franco RA, Song PC. Interarytenoid botulinum toxin injection for recalcitrant vocal process granuloma. Laryngoscope.; 123(12):3084–3087.

[12] Pham Q, Campbell R, Mattioni J, Sataloff R. Botulinum toxin injections into the lateral cricoarytenoid muscles for vocal process granuloma. J Voice.; 32(3):363–366.

[13] Damrose EJ, Damrose JF. Botulinum toxin as adjunctive therapy in refractory laryngeal granuloma. J Laryngol Otol.; 122(8):824–828.

[14] Carroll TL, Gartner-Schmidt J, Statham MM, Rosen CA. Vocal process granuloma and glottal insufficiency: an overlooked etiology? Laryngoscope.; 120(1):114–120.

[15] Hillel AT, Karatayli-Ozgursoy S, Samad I, et al. North American Airway Collaborative (NoAAC). Predictors of posterior glottic stenosis: a multi-institutional case-control study. Ann Otol Rhinol Laryngol.; 125(3):257–263.

[16] Nathan CO, Yin S, Stucker FJ. Botulinum toxin: adjunctive treatment for posterior glottic synechiae. Laryngoscope.; 109(6):855–857.

[17] Rontal E, Rontal M. Laryngeal rebalancing for the treatment of arytenoid dislocation. J Voice.; 12(3):383–388.

[18] Rubin AD, Hawkshaw MJ, Sataloff RT. Vocal process avulsion. J Voice.; 19(4):702–706.

[19] Rubin AD, Hawkshaw MJ, Moyer CA, Dean CM, Sataloff RT. Arytenoid cartilage dislocation: a 20-year experience. J Voice.; 19(4):687–701.

[20] Irwin RS, Baumann MH, Bolser DC, et al. Diagnosis and management of cough executive summary: ACCP evidencebased clinical practice guidelines. Chest.; 129(1) Suppl: 1S–23S.

[21] Altman KW, Irwin RS. Cough specialists collaborate for an interdisciplinary problem. Otolaryngol Clin North Am.; 43(1):xv–xix.

[22] Sasieta HC, Iyer VN, Orbelo DM, et al. Bilateral thyroarytenoid botulinum toxin Type A injection for the treatment of refractory chronic cough. JAMA Otolaryngol Head Neck Surg.; 142(9):881–888.

第14章
肉毒毒素治疗偏头痛

Rachel Kaye, Jerome S. Schwartz, Brian E. Benson, and William J. Binder

摘要

偏头痛是全世界范围内常见的疾病，频繁发作偏头痛将为患者带来非常大的困扰。医生具备诊断和治疗偏头痛的能力，以减轻患者的痛苦，对整个社会经济的贡献是有重大意义的。全面的病史和体格检查使医生能够对患者的疾病进行分类，并确定器质性病因的风险。口服药物具有不同的疗效，并且具有患者可能无法接受的并发症。偏头痛的治疗已经得到不断发展与补充，有很多支持及补充疗法可以使越来越多的患者获得持久缓解。尽管其作用机制尚不完全清楚，但肉毒毒素（BoNT）可能通过作用于中枢系统和外周途径来缓解头痛。注射BoNT的并发症通常是轻微的、暂时性的，通常使用熟练的注射技术可以预防并发症的发生。因此，BoNT化学神经阻断技术是治疗偏头痛的一种既有效又安全的辅助疗法。

关键词：偏头痛、头痛、化学神经阻断技术、肉毒毒素

14.1　引言（概述，简介）

“头痛”可能是患者向医生描述自己的身体不适时最常提到的主诉；偏头痛困扰着大约15%的成年人，并被列为2016年全球第二大失能原因[1]。偏头痛表现为反复发作的中度至重度头痛，可伴有畏光症、恐音症和恶心。其他症状包括体力消耗导致的症状加重、单侧定位和悸动性疼痛。这些不适引起的身体机能衰弱会导致生产力的显著下降、社会参与度的降低和患者生活质量的降低。其他相关的神经系统疾病，如抑郁症和焦虑症，会使这种疾病的发病率复杂化。社会经济负担因失能而产生的直接（医疗保健利用）和间接成本会以数十亿美元来衡量。尽管绝大多数头痛疾病本质上是良性的，但仍必须小心排除其他器质性病因（如脑肿瘤或脑动脉瘤）。

14.2　偏头痛的分类

2018年，国际头痛协会（HIS）发布了修订后的《国际头痛分类》（ICHD-3），该分类允许在癫痫患者中建立正式的分类模式[2]。头痛可以分为原发性或继发性头痛，并与颅神经病变和其他面部疼痛疾病区分开。原发性头痛是指一种疾病，其结构或器质性病因尚不清楚（如偏头痛和紧张性头痛）。继发性头痛的特征是已知的结构性或全身性病因。此外，偏头痛可以根据有无先兆进行细分。无先兆偏头痛是最常见的亚型，与先兆性偏头痛的患者相比，其发作频率更高，失能率也更高。偏头痛根据头痛频率进一步细分为慢性或发作性亚型。慢性偏头痛表现为一个月有15天及以上的头痛症状，其中8天及以上有偏头痛症状（▶表14.1）。

表14.1 偏头痛的诊断标准

ICDH-3编号	亚型	定义/特征
1.1	无先兆偏头痛	·持续4～72小时的反复（至少5次）头痛发作 ·2个典型特征（单侧位置、搏动质量、中度剧烈疼痛或体力活动加重） ·1种相关症状（恶心和/或呕吐、畏光和畏声）
1.2	先兆性偏头痛	·1种可逆的先兆症状（视觉、感觉、言语和/或语言、运动、脑干、视网膜） ·至少有3个特征（超过5分钟逐渐扩散，症状连续出现，症状持续5～60分钟，单侧症状，阳性症状闪烁或针刺，60分钟内伴有头痛）
1.3	慢性偏头痛	·头痛>每月15天（每月8天，有偏头痛症状） ·持续时间>3个月
1.4	偏头痛并发症	·偏头痛状态 ·偏头痛性梗死 ·持续的先兆 ·偏头痛先兆引发癫痫发作
1.5	可能性偏头痛	·偏头痛样发作，但没有达到上述诊断标准
1.6	发作性综合征	·复发性胃肠道紊乱 ·周期性呕吐综合征 ·腹部偏头痛 ·良性阵发性眩晕 ·良性阵发性斜颈

资料来源：Data from Headache Classification Committee of the International Headache Society (IHS). The International Classification of Headache Disorders 3rd ed. Cephalalgia 2018; 38 (1):1–211.

14.3 偏头痛的病因

尽管有大量的研究正在进行中，但偏头痛的病理生理学机制我们只是以管窥豹。目前的研究表明至少有3种机制：颅外动脉血管扩张、神经源性炎症和中枢疼痛传导抑制降低。皮层扩散性抑郁症是一种缓慢进行的去极化波，随后是大脑皮层的电沉默和灌注不足的现象，被认为会产生偏头痛先兆，有人认为它是偏头痛的另一个病因[3]。使用经颅刺激和生化分析的新研究提供了令人信服的证据，表明没有一个单独的理论能够全面解释偏头痛的开始、持续和解决方法，尽管目前有几种理论占据主导地位。

血管痉挛扩张理论描述了促进偏头痛症状的颅内外动脉直径的变化。颅外少尿症发生在偏头痛的前驱期，并持续到偏头痛的早期阶段。矛盾的是，当疼痛阶段开始时，血管扩张会导致持续性充血。各种抗血浆外渗的试验和血管收缩剂等直接促进血管收缩的成分，如咖啡因、5–羟色胺能（5HT1B/1D）受体激动剂（雷公藤）和非选择性5–羟色胺能激动剂（麦角碱），都获得了不同程度的效果。

复杂的神经生理系统和三叉神经血管系统的功能障碍也可能导致偏头痛。据推测，颅内脑膜和颅外骨膜（以及颅周肌肉）之间可能存在解剖联系[4]。偏头痛的颅外病因最初于20世纪50年代初和60年代初提出[5–6]，但最近获得了大量支持。在小鼠模型的实验中显示，在年轻小鼠中，疼痛和感觉纤维通过颅缝穿过颅骨，相互连接。这种连接随着小鼠年龄的增长而退化，除了颅缝处的少量连接保持完整[7]。这些感觉/疼痛纤维分叉，连接硬脑膜、软脑膜（通过穿过蛛网膜下腔）和颅外骨膜。在对人类研究的试验中也同样发现了贯穿并连接颅周肌肉、颅外骨膜、颅骨缝合线和颅内硬脑膜的感觉/疼痛纤维的持续存在[7–9]。这种感觉/疼痛纤维的存在和识别，为外部颅周刺激可导致偏头痛的猜想提供了理论基础。

炎症的发生可能干预偏头痛的严重程度；在伴有双侧枕部内爆性头痛和相关慢性肌肉压痛的慢性偏头痛患者中，人颅骨膜中的炎症基因表达上调[10]。一些推测表明，偏头痛可能起源于炎症过程中对疼痛刺激过敏的颅外组织。通过神经减压手术[11–13]、枕神经刺激[14–15]和神经阻滞[16–17]后成功减少偏头痛，进一步支持偏头痛颅外来源的理论。

14.4　治疗目标

随着许多典型治疗方法未能有效地消除这种疾病，许多缓解症状的治疗方法已经逐渐发展起来。治疗的主要目标是阻止病程进展、制订解决方案，或预防反复发作、减少发作频率，但治疗的依从性仍然很低，主要是由于自觉疗效不足和/或其他全身性并发症的发生。目前所有可用的治疗方法中，只有A型肉毒毒素（BoNT-A）和托吡酯在治疗慢性偏头痛方面显示出有效性，并获得了FDA的批准，而BoNT是全球唯一批准用于慢性偏头痛的预防性治疗方法，可以在一定时间内显著减少发作频率[18]。最近，降钙素基因相关肽（CGRP）受体拮抗剂和针对CGRP受体点位的单克隆抗体已被证明对慢性偏头痛的预防性治疗有效。然而，据报道，其效果维持时间仅有1个月[19]。

关于A型肉毒毒素（BoNT-A）的深度研究报告发现，它是一种有效的预防性药物，但仅对某些患者有效[20-25]。2006年，Jakubowski等确定BoNT-A显效应答者（偏头痛天数减少80%以上）的区别因素是内爆性头痛或眼病性头痛患者，其显效应答率分别为94%和100%。这与那些突发性偏头痛患者的显效率仅为19%，形成了对比[26]。如果内爆性头痛和眼病性头痛发展涉及颅外神经支配，而BoNT-A化学去神经支配抑制了颅外神经，则可以解释这种区别。

尽管BoNT的确切作用机制备受争议，但确定的是，它可以抑制外周感觉神经元。BoNT通过影响其SNARE对接蛋白来抑制炎症介质的释放，特别是P物质[27]、CGRP[28]和谷氨酸[29]。重要的是要理解，尽管注射BoNT在疼痛处理中起着重要作用，但它并不介导急性疼痛。这是因为A-δ或A-β纤维不受神经肽释放的介导。因此，BoNT可以调节疼痛处理，而不会影响急性疼痛的感觉或影响注射时的局部麻醉。

越来越多的证据表明注射BoNT-A已成为治疗偏头痛的替代疗法，并于2010年被美国食品和药品监督管理局（FDA）批准为慢性偏头痛的预防性药物。2018年，Cochrane的一项综述报告称，注射BoNT-A可能会减少慢性偏头痛患者每月2天的偏头痛天数。由于目前的结果尚不明确，呼吁进一步研究其在发作性偏头痛中的效用[30]。

14.5　诊断

对症状进行系统、仔细的访谈，检查和记录，有助于对头痛患者进行正确诊断。应进行全面体检，以确定是否存在心血管、眼科或神经肌肉病因或其他鉴别因素。耳朵、鼻子、喉咙、头皮和颈部也应进行彻底检查。具体而言，应寻找头痛的次要病因，此类体检包括关注生命体征、情绪影响、心肺评估、头颈部杂音听诊、颞下颌关节功能障碍、头颈部肿块和局灶性神经症状（视野缺陷、感觉缺陷、不对称步态、视盘水肿等）[31]。

充分诊断偏头痛的类型，将有助于帮助教育患者合理设定治疗预期。如前所述，与突发性头痛患者（19%）相比，内爆性头痛或眼病性头痛患者的缓解率（94%和100%）高得多[26]。这一信息对于预测治疗效果非常重要。

如果临床证据表明存在继发性头痛或器质性疾病，则必须将神经影像学纳入诊断工作的一部分，通过使用计算机断层扫描或磁共振成像来排除器质性病变。严重的情况下，当患者出现蛛网膜下腔出血、脑膜炎、脑脊液（CSF）压力严重改变和/或脑膜癌或淋巴瘤时，可进行腰椎穿刺[32]。尽管头痛患者的此类器质性病变的患病率较低，但必须保持高度怀疑，不要忽视任何严重的潜在病变。

14.6　解剖学机制

在彻底的病史和体格检查后，应对每位患者确定并记录与头痛相关的解剖部位。根据作者的经验，典型的注射部位有眉间、颞部、额部、枕下和斜方肌。由于受头痛影响的部位较多，通常需要注射多个部位。在注射部位的数量上，实际剂量差异很大，文献中报道的总给药剂量通常为15～195U。采用标准化的PREEMPT注射模式，固定部位、固定注射剂量模式的31个注射部位分配的总剂量为155U，在添加了该模式的"遵循疼痛途径"部分中所示的其他部位后，39个部位分布的总剂量最高可达195U[33]。

14.6.1 额部

滑车上神经是额神经的一个分支，源自三叉神经的眼支。它通过额切迹/滑车上孔走行至眉毛，然后在眼轮匝肌后脂肪垫内分叉，再进入/刺穿皱眉肌和额肌，以在中线处支配前额下部的皮肤。皱眉肌位于眶上缘的正上方，向鼻背方向倾斜。滑车上神经和血管沿着皱眉肌的内侧延伸，而眶上束通过眶上孔在外侧延伸。皱眉肌的作用是压低眉内侧，通常在眉间部位产生垂直的眉间纹。降眉间肌是一种三角形肌肉，与额肌的最内侧和最下侧相连。它源自鼻梁上方（与眉间皮肤相连），充当内侧压眉器，从而在鼻梁上方产生水平的眉间纹。额肌是前额颅骨上的一块大而宽的肌肉，从眶上缘延伸到顶骨部位。收缩（在眉毛抬高时引起）会产生抬头纹（▸图14.1，▸图14.2）。

14.6.2 颞肌

颞肌是一块扇形的肌肉，覆盖颞区，起源于颞线，走行至下颌骨的冠突。该肌肉可以通过嘱患者咬紧牙关来识别，因为它属于咀嚼肌。它由颞深神经支配，颞深神经是下颌神经（三叉神经第三分支）前分支。耳颞神经也在颞前区提供感觉神经纤维（▸图14.3，▸图14.4）。

14.6.3 后侧头皮

斜方肌、头夹肌和半棘肌处于枕区边缘。枕大神经和枕小神经起源于颈丛（脊神经C2的分支）。枕大神经出现在枕下三角下方，并深入头半棘肌，走行至上颈线上方。然后它刺入头半棘肌和斜方肌之间的头皮。枕小神经围绕胸锁乳突肌的后边缘弯曲，并向上延伸，直到穿透深筋膜并支配耳后皮肤。枕肌与额肌通过筋膜相连，枕肌向后收缩，并与额肌作为肌肉复合体（▸图14.5）。

14.7 注射技术

目前，3种A型肉毒毒素（BoNT-A）配方（Botox、Dysport和Xeomin）和一种B型肉毒毒素（BoNT-B）配方（Myoblock）已获准临床使用，并在美国上市。这些药物具有不同的给药时间表和安全参数，因此从业医生必须熟悉每种肉毒毒素制剂。

Onabotulinumtoxin A（Botox; Allergan plc, Irvine, CA）是美国第一种被批准可用的A型肉毒毒素。每小瓶含有50U或100U的BoNT-A粉末，需要用0.9%无防腐剂盐水稀释。在作者的实践中，我们通常将每小瓶稀释至最终浓度为5.0U：0.1mL或2.5U：0.1mL的溶液。Abobotulinumtoxin A（Dysport, Galderma Laboratories, Fort Worth, TX）有两种规格，300U/瓶或500U/瓶，Incobulinumtoxin A（Xeomin, Merz Pharmaceuticals, Raleigh, NC）同样有50U和100U规格。

Rimabotulintoxin B（Myobloc, Solstice Neurosciences LLC, Malvern, PA）有每瓶2500U、5000U和10 000U规格，所有小瓶均用0.05%人血白蛋白预稀释至500U：0.1mL的标准浓度。

要注意，BoNT通常注射在肌外平面和筋膜中，特别是在靠近颈嵴的更内侧枕部区和颈部底部。此外，根据"偏头痛的病因"一节中概述的原理，可以绘制注射部位，以反映感觉神经的分布[33]。PREEMPT描述了2种通用技术（固定剂量技术或定制的后续补充剂量技术[33]），用于确定注射部位。

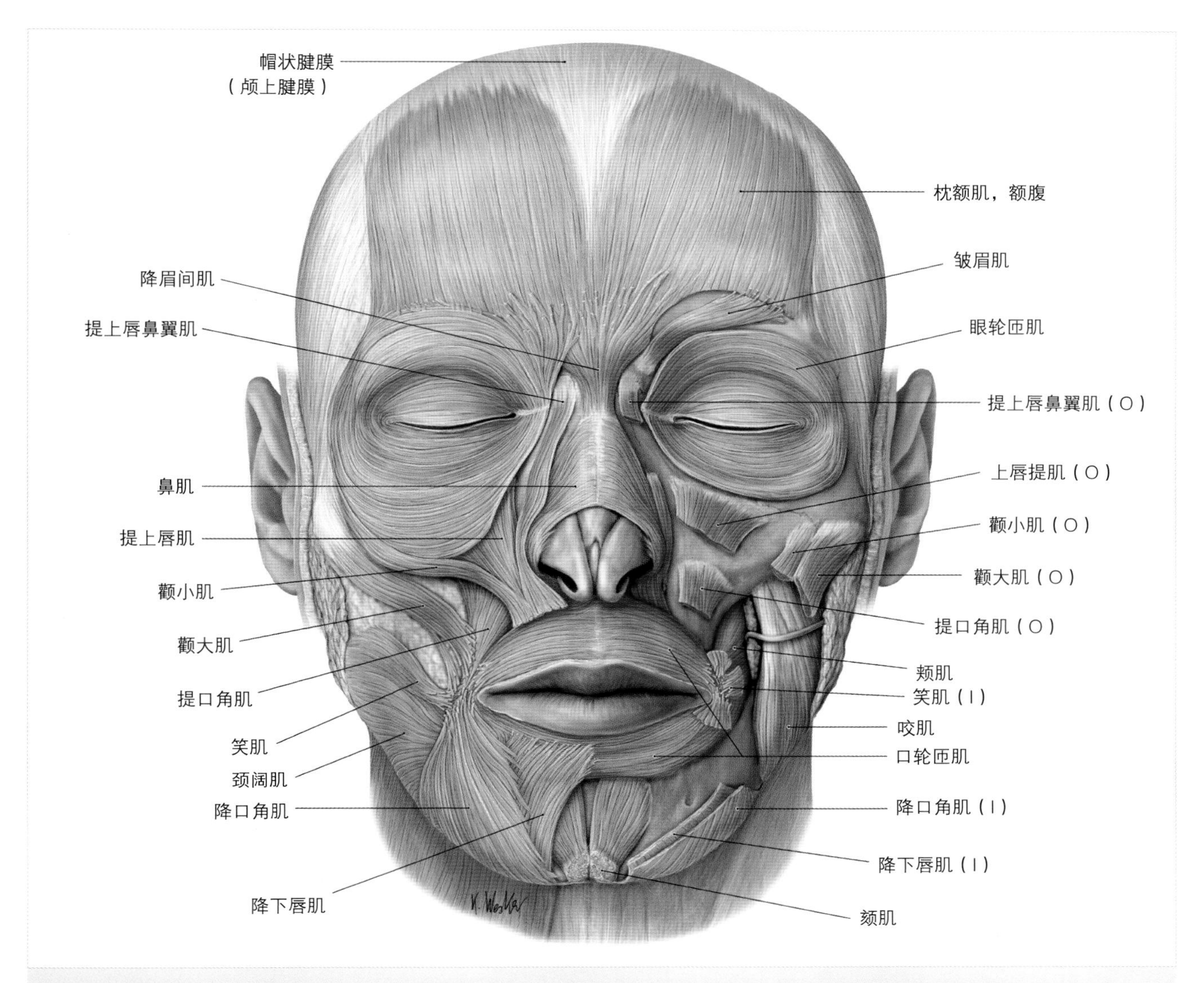

图14.1　眉间和前额注射部位（From Gilroy AM et al. Atlas of Anatomy. 1st Ed. New York: Thieme Medical Publishers; 2008. Based on: Schuenke M, Schulte E, Schumacher U. THIEME Atlas of Anatomy: Head and Neuroanatomy. Illustrations by Voll M and Wesker K. 1st Ed. New York: Thieme Medical Publishers; 2008.）

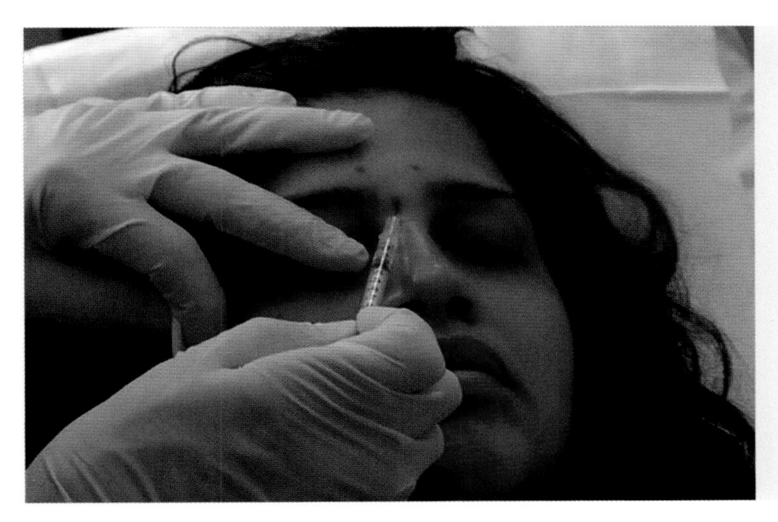

图14.2　眉间注射

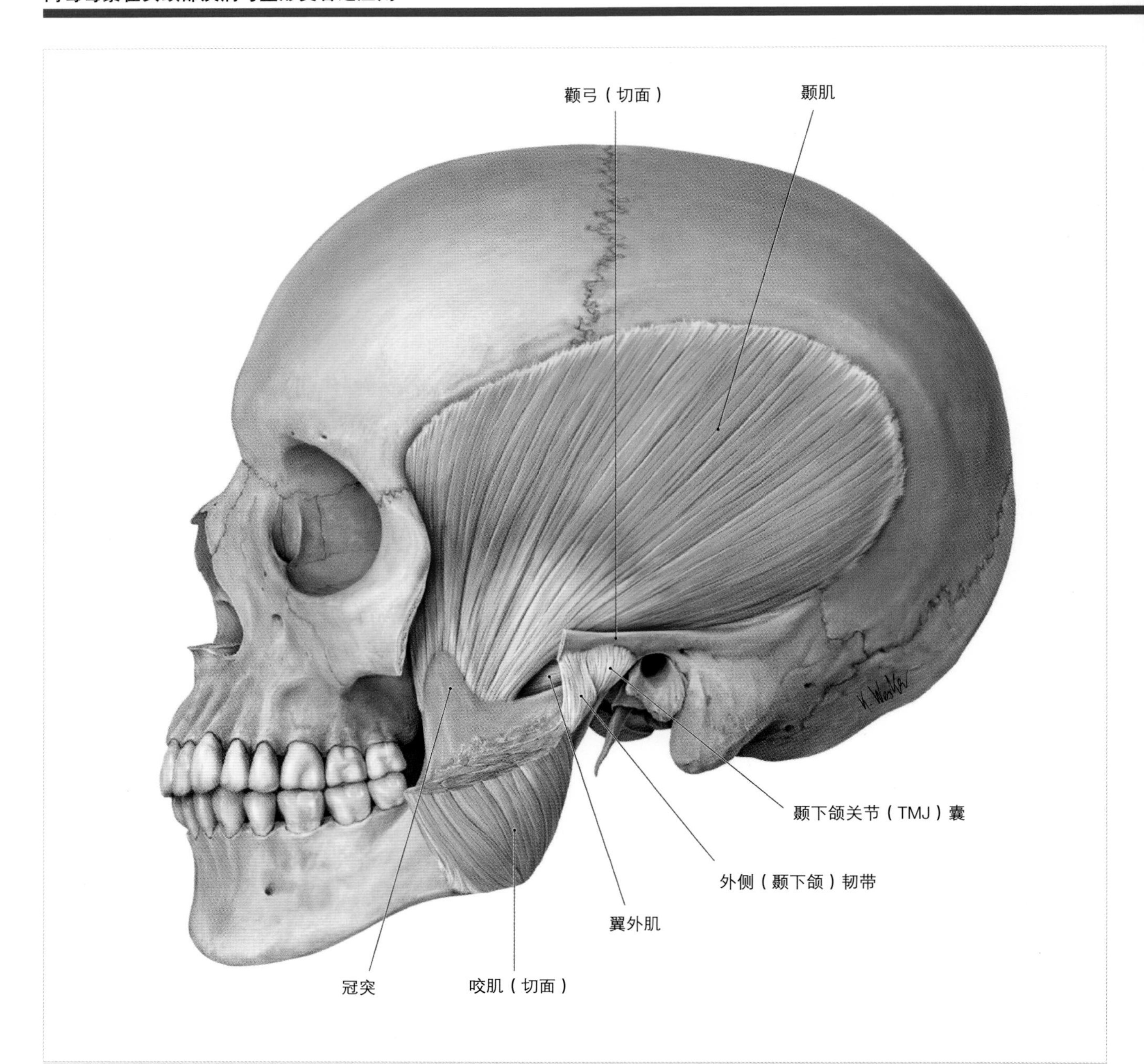

图14.3 颞区注射部位（Gilroy AM et al. Atlas of Anatomy. 3rd Ed. New York: Thieme Medical Publishers; 2016. Based on: Schuenke M, Schulte E, Schumacher U. THIEME Atlas of Anatomy: Head and Neuroanatomy. Illustrations by Voll M and Wesker K. 1st Ed. New York: Thieme Medical Publishers; 2008.）

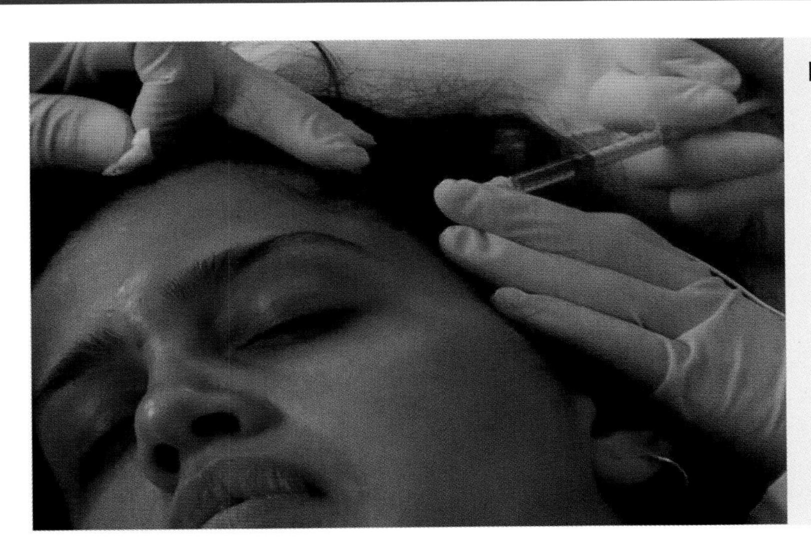

图14.4　颞肌注射

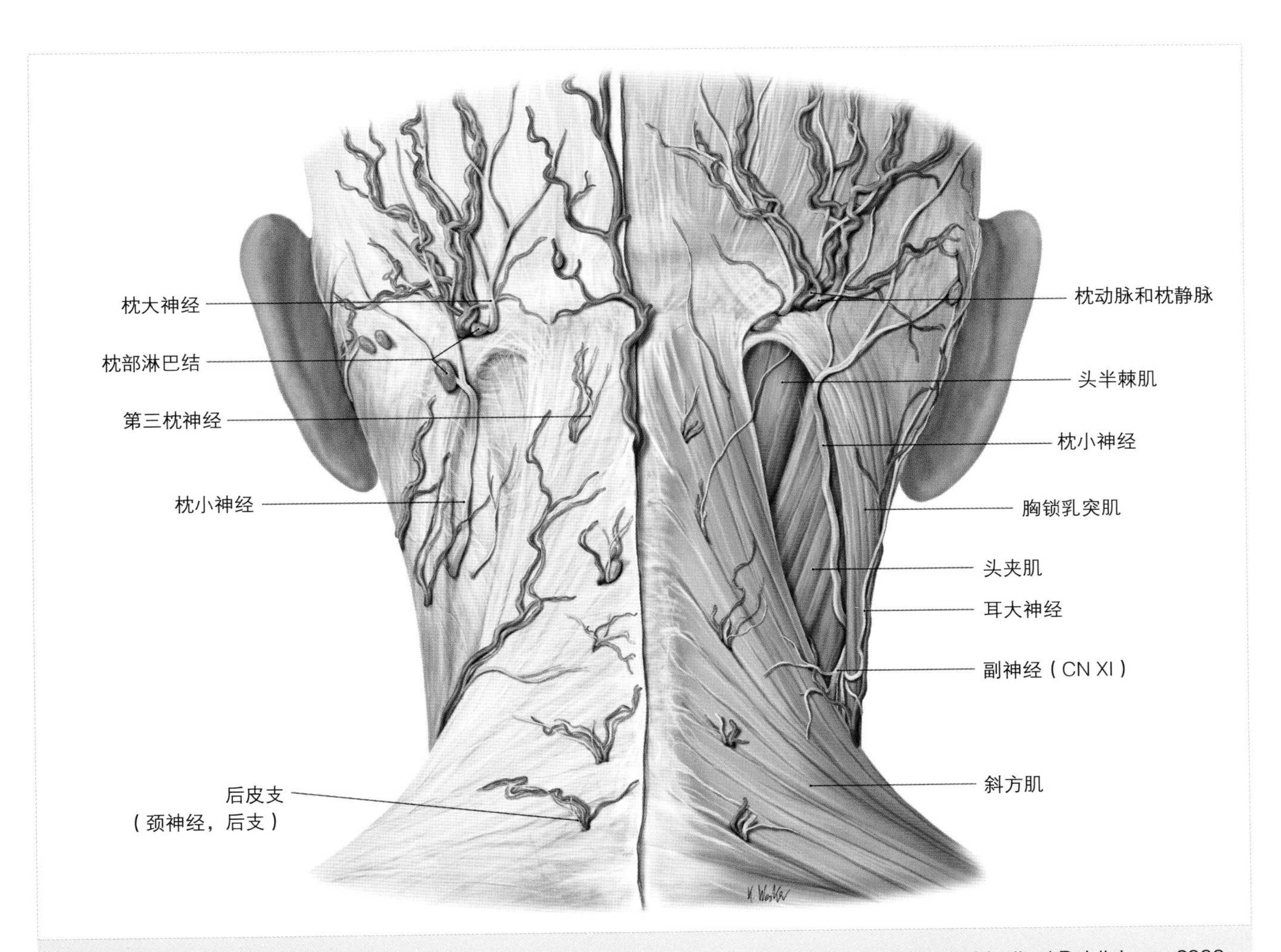

图14.5　枕部和椎旁注射部位（Gilroy AM et al. Atlas of Anatomy. 1st Ed. New York: Thieme Medical Publishers; 2008. Based on: Schuenke M, Schulte E, Schumacher U. THIEME Atlas of Anatomy: Head and Neuroanatomy. Illustrations by Voll M and Wesker K. 1st Ed. New York: Thieme Medical Publishers; 2008.）

按照前面提到的方案进行稀释（通常用4mL生理盐水稀释100U BoTN-A，即2.5U：0.1mL）后，将肉毒毒素吸入带有30G或32G针头的1mL注射器内。另外，如果需要肌电图（EMG）引导下进行操作，则使用27G聚四氟乙烯（Teflon）涂层中空肌电针。这有助于在颞部和枕部头皮的深层肌肉附近进行注射。肉毒毒素配制与注射过程需要严格遵守无菌操作，用酒精对患者皮肤进行消毒（国内常用碘伏或醋酸氯己定溶液），以清除碎屑和污染物。通过限制在目标皮下组织内或肌腹内注射，可以减少瘀斑和注射相关压痛的风险。

14.7.1 眉间部位与额部

我们遵循滑车上神经和眶上神经（三叉神经眼炎分支）的路线。注射位置集中分布在眉间和前额的前部。在滑车上孔和滑车上孔两侧的神经出口部位进行注射，其中一个注射点位在降眉间肌正中。前额区每侧选择4～8个注射点位，以覆盖前额中央和侧面区域。BoNT的扩散直径为1～2cm，并扩散至额肌。应充分告知患者，当我们通过肉毒毒素注射进行额肌去神经化治疗时，患者会在抬起眉毛时自觉前额无力。同样，前额区的注射应对称进行，每个注射部位使用0.1～0.2mL的剂量，以避免出现面部不对称，这一点很重要。

14.7.2 颞区

当注射颞区时，一般有4个注射区，分别与颞肌的前象限、上象限、下象限和后象限对齐，以治疗耳颞神经前部。总体而言，每侧平均注射20～25U的BoNT-A，预计每个注射点位使用5U的剂量。

14.7.3 头部枕后区和耳后区

在头部枕后区，注射区位于枕部和耳后区的颈嵴上方。注射沿着枕大神经和枕小神经，以及枕肌和耳大神经、耳小神经后外侧的路径分布。指定的区域为肌肉外和肌肉内的实际疼痛区提供了更大的注射自由度，而不是指向特定的肌肉路径。根据疼痛的部位，在1～4个部位共注射5～20U BoNT-A。为了靶向缓解枕骨区的疼痛感，可在颈嵴上方进针，通常使用1～2个注射点位，每个部位注射5～7.5U。

14.7.4 后颈部

在颈部，BoNT可以注射到头夹肌、颈旁肌的扳机点，以及位于颈嵴下方的斜方肌的触痛区域。每侧可选取1～4个注射点位，平均每侧注射5～20U的BoNT-A。

14.8 随访与预后

BoNT去神经化的疼痛缓解可能需要数周才能发挥最大效果。因此，鼓励患者在注射前和注射后逐日记录头痛情况，以监测其效果。患者应主要记录为治疗突发性头痛服用的口服或补充药物。尽管BoNT-A药物的药物代谢动力学持续时间约为12周，但患者之间的临床疗效持续时间存在显著差异，甚至有长达56周的缓解期，这可能是由于其神经调节作用[34]。此外，类似于其他疾病的BoNT注射，患者对BoNT的反应可能会随着时间的推移而改变，有报道称重复性持续注射会产生更佳的治疗效果[20]。如果患者在注射后2～4周没有得到明显的改善，嘱患者返回门诊考虑再次进行注射治疗。如果再次注射BoNT带来满意的效果，那么在症状复发时，随后注射的剂量将是前两次剂量相加的总和。

14.9 并发症与潜在风险

并发症通常是轻微且暂时性的。它们通常是由于BoNT扩散到邻近部位导致的。这种扩散可能会导致眼睑下垂、眉毛下垂和复视等[22]。可以通过注意避免在单注射点位进行大剂量注射、避免注射点位选择不当，或避免注射角度和方向不正确来防止。例如，在靠近眉毛的位置进行注射时，应保持针尖的方向向上。

肉毒毒素通过眶隔上方扩散引起上睑下垂，导致化学去神经和上睑提肌麻痹。在眉毛或眉毛下方靠近瞳孔中线的位置注射，会增加上睑下垂的风险。可以通过使用较小的注射剂量和在瞳孔中线眶上缘上方至少1cm的位置注射来预防。如果发生上睑下垂，可使用盐酸安普乐定滴眼液（α-2肾上腺素能激动剂）刺激Muller肌收缩，使眼睑抬高1～3mm，以减轻上睑下垂的严重程度，直至上睑下垂随着BoNT效果的减弱而自然消退。然而，盐酸安普乐定不能用于闭角型青光眼或心血管疾病未控制的患者。其他拟交感神经药物（例如溴莫尼定、去氧肾上腺素、萘甲唑啉）可能具有类似的作用，但这些都属于超说明书用法。

眶下外侧额肌无力或眶上额肌无力可分别引起眉外侧或眉中部下垂。虽然注射的位置是眶上缘以上至少1cm处，但对于眉毛位置低的患者最好谨慎操作。在这种情况下，应该只注射额肌的上部，因为下1/3部分的肌肉主要负责提升眉毛。为了在改善偏头痛的同时保留额肌的部分活动度，部分化学去神经治疗是理想的。可通过向周围的相关降肌，包括同侧外上眼轮匝肌（外降肌）、皱眉肌（内降肌）或内上眼轮匝肌（内降肌）注射BoNT来辅助提升眉毛。

复视是治疗头痛时极为罕见的并发症，与眼轮匝肌外侧注射治疗功能亢进的眶周皱纹（鱼尾纹）相关。这是由于肉毒毒素通过眶隔扩散，导致外侧直肌的化学去神经支配。如果计划在外侧眶区注射，则注射在浅层（皮下）眶缘外侧约1cm处（或外眦外侧1.5cm处）。复视需要立即转诊眼科进行治疗。

注射过程中还会出现其他轻微的并发症，如局部疼痛、红斑、水肿、瘀斑和短期感觉减退。在肌内注射之前或之后使用冰块可以减少疼痛、水肿和红斑的发生率。通过让患者在注射前7天避免服用阿司匹林、非甾体抗炎药（NSAIDs）和维生素E，以及通过视觉确认避免穿刺小血管，通过触诊避免穿刺大口径血管，可以防止血管破裂。通过用小针（30G或32G针）缓慢注射，并小心避免触及骨膜，可以进一步减轻局部疼痛和压痛。避免在不必要的深层进行注射。

14.10　要点回顾

- 肉毒毒素（BoNT）化学去神经支配具有除已知的神经肌肉阻滞以外的优势。
- BoNT在肌筋膜和炎症综合征（如慢性偏头痛）中具有实用性。
- 前期对口服药物治疗不耐受的患者，可能对注射BoNT有效果，可能会出现明显的症状缓解。
- BoNT被认为通过影响伤害感受和炎症信号级联的神经调节，具有中枢和外周作用机制：
    - 确切的作用机制和微粒生成本身的病理生理学机制尚不清楚。
    - 需要进一步的研究促进我们对这些过程更深刻的理解。
- BoNT的并发症很少发生，通常是轻微的、暂时性的。
- BoNT是治疗偏头痛和头痛的安全替代疗法。

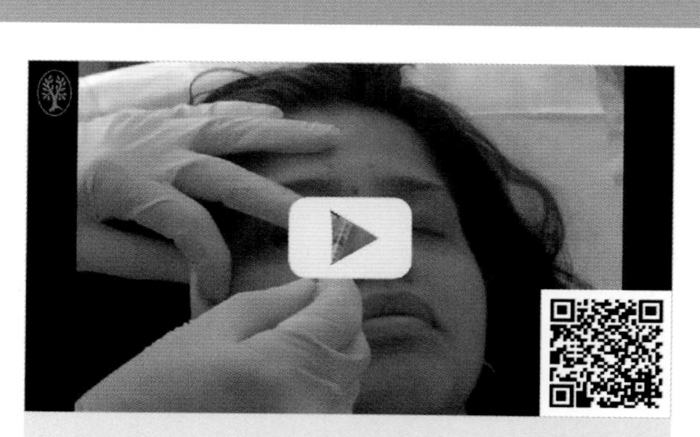

视频14.1 偏头痛。左侧颞部和眼后疼痛的患者，如图所示，在3个位置注射眉间区（眶上神经和颈上神经），每个点位注射2.5U：0.1mL肉毒毒素。左颞前肌也在3~5个不同点位注射2.5U：0.1mL肉毒毒素。[1:24]

参考文献

[1] Disease GBD, Injury I, Prevalence C, GBD 2016 Disease and Injury Incidence and Prevalence Collaborators. Global, regional, and national incidence, prevalence, and years lived with disability for 328 diseases and injuries for 195 countries, 1990–2016: a systematic analysis for the Global Burden of Disease Study 2016. Lancet.; 390(10100):1211–1259.

[2] Headache Classification Committee of the International Headache Society (IHS), . The International Classification of Headache Disorders. 3rd ed. Cephalalgia.; 38(1):1–211.

[3] Bolay H, Reuter U, Dunn AK, Huang Z, Boas DA, Moskowitz MA. Intrinsic brain activity triggers trigeminal meningeal afferents in a migraine model. Nat Med.; 8(2):136–142.

[4] Burstein R, Blake P, Schain A, Perry C. Extracranial origin of headache. Curr Opin Neurol.; 30(3):263–271.

[5] Wolff HG, Tunis MM, Goodell H. Studies on headache; evidence of damage and changes in pain sensitivity in subjects with vascular headaches of the migraine type. AMA Arch Intern Med.; 92(4):478–484.

[6] Selby G, Lance JW. Observations on 500 cases of migraine and allied vascular headache. J Neurol Neurosurg Psychiatry.; 23:23–32.

[7] Kosaras B, Jakubowski M, Kainz V, Burstein R. Sensory innervation of the calvarial bones of the mouse. J Comp Neurol.; 515(3):331–348.

[8] Schueler M, Messlinger K, Dux M, Neuhuber WL, De Col R. Extracranial projections of meningeal afferents and their impact on meningeal nociception and headache. Pain.; 154(9):1622–1631.

[9] Schueler M, Neuhuber WL, De Col R, Messlinger K. Innervation of rat and human dura mater and pericranial tissues in the parieto-temporal region by meningeal afferents. Headache.; 54(6):996–1009.

[10] Perry CJ, Blake P, Buettner C, et al. Upregulation of inflammatory gene transcripts in periosteum of chronic migraineurs: Implications for extracranial origin of headache. Ann Neurol.; 79(6):1000–1013.

[11] Janis JE, Barker JC, Javadi C, Ducic I, Hagan R, Guyuron B. A review of current evidence in the surgical treatment of migraine headaches. Plast Reconstr Surg.; 134(4) Suppl 2:131S–141S.

[12] Chepla KJ, Oh E, Guyuron B. Clinical outcomes following supraorbital foraminotomy for treatment of frontal migraine headache. Plast Reconstr Surg.; 129(4):656e–662e.

[13] Guyuron B, Reed D, Kriegler JS, Davis J, Pashmini N, Amini S. A placebo-controlled surgical trial of the treatment of migraine headaches. Plast Reconstr Surg.; 124(2):461–468.

[14] Saper JR, Dodick DW, Silberstein SD, McCarville S, Sun M, Goadsby PJ, ONSTIM Investigators. Occipital nerve stimulation for the treatment of intractable chronic migraine headache: ONSTIM feasibility study. Cephalalgia.; 31(3):271–285.

[15] Young WB. Occipital nerve stimulation for chronic migraine. Curr Pain Headache Rep.; 18(2):396.

[16] Dach F, Éckeli AL, Ferreira KdosS, Speciali JG. Nerve block for the treatment of headaches and cranial neuralgias-a practical approach. Headache.; 55 Suppl 1:59–71.

[17] Blumenfeld A, Ashkenazi A, Evans RW. Occipital and trigeminal nerve blocks for migraine. Headache.; 55(5):682–689.

[18] Aurora SK, Brin MF. Chronic migraine: an update on physiology, imaging, and the mechanism of action of two available pharmacologic therapies. Headache.; 57(1):109–125.

[19] Tso AR, Goadsby PJ. Anti-CGRP monoclonal antibodies: the next era of migraine prevention. Curr Treat Options Neurol.; 19(8):27.

[20] Binder WJ, Brin MF, Blitzer A, Schoenrock LD, Pogoda JM. Botulinum toxin type A (BOTOX) for treatment of migraine headaches: an open-label study. Otolaryngol Head Neck Surg.; 123(6):669–676.

[21] Ondo WG, Vuong KD, Derman HS. Botulinum toxin A for chronic daily headache: a randomized, placebo-controlled, parallel design study. Cephalalgia.; 24(1):60–65.

[22] Silberstein S, Mathew N, Saper J, Jenkins S, For the BOTOX Migraine Clinical Research Group. Botulinum toxin type A as a migraine preventive treatment. Headache.; 40(6):445–450.

[23] Tepper SJ, Bigal ME, Sheftell FD, Rapoport AM. Botulinum neurotoxin type A in the preventive treatment of refractory headache: a review of 100 consecutive cases. Headache.; 44(8):794–800.

[24] Dodick DW, Mauskop A, Elkind AH, DeGryse R, Brin MF, Silberstein SD, BOTOX CDH Study Group. Botulinum toxin type A for the prophylaxis of chronic daily headache: subgroup analysis of patients not receiving other prophylactic medications: a randomized double-blind, placebo-controlled study. Headache.; 45(4):315–324.

[25] Evers S, Vollmer-Haase J, Schwaag S, Rahmann A, Husstedt IW, Frese A. Botulinum toxin A in the prophylactic treatment of migraine-a randomized, double-blind, placebo-controlled study. Cephalalgia.; 24(10):838–843.

[26] Jakubowski M, McAllister PJ, Bajwa ZH, Ward TN, Smith P, Burstein R. Exploding vs. imploding headache in migraine prophylaxis with Botulinum Toxin A. Pain.; 125(3):286–295.

[27] Welch MJ, Purkiss JR, Foster KA. Sensitivity of embryonic rat dorsal root ganglia neurons to Clostridium botulinum neurotoxins. Toxicon.; 38(2):245–258.

[28] Durham PL, Cady R, Cady R. Regulation of calcitonin generelated peptide secretion from trigeminal nerve cells by botulinum toxin type A: implications for migraine therapy. Headache.; 44(1):35–42, discussion 42–43.

[29] Cui M, Khanijou S, Rubino J, Aoki KR. Subcutaneous administration of botulinum toxin A reduces formalin-induced pain. Pain.; 107(1–2):125–133.

[30] Herd CP, Tomlinson CL, Rick C, et al. Botulinum toxins for the prevention of migraine in adults. Cochrane Database Syst Rev.; 6:CD011616.

[31] Taylor FR. Diagnosis and classification of headache. Prim Care.; 31(2):243–259, v.

[32] Evans RW. Diagnostic testing for headache. Med Clin North Am.; 85(4):865–885.

[33] Blumenfeld AM, Silberstein SD, Dodick DW, Aurora SK, Brin MF, Binder WJ. Insights into the functional anatomy behind the PREEMPT injection paradigm: guidance on achieving optimal outcomes. Headache.; 57(5):766–777.

[34] Aurora SK, Winner P, Freeman MC, et al. OnabotulinumtoxinA for treatment of chronic migraine: pooled analyses of the 56–week PREEMPT clinical program. Headache.; 51(9):1358–1373.

第15章
肉毒毒素治疗慢性头痛

Nwanmegha Young and Brian E. Benson

摘要

头痛是患者就医最常见的主诉之一。临床上我们通常将无器质性病变的头痛分为紧张型头痛和偏头痛两种类型。大多数人都会在人生中某些时刻受到紧张型头痛的困扰，一般来说，轻度的紧张型头痛并不会带来恶劣的影响，但也有非常少部分患者因为慢性紧张型头痛而深感痛苦。大量证据支持使用肉毒毒素治疗频发的偏头痛，但肉毒毒素对慢性头痛的疗效仍然缺乏证据支持。但是，由于紧张型头痛和偏头痛之间的症状交叉，肉毒毒素可以为那些常规治疗失败的患者提供新的尝试。

关键词：头痛、紧张型头痛、肌肉紧张型头痛、肉毒毒素

15.1　简介

紧张型头痛（Tension-type headache, TTH）也被称为“压力型头痛”或“肌肉紧张型头痛”，是最常见的头痛类型之一。TTH有2种分类：偶发性紧张型头痛（ETTH）和慢性紧张型头痛（CTTH）。ETTH是随机、不频繁发生的，CTTH是每天发生或每月至少连续15天发生的，头痛程度可能在24小时周期内有所起伏[1]。据估计，美国30%～80%的成年人患有ETTH，但只有3%患有CTTH[2]。

TTH的症状表现为头部或颈部肌肉感到紧绷，或颈部及头部周围出现带状的紧束感，从而产生“虎钳样”疼痛。疼痛通常出现在前额、太阳穴、枕部或颈部[3]。然而，TTH症状和无先兆偏头痛之间经常存在明显的交叉。事实上，在谱系研究中，最初诊断为ETTH的参与者中，有71%的患者在研究人员审查了他们的头痛日记后，将其诊断结果变更为偏头痛。ETTH的标志性特征是逐渐加重的颅周压痛。第三版的《国际头痛分类》（ICHD-3）将TTH分为4类：罕见发作、频繁发作、慢性发作和可能发作（▸表15.1，▸表15.2[4]）。

新的第四类“可疑的紧张型头痛”，是由于难以区分TTH和无先兆偏头痛而产生的。TTH的病因被认为与涉及颈部、面部和头皮的肌肉活动相关，反映出这是一种涉及ETTH中的外周痛觉感受器和CTTH中的中枢性痛觉障碍的复杂综合征[1]。

放松疗法、肌电图（EMG）生物反馈疗法、认知行为干预，以及各种物理治疗技术等非药物治疗在降低TTH的发作频率和严重程度方面取得了不同程度的成功。用于治疗慢性头痛的药物包括简单的止痛药，如阿司匹林和对乙酰氨基酚，以及非甾体抗炎药（NSAIDs），如布洛芬和萘普生钠。添加咖啡因可增加这些药物的疗效。三环类抗抑郁药、选择性5-羟色胺再摄取抑制剂（SSRIs）、抗痉挛药物替扎尼定和托吡酯等预防性药物可能会缓解一些患者的症状。然而，目前针对CTTH的药物治疗可能受到疗效不佳或副作用的限制。

鉴于肉毒毒素（BoNT）对痛觉和肌肉收缩的影响，它似乎是预防TTH的一种有效的药物。除了在减少肌肉收缩方面的众所周知的效果外，它还可能阻断疼痛介质的释放，如P物质、谷氨酸伴侣和

降钙素基因相关肽[5]。对于合并有颞下颌关节紊乱（TMD）的紧张型头痛患者，在一项开放研究中，有70%的应答率（应答是指头痛强度或频率降低50%或更高）。早期的非随机性研究支持BoNT-A预防性治疗的作用[6]。PREEMPT（第3阶段重新评估偏头痛预防性治疗）试验1和2的结果强烈支持使用BoNT-A预防慢性偏头痛[7-8]，建立了BoNT-A预防TTH的可能机制。相比之下，2004年，关于BoNT预防性治疗TTH疗效的更近期随机对照试验结果为阴性[9-10]。2012年的Meta分析同样显示，TTH数量减少与此无关[11-12]。然而，这并不排除BoNT-A在严重、持续性CTTH患者中可能存在的有效性，尤其是对如下几类患者：

- 对常规治疗反应不足的患者。
- 现有治疗副作用不可接受的患者。
- 禁用标准预防性治疗的患者。
- 误用、过度使用或滥用药物的患者。
- 痉挛或触发点涉及下颌或头部的患者。

15.2 诊断

TTH的诊断基于全面的病史和神经系统检查，通常与病例和影像学结果相结合。TTH的诊断标准列于 ▸ 表15.1和 ▸ 表15.2。

15.3 解剖学机制

相关解剖学结构的回顾可参见章节14.1。

15.4 注射技术

对于BoNT在头痛治疗中的应用，没有正式的临床指南。根据作者的经验，我们通常采用两种典型的方法之一——注射BoNT来缓解头痛。“固定点位”注射方法通常用于偏头痛患者，而“跟随疼痛”的注射方法通常适用于压力型头痛患者。混合

表15.1　紧张型头痛（发作类型）：一般诊断标准（B~E）
数据来自国际头痛学会《国际头痛分类》第三版（ICHD-3）。Cephalalgia 2018;38(1):1-211.
B. 头痛持续30分钟至7天
C. 至少有以下2种疼痛特征
1. 双侧疼痛
2. 压迫型或紧张型（非搏动性）疼痛
3. 轻度或中度强度
4. 不因日常体力活动而加重，如散步或爬楼梯
D. 符合以下两项
1. 无恶心或呕吐（可能出现厌食）
2. 仅至多可能伴随轻度畏光或畏声
E. 根据ICHD-3，无法匹配其他的头痛诊断

表15.2　紧张型头痛：特定诊断标准
数据来自国际头痛学会《国际头痛分类》第三版（ICHD-3）。Cephalalgia 2018;38(1):1-211.
2.1. 偶发性紧张型头痛
A. 至少发作10次，发作时间少于1天/月（<12天/年），符合标准B～D
2.2. 频发性紧张型头痛
A. 至少发作10次，发作时间平均1～14天/月，持续3个月以上，符合标准B～D
2.3. 慢性紧张型头痛
A. 每月15天或以上发生头痛，平均超过3个月（180天/年或以上），满足标准B～D
B. 持续性头痛（持续数小时甚至持续存在）
1. 符合以下4个特征中的至少2个：
・双侧疼痛
・压迫型或紧张型（非搏动性）疼痛
・轻度或中度强度
・不因日常体力活动而加重，如散步或爬楼梯
2. 符合以下两点：
・仅至多可能伴随畏光、恐音或轻度恶心
・无中重度恶心及呕吐
3. 根据ICHD-3，无法匹配其他的头痛诊断
2.4. 紧张型头痛可疑
A. 紧张型头痛缺少满足上述10种类型或亚型头痛的所有标准所需的特征之一，但不满足任何一种其他的头痛障碍的标准

型头痛患者可考虑联合应用两种注射方法。

15.4.1　固定点位的注射

A型肉毒毒素注射到降眉间肌（5U，一个点位）、皱眉肌（每个点位2.5U，内侧和外侧2个点位）、额肌（每个点位2.5U，每侧5个点位）和颞肌（每个点位2.5U，每侧4个点位）中。尽管可以在无辅助情况下盲进针注射，但我们发现EMG引导有助于精准定位肌肉，尤其是薄的颞肌。

15.4.2　跟随疼痛位置的注射

在EMG引导下，将BoNT-A注射到额肌（每个点位2.5U，每侧各5个点位）、颞肌（每个点位2.5U，每侧4个点位）、枕骨（每侧2.5～5U）、斜方肌（每侧7.5～15U）、头半棘肌（每侧7.5～15U）和/或头夹肌（视情况而定）。

15.5　随访与预后

如果有效，通常根据需要每3～4个月重复注射一次。

15.6　并发症与潜在风险

据报道，发生眼睑和眉毛下垂的患者比率不到2%。其他报告的潜在并发症有颈部无力、局部瘀伤和流感样症状。

15.7　结论

迄今为止进行的临床和临床前研究表明，BoNT-A可能在头痛的病理生理级联反应中的多个节点起作用，尽管尚不清楚这些节点中的哪一点最重要。尽管BoNT-A改善慢性偏头痛症状的疗效已被证实，但仍需要进行进一步的研究，以确定哪些TTH患者可以注射BoNT-A。

15.8　要点回顾

- 紧张型头痛（TTH）的标志性特征是颅周压迫性疼痛。
- TTH的定义中增加了一个新的“紧张型头痛可疑”类别。

慢性紧张型头痛

大多数慢性紧张型头痛都伴随头部的“虎钳样”疼痛。应从双侧颞肌注射开始，如视频12.1所示。通常在前额进行注射，如视频9.2所示，在眉间纹注射。偶尔，患者也会出现枕骨或沿着颈线疼痛；这些注射可以被视为颈肌张力性障碍治疗的（视频7.1）一部分。

参考文献

[1] Fumal A, Schoenen J. Tension-type headache: current research and clinical management. Lancet Neurol.; 7(1):70–83.

[2] Rasmussen BK, Jensen R, Schroll M, Olesen J. Epidemiology of headache in a general population-a prevalence study. J Clin Epidemiol.; 44(11):1147–1157.

[3] Lipton RB, Cady RK, Stewart WF, Wilks K, Hall C. Diagnostic lessons from the spectrum study. Neurology.; 58(9) Suppl 6:S27–S31.

[4] International Headache Society. The International Classification of Headache Disorders, 3rd ed (ICHD-III). Cephalalgia.; 38(1):1–211.

[5] Aoki KR. Pharmacology of botulinum neurotoxin. Otolaryngol Head Neck Surg.; 15:81–85.

[6] Blumenfeld A. Botulinum toxin type A as an effective prophylactic treatment in primary headache disorders. Headache.; 43(8):853–860.

[7] Aurora SK, Dodick DW, Turkel CC, et al. PREEMPT 1 Chronic Migraine Study Group. OnabotulinumtoxinA for treatment of chronic migraine: results from the double-blind, randomized, placebo-controlled phase of the PREEMPT 1 trial. Cephalalgia.; 30(7):793–803.

[8] Diener HC, Dodick DW, Aurora SK, et al. PREEMPT 2 Chronic Migraine Study Group. OnabotulinumtoxinA for treatment of chronic migraine: results from the double-

blind, randomized, placebo-controlled phase of the PREEMPT 2 trial. Cephalalgia.; 30(7):804–814.

[9] Padberg M, de Bruijn SF, de Haan RJ, Tavy DL. Treatment of chronic tension-type headache with botulinum toxin: a double-blind, placebo-controlled clinical trial. Cephalalgia.; 24(8):675–680.

[10] Schulte-Mattler WJ, Krack P, BoNTTH Study Group. Treatment of chronic tension-type headache with botulinum toxin A: a randomized, double-blind, placebo-controlled multicenter study. Pain.; 109(1–2):110–114.

[11] Jackson JL, Kuriyama A, Hayashino Y. Botulinum toxin A for prophylactic treatment of migraine and tension headaches in adults: a meta-analysis. JAMA.; 307(16):1736–1745.

[12] Wieckiewicz M, Grychowska N, Zietek M, Wieckiewicz G, Smardz J. Evidence to use botulinum toxin injections in tension-type headache management: a systematic review. Toxins(Basel).; 9(11):E370.

第16章
肉毒毒素治疗三叉神经痛

Elizabeth Guardiani, Andrew Blitzer, Lesley French Childs, and Ronda E. Alexander

摘要

三叉神经痛（TN）是一种单侧面部疼痛障碍，其特征是短暂的、阵发性的、尖锐的刺痛，这种疼痛反复发作，局限于三叉神经的一个或多个分支的分布区域。疼痛发作通常由特定“触发区”内的无害皮肤刺激诱发，在相同的分布中可能伴随，也可能不伴随持续性面部疼痛。神经损伤，通常由血管压迫引起，因对伤害性刺激的外周和中枢敏感性导致慢性持续性面部疼痛。一线治疗方法是使用抗惊厥药物，如卡马西平；难治性病例也常使用更具侵入性的手术方法，如微血管减压术和立体定位放射术。A型肉毒毒素（BoNT-A）注射为传统疗法提供了安全有效的替代方案。在面部受影响部位，以2.5U/cm^{2}的剂量进行BoNT-A的皮内注射。最常见的并发症是面部不对称和局部注射部位反应。

关键词：三叉神经痛、面部疼痛、肉毒毒素、三叉神经病变

16.1　简介

根据国际疼痛研究协会（IASP）的定义，三叉神经痛（TN）是一种单侧面部疼痛疾病，其特征是短暂的、阵发性的、尖锐的、反复发作的刺痛，并局限于三叉神经的一个或多个分支的分布区域[1]。这种疾病的患病率约为1∶25 000，女性比男性患病率更高。该疾病也更频发于中年或老年人群中[2]。

在国际头痛协会的最新分类中，TN被分为两类：原发性三叉神经痛和疼痛性三叉神经病变。除第5颅神经血管压迫外，原发性TN还包括特发性病例；疼痛性三叉神经病变（也称继发性三叉神经痛）被诊断为另一种由疾病，包括带状疱疹、多发性硬化、创伤和占位性病变等导致的三叉神经受损引起的面部疼痛[3]。原发性TN可进一步分为单纯阵发性三叉神经痛，或伴有持续性面部疼痛的三叉神经痛，其中阵发性三叉神经痛更为常见且易于治疗。疼痛发作通常是由特定“触发区”内无害的皮肤刺激引起的，但也可能是自发的（尽管明确诊断需要突发性发作）。发作时会使患者无法进食、喝水、刷牙或刮胡子。疼痛通常持续几秒到2分钟，但随着时间的推移，疼痛可能会更加持久和严重。

三叉神经损伤引起周围神经病变过程，导致伤害性物质的刺激和积聚。疼痛介导物质的积累以及局部炎症反应降低了周围神经末梢对伤害性刺激的感觉阈值。然后，外周神经致敏使伤害性信号进入脊髓过程增加，并使感觉脊髓神经元致敏，导致慢性疼痛[4]。

三叉神经近端神经根内的感觉纤维脱髓鞘可导致神经损伤[5]。大多数原发性TN病例（80%～90%）都有一条上覆血管，血管压力变化导致神经根部进入区受压。侵犯的血管可能是小脑上动脉（75%）、小脑前下动脉（10%）或静脉[6]。在显微血管减压术中，在压痕附近取标本进行组织学检查，发现该区域内或附近有局灶性脱髓鞘，脱髓鞘轴突直接对位[7]。A-δ薄髓鞘伤害性纤

维可能特别容易受到这种变化的影响[8]。这种病理性排列可能导致相邻纤维的异常非突触性粘连传递[9]。此外，由于轻触和疼痛的感觉神经纤维在入根区最接近，这一理论为皮肤刺激引起的阵发性疼痛提供了一个合理的解释[5]。

已经有许多方法可以用于减轻这种疾病的疼痛程度并减少疼痛的频率。使用抗惊厥药物仍然是三叉神经痛的一线治疗方法，例如卡马西平或奥卡西平。对于药物治疗难以缓解的TN患者，根据外科医生的经验和患者的偏好，也可以考虑微血管减压、经皮穿刺半月神经节，或立体定位放射治疗；然而，这些治疗可能会带来另外的损伤[10]。

A型肉毒毒素（BoNT-A）已成功地用于治疗几种疼痛综合征，包括偏头痛和枕神经痛，如本书前几章所述。BoNT-A影响疼痛的机制已经通过体外和体内研究进行了描述。在体外研究中，研究人员已经证明，将BoNT-A应用于培养的感觉神经元可以抑制切割SNARE蛋白后降钙素基因相关肽（CGRP）、谷氨酸和其他疼痛递质的释放。在动物研究中，肉毒毒素已被证明会扩散到脊髓，并抑制脊髓神经中P物质的释放，同时降低脊髓水平的c-Fos表达[11]。在施加有害刺激之前，外周注射BoNT也被证明可以减少谷氨酸等疼痛递质的局部积聚，并改善动物模型中疼痛的行为表现[11-12]。

这些发现推进了BoNT-A在治疗原发性三叉神经痛和疼痛性三叉神经病变中的应用。近年来，在TN患者对药物治疗和偶尔的手术治疗都难以耐受的情况下，BoNT-A因其较低的副反应发生率，在TN患者中普遍应用[13-16]。与安慰剂相比，BoNT-A在减少原发性TN患者的阵发性发作和疼痛视觉模拟评分（VAS），以及减少带状疱疹后三叉神经痛患者的VAS评分方面具有显著优势[4,17]。最近的一项综述发现，在TN患者中使用BoNT治疗有A级证据（有效），有三项双盲和一项前瞻性单盲临床试验评估了BoNT治疗在TN中的疗效[18]。

16.2 诊断和患者选择

适用于BoNT-A治疗的患者，诊断检查应为对药物治疗产生耐药性，或对药物副作用不耐受的患者。这些患者之前被标记为适合手术治疗。然而，BoNT-A治疗为缓解疼痛提供了一种创伤性较小的方案选择，且效果良好，副作用最小。

病史应明确排除引起面部疼痛的其他原因。由于与多发性硬化相关，应询问患者的神经系统症状（例如头晕、局灶性无力、共济失调、视力改变）和可能导致其他诊断的非典型症状。

医生应仔细检查头颈部，重点是神经系统检查。应进行耳部、口腔和颞下颌关节（TMJ）检查，以寻找引起面部疼痛的其他原因。TN患者的神经系统检查通常正常，发现触发点几乎可以确定诊断[19]。对于所有表现为TN的患者，如果在就诊前尚未进行脑部磁共振成像（MRI）检查，则应先进行MRI检查[10]。

BoNT的绝对禁忌证包括已知的肉毒毒素过敏或对BoNT高度敏感，以及可能干扰神经肌肉传递的疾病，如重症肌无力、Lambert-Eaton综合征、肌萎缩性脊髓侧索硬化症等。孕妇或哺乳期妇女严禁注射BoNT。因为氨基糖苷类药物会干扰神经肌肉传递，故正在服用此类药物的患者应避免进行BoNT注射。

16.3 注射技术

应准确地识别和治疗面部触发区。每次就诊时，在患者面部异常疼痛或感觉异常区域绘制一个网格（▶ 图16.1）。然后，在网格内使用2.5U/cm^2（或0.1/cm^2）的BoNT进行皮内注射（▶ 图16.2）。尽管每次就诊时敏感区域可能会发生变化，但每次做好标记后留取面部照片或影像学资料有助于在必要时再次进行注射。要注射的肉毒毒素的剂量因人而异。文献记录中显示出差异性较大，其中甚至有

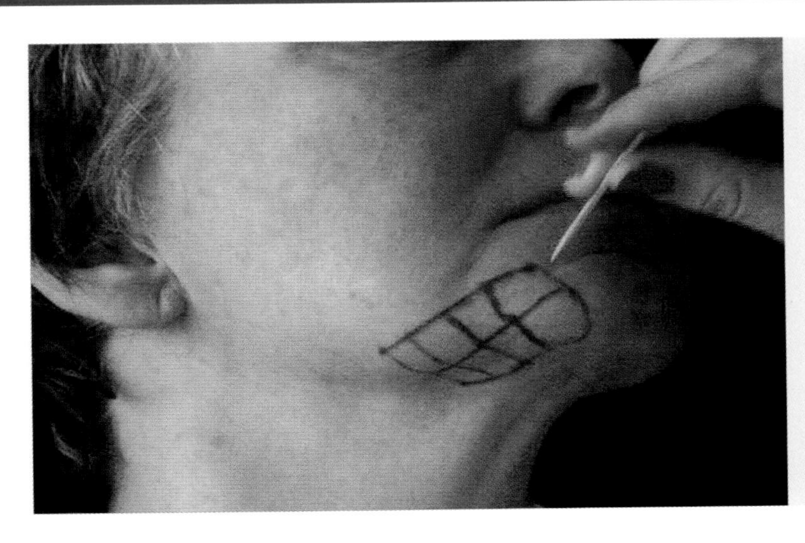

图16.1　在感觉过度/异常疼痛区域绘制的网格

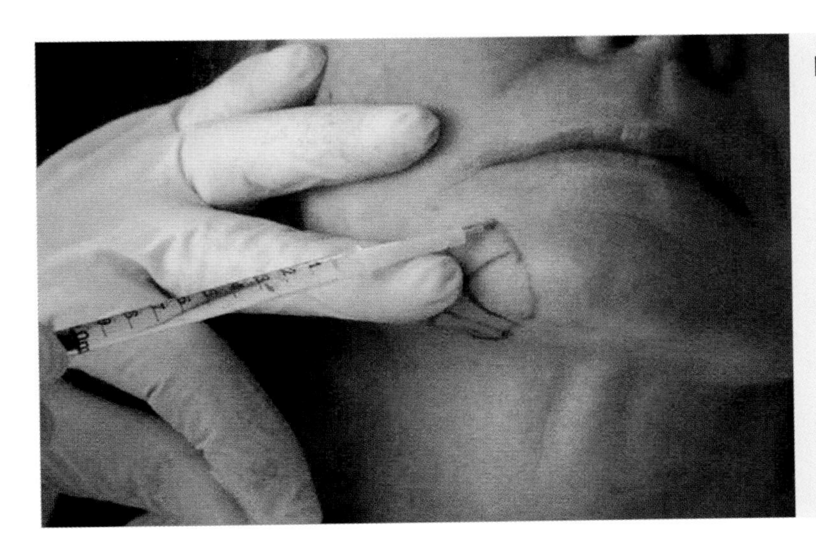

图16.2　网格线交叉处的皮内注射

一份病例报告记录了对单个触发部位注射100U[3]。

16.4 随访与预后

给药频率也需因人而异。文献中报道的作用持续时间从几周到6个月不等。最初的治疗后应该保持记录疼痛日记，这使患者和医生能够跟踪了解治疗后症状的减弱和加重。

16.5　并发症与潜在风险

BoNT注射的并发症通常是由于其对运动突触的影响，包括治疗后可能出现的面部无力和不对称。如果需要，可在对侧进行注射，以改善面部不对称性。治疗部位的面部水肿、红斑和感觉减退也有报道[13,17]。

16.6 结论

肉毒毒素治疗TN是一种安全有效的治疗方式。进一步的研究将有助于获得更理想的注射计划和方法。

16.7 要点回顾

- 三叉神经痛（TN）是一种单侧面部疼痛性疾病，以短暂的、阵发性的、反复发作的刺痛为特征，局限于三叉神经的一个或多个分支分布区域。
- A型肉毒毒素（BoNT-A）具有感觉作用和运动作用，并可用于治疗某些疼痛疾病。
- BoNT-A可作为TN口服药物的替代或辅助用药。
- 当使用BoNT-A治疗TN时，在患者的面部按症状分布绘制网格，BoNT-A以2.5U/cm^{2}分次进行注射。
- 后续注射时可根据需要调整剂量。

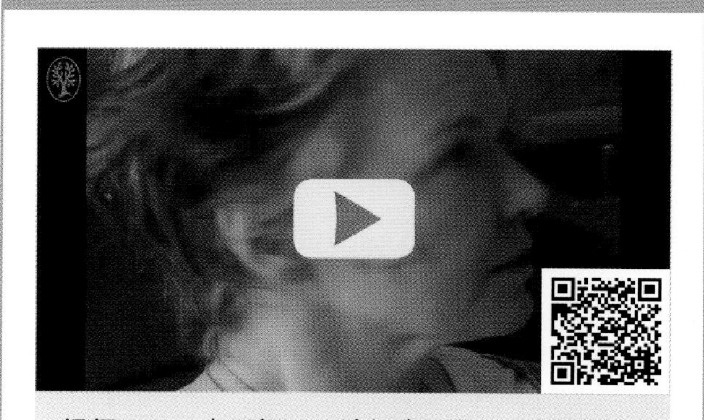

视频16.1 中面部三叉神经痛。最初，用牙签标记异常疼痛和感觉过敏的区域。为该区绘制一个间距1cm的网格。然后，在每个交叉点皮内注射2.5U/cm^{2}肉毒毒素。[2:47]

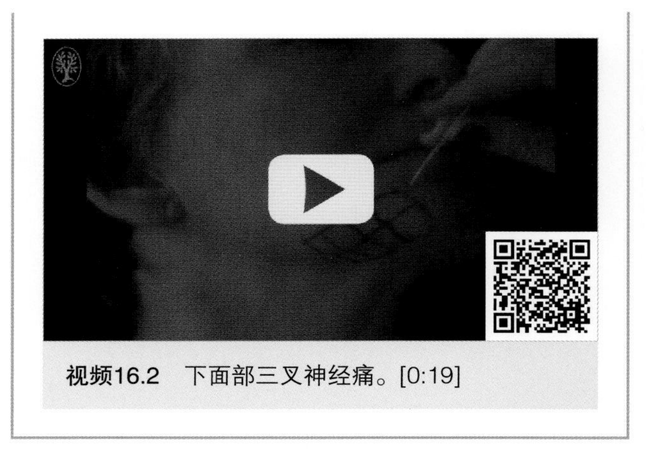

视频16.2 下面部三叉神经痛。[0:19]

参考文献

[1] Merskey H, Bogduk N. Classification of Chronic Pain: Descriptions of Chronic Pain Syndromes and Definitions of Pain Terms. Seattle: IASP Press; 1994:59–71.

[2] Katusic S, Williams DB, Beard CM, Bergstralh EJ, Kurland LT. Epidemiology and clinical features of idiopathic trigeminal neuralgia and glossopharyngeal neuralgia: similarities and differences, Rochester, Minnesota, 1945–1984. Neuroepidemiology.; 10(5–6):276–281.

[3] Headache Classification Subcommittee of the International Headache Society. The International Classification of Headache Disorders, 3rd ed (beta version). Cephalalgia.; 33; 9:629–808.

[4] Shackleton T, Ram S, Black M, Ryder J, Clark GT, Enciso R. The efficacy of botulinum toxin for the treatment of trigeminal and postherpetic neuralgia: a systematic review with metaanalyses. Oral Surg Oral Med Oral Pathol Oral Radiol.; 122(1):61–71.

[5] Love S, Coakham HB. Trigeminal neuralgia: pathology and pathogenesis. Brain.; 124(Pt 12):2347–2360.

[6] Barker FG, II, Jannetta PJ, Bissonette DJ, Larkins MV, Jho HD. The long-term outcome of microvascular decompression for trigeminal neuralgia. N Engl J Med.; 334(17):1077–1083.

[7] Hilton DA, Love S, Gradidge T, Coakham HB. Pathological findings associated with trigeminal neuralgia caused by vascular compression. Neurosurgery.; 35(2):299–303, discussion 303.

[8] Watson JC. From paroxysmal to chronic pain in trigeminal neuralgia: implications of central sensitization. Neurology.; 69(9):817–818.

[9] Smith KJ, McDonald WI. Spontaneous and mechanically evoked activity due to central demyelinating lesion. Nature.; 286(5769):154–155.

[10] Cruccu G, Gronseth G, Alksne J, et al. American Academy

of Neurology Society, European Federation of Neurological Society. AAN-EFNS guidelines on trigeminal neuralgia management. Eur J Neurol.; 15(10):1013–1028.
[11] Marino MJ, Terashima T, Steinauer JJ, Eddinger KA, Yaksh TL, Xu Q. Botulinum toxin B in the sensory afferent: transmitter release, spinal activation, and pain behavior. Pain.; 155(4):674–684.
[12] Cui M, Khanijou S, Rubino J, Aoki KR. Subcutaneous administration of botulinum toxin A reduces formalin-induced pain. Pain.; 107(1–2):125–133.
[13] Türk U, Ilhan S, Alp R, Sur H. Botulinum toxin and intractable trigeminal neuralgia. Clin Neuropharmacol.; 28(4):161–162.
[14] Piovesan EJ, Teive HG, Kowacs PA, Della Coletta MV, Werneck LC, Silberstein SD. An open study of botulinum-A toxin treatment of trigeminal neuralgia. Neurology.; 65(8): 1306–1308.
[15] Boscá-Blasco ME, Burguera-Hernández JA, Roig-Morata S, Martínez-Torres I. [Painful tic convulsif and Botulinum toxin]. Rev Neurol.; 42(12):729–732.
[16] Allam N, Brasil-Neto JP, Brown G, Tomaz C. Injections of botulinum toxin type a produce pain alleviation in intractable trigeminal neuralgia. Clin J Pain.; 21(2):182–184.
[17] Morra ME, Elgebaly A, Elmaraezy A, et al. Therapeutic efficacy and safety of botulinum toxin A therapy in trigeminal neuralgia: a systematic review and meta-analysis of randomized controlled trials. J Headache Pain.; 17(1):63.
[18] Safarpour Y, Jabbari B. Botulinum toxin treatment of pain syndromes –an evidence based review. Toxicon.; 147(1): 120–128.
[19] Krafft RM. Trigeminal neuralgia. Am Fam Physician.; 77(9):1291–1296.

第17章
肉毒毒素治疗弗雷综合征

Rachel Kaye, Andrew Blitzer, and Brian E. Benson

摘要

弗雷综合征（FS）是指由味觉刺激引起的面部多汗、红斑或发热。这是由于脊颞神经节后副交感神经纤维的异常再生，重新支配了面部浅表小汗腺和皮肤血管。因此，在咀嚼和唾液刺激下，引起血管扩张和局部出汗。肉毒毒素（BoNT）是FS患者的一线治疗药物，具有良好的安全性和疗效。尽管大多数患者需要重复注射，但与使用BoNT治疗的其他综合征相比，治疗FS注射间隔时间更长。症状改善持续时间延长的确切机制尚不清楚，需要进一步的高质量研究来支持BoNT治疗方案，因为尽管它是FS的一线治疗方法，但目前仍在以说明书适应证外使用。

关键词：化学去神经、肉毒毒素、弗雷综合征、味觉性出汗、耳颞综合征、多汗症

17.1　简介

弗雷综合征（Frey syndrome，FS）又称味觉性出汗或耳颞综合征，其特征是由于思想、视觉或进食刺激产生的面部过度出汗、潮红和/或发热。虽然最初由Duphenix在1757年描述[1]，后来由Baillarger在1853年描述[2]，但该综合征是以波兰神经学家Lucja Frey的名字命名的，他在1923年首次描述了外伤性腮腺损伤后的味觉性出汗，并创造了“耳颞综合征”一词[3]。这种现象通常发生在腮腺、面神经、颌下腺或胸交感神经链手术或外伤后。它可能与导致皮肤交感神经受体副交感胆碱能神经适应不良的多神经病相关[4–5]。

17.2　病因

弗雷综合征被认为是由于耳颞神经节后副交感神经纤维的异常再生，并重新支配面部浅表小汗腺和皮肤血管[6]。由于这种错误的神经再支配导致血管扩张和局部出汗，也是对味觉刺激的反应。这种现象通常是由于纤维受到创伤或在椎体切除术后发生医源性破坏，在这种情况下，这些纤维通过手术分离并与浅表脉管系统和汗腺异常连接。由于神经再生通常发生在受伤后3～6个月，这是向医生呈现典型症状并转换为Minor碘淀粉试验（MIST）阳性的典型时间线[7]。

2017年，对100例FS患者进行的一项回顾性研究报道表明，96%的FS患者有腮腺切除术史，其余少数病例是由于外伤（2%）或腮腺炎（1%）引起的[7]。相反，腮腺切除术后FS的临床患病率为4%～62%[8]。2011年的一项研究强调了FS的亚临床性质，因为在行腮腺切除术后的患者中，MIST阳性患病率为62%，但只有23%报道了症状[9]。事实上，这与1958年的经典报道相符，即MIST在腮腺切除术后的患者中阳性可达100%，而只有15%～30%报道有临床症状[10]。在过去50年中，MIST阳性和FS发病率的下降可能部分是由于对该疾病的认识有所提高，以及在腮腺切除术中采取了预防措施（如增加皮瓣厚度），但这一推理尚未得到证实。最终，在因良性疾病接受腮腺切除术的患者中，FS仍然是手

术干预后最常见的长期并发症[11]。

17.3 诊断

完整的患者病史和体格检查是阐明潜在病理和初步治疗计划所必需的。诸如潮红、出汗、灼热和瘙痒等症状通常很轻微，但会导致患者出现社交焦虑、社交孤立和心理不适。虽然诊断是基于临床进行的，但通常可以使用Minor碘淀粉试验（MIST）进行确认性测试。需要注意的是，这种检测通常在手术后3～6个月呈阳性。在MIST中，在可疑区域涂上一薄层聚维酮碘溶液。溶液干燥后，将干燥的淀粉（10%～20%直链淀粉和80%～90%支链淀粉的混合物）涂抹到该区域。然后向患者提供口腔唾液诱导剂（柠檬汁、柑橘糖等），以刺激味觉皮层。当与汗液水合时，碘分子形成线性聚碘离子复合物，与直链淀粉螺旋聚合物内部结合。与单独的多肽相比，淀粉-碘复合物吸收不同的光波长，复合物呈深蓝色或棕色。通常情况下，在预处理过的区域内，汗液的点状图案首先会出现在受累部位，然后液滴会聚集成一个蓝色的固体区域。有些区域的出现比其他区域需要更长的时间，应注意避免汗液从没有出汗的变色区域滴下而影响判断（▶ 图17.1）。

除了MIST之外，另一种诊断选择是医用红外热成像。该技术不仅可以筛选多汗症区，还可以筛选面部局部潮红区[12]。然而，在本书出版时，热成像技术仍处于实验阶段，临床应用并不广泛。

17.4 治疗方案

目前有几种治疗方案：包括止汗疗法（如氯化铝）、药物治疗、手术技术和A型肉毒毒素（BoNT-A）[13]。局部止汗剂，尤其是铝盐，会在顶囊（汗腺导管的表层真皮内部分）中形成一个角栓[14]，经常使用时可能会出现局部瘙痒和皮肤刺激，由于长期不良影响尚不明确，且在使用过程中无法实现良好的剂量控制，因此止汗剂治疗并不是最优选择。同样，局部药物治疗可包括餐前外用阿托品或氢溴酸东莨菪碱软膏[10]。然而，局部抗胆碱药的应用（即吡咯烷酸盐溶液）受到其全身效应的限制。口服抗胆碱药（氧布丁宁、吡咯烷酸盐、溴甲烷尿烷、盐酸冰片）通常仅在全身多汗症或局部治疗失败时使用[14]。外科治疗旨在深层节后副交感神经末梢和浅层皮肤组织之间建立隔离屏障，这类技术包括增加皮瓣厚度、局部重新排列皮瓣，以及使用原位移植物，如脱细胞真皮基质或自体脂肪移植。然而，总体来说，结果并不理想，而BoNT注射目前是FS的一线治疗方法。

BoNT皮内注射以治疗FS于1994年首次被描述[15]，在过去的20年中，更多的研究组使用相同的方法报道了类似的长期结果[16-19]。由于肉毒毒素抑制乙酰胆碱的突触前释放，它以长期但可逆的方式抑制胆碱能神经刺激。2015年的一项综述显示，BoNT治疗FS的临床效率达到98.5%。然而，值得注意的是，到目前为止，还没有一项研究将随机对照组纳入其中[21]，这一特征削弱了证据水平，BoNT已被广泛接受为FS的安全有效治疗方法，目前很少使用其他药物或手术方法[22]。

对于接受BoNT治疗的FS患者，大多数（70.5%）需要重复注射，重复注射的平均次数为5.8次，平均间隔时间为16.8个月。有趣的是，大多数研究的持续时间都＞6个月[20]，并且有一些研究显示在重复注射后其效果仍持续增加[23]，这促使其他学者提出这样的假设，即FS是一个动态过程，可通过BoNT疗法进行调节[22]，尽管这仍存在争议[20]。应就FS存在的风险、效果和替代疗法充分告知每位患者。如果患者希望注射BoNT，则必须填写一份详细的知情同意书，其中强调FS的BoNT注射是一种“超说明书”使用的药物。

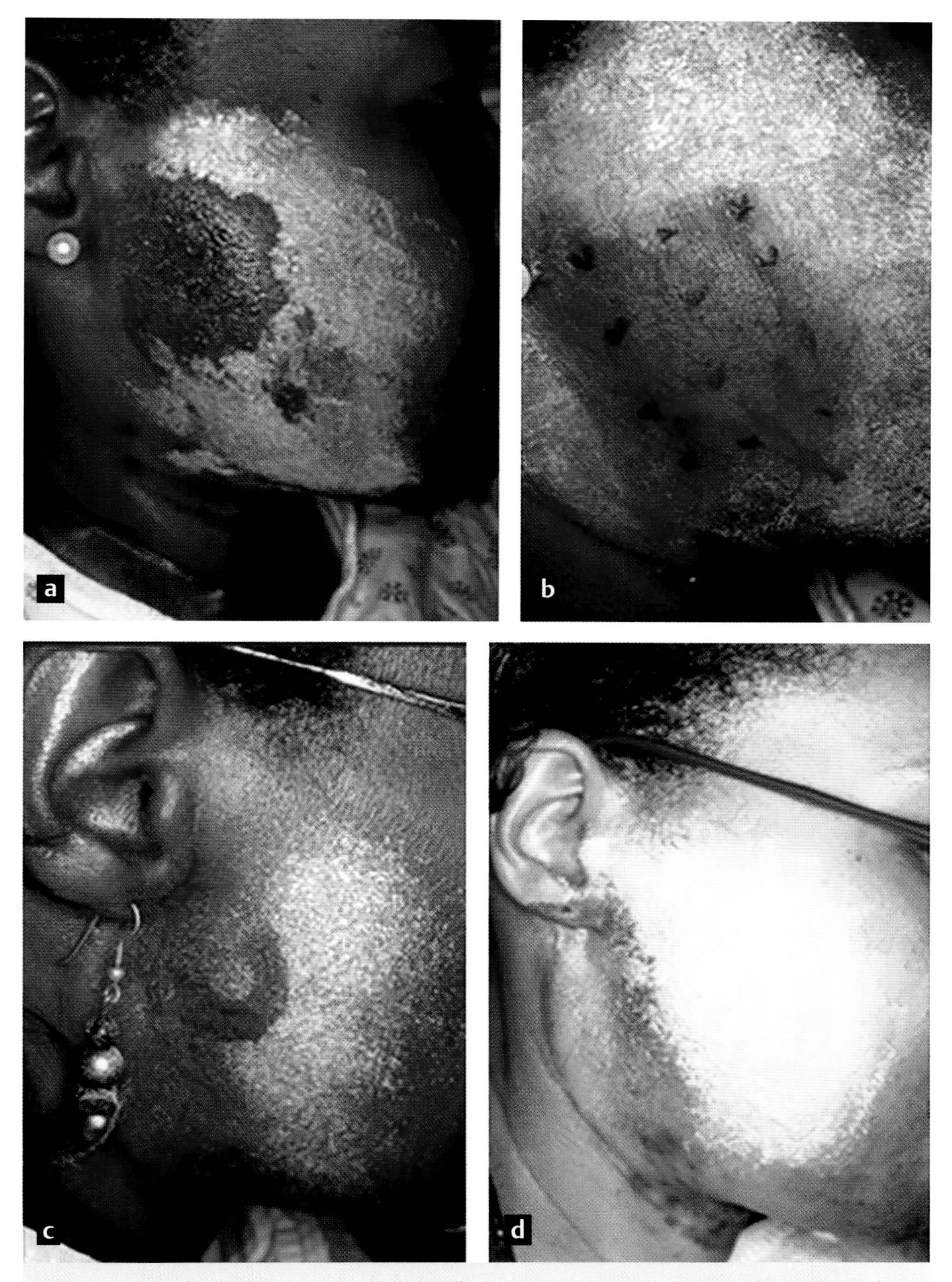

图17.1　Minor碘淀粉试验（MIST）辅助治疗计划。a. 最初的MIST检查结果，暗色部位显示多汗症累及部位；b. 涵盖整个受影响部位并相隔1cm的拟注射点；c. 初次注射后2周重复进行MIST，对所有后续注射重复MIST，以定位复发/持续症状的部位；d. 首次注射后4个月重复进行MIST，显示对肉毒毒素化学去神经支配的显著且持久反应

17.5 解剖

小汗腺面部浅表汗腺通常受到来自三叉神经的交感神经的刺激。乙酰胆碱是一种神经递质，既负责模拟腮腺唾液的产生，也负责小汗腺的激活[24-25]。如前所述，FS中会发生副交感神经纤维断裂到小汗腺和皮肤脉管系统的异常和联合再神经支配。由于两个突触连接都是胆碱能的，异常的神经纤维再生导致唾液刺激后皮肤潮红和多汗。

17.6 注射技术

虽然BoNT剂量因受累部位的面积大小而异，但大多数报道的剂量为每例患者30～35U，起始剂量略低，为25U。大多数研究主张受累部位的BoNT浓度为2.5U/cm^2，注射间距离为1cm，每个注射点位的容量为0.1mL。在每次治疗前使用MIST对受累部位进行确认，以便定制治疗（▶ 图17.1）。虽然BoNT-A是FS的一线疗法，但B亚型（BoNT-B）也显示出临床疗效，并且可以在患者对注射BoNT-A产生耐药性时使用[16]。

MIST后，使用记号笔在皮肤上标记一个网格，在整个MIST阳性区域进行间隔1cm的标记（▶ 图17.1b）。BoNT-A通常稀释至2.5U：0.1mL的浓度，并通过使用30G或32G针头的1mL注射器皮内进行注射（非皮下注射）。注射点位出现在网格图案的每个交叉线或交叉点，以允许每个点位的药物向周围1cm范围扩散。注射后，清洁皮肤，要求患者在2～4周返回以评估治疗效果。

17.7 随访与预后

在随访过程中重复进行MIST。任何持续的因味觉刺激而潮红出汗的部位都可以使用前面概述的技术再次注射。BoNT的最佳效果发生在注射后10～14天，因此，应嘱患者在初次注射后2～4周进行随访，以监测治疗是否有效。我们建议的方案是在4～8个月进行第3次治疗，如果患者仍有症状，注射部位再次通过重复MIST进行定位。

17.8 并发症与潜在风险

在过去的20年里，很少有关于并发症的报道[20]，也没有关于BoNT治疗FS的严重并发症的报道。由于肉毒毒素可能会扩散到咬肌或颊肌等咀嚼肌，可出现轻度局部面肌无力。然而，考虑到注射在浅表层，以及腮腺大部靠后的解剖位置，这种情况一般不会发生。其他轻度并发症包括局部注射部位相关不适，如瘀斑、压痛和水肿。使用更精细的针头和正确注射技术避免浅表血管创伤，有助于防止这些并发症的发生。

17.9 要点回顾

- 弗雷综合征（FS）是由于耳颞神经节后副交感神经纤维的异常再生，并重新支配面部浅表小汗腺和皮肤血管导致的。
- 在FS中，咀嚼和唾液刺激引起血管扩张和局部出汗。
- 肉毒毒素（BoNT）目前是FS的一线疗法，并成功地治疗了大多数患者，具有良好的安全性。
- 基于活性BoNT的药代动力学持续时间，使用BoNT治疗的FS患者经历的持续时间比使用BoNT治疗其他疾病的持续时间更长，因此注射间隔时间更长。
- 需要进一步的研究，特别是多中心随机对照试验，以产生高水平的证据来支持这种治疗方法的有效性。

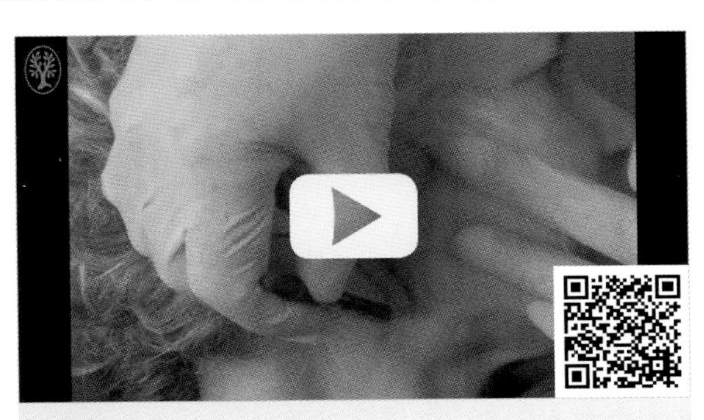

视频17.1 弗雷综合征。首先进行碘淀粉测试。这是通过用碘涂抹面部区域来完成的。干燥后，将淀粉撒在该区域。然后给患者一颗酸柠檬糖，随着汗液的积累，它将碘和淀粉混合在一起，形成一个深染区域。描绘完成后，使用记号笔标记1cm网格。在网格的每个交叉点位，皮内注射2.5U：0.1mL肉毒毒素。患者在2周后复诊，再次进行碘淀粉测试，以查看是否有任何残留汗液。如果仍有残留汗液，可以补充注射肉毒毒素。[2:19]

参考文献

[1] Duphenix M.. Observations sur les fistules du canal salivaire de Stenon: 1. Sur une playe compliquée á la joue ou le canal salivaire fut déchiré. Memoires de l' Académie Royale de Chirugie.; 3:431–439.

[2] Baillarger JGF. Memoire sur l' obliteration du canal de Stenon. Gaz Med (Paris).; 23:194–197.

[3] Frey L. Le syndrome du nerf auriculo-temporal. Rev Neurol (Paris).; 2:92–104.

[4] Haxton HA. Gustatory sweating. Brain.; 71(1):16–25.

[5] Spiro RH, Martin H. Gustatory sweating following parotid surgery and radical neck dissection. Ann Surg.; 165(1):118–127.

[6] Gardner WJ, McCubbin JW. Auriculotemporal syndrome; gustatory sweating due to misdirection of regenerated nerve fibers. J Am Med Assoc.; 160(4):272–277.

[7] Jansen S, Jerowski M, Ludwig L, Fischer-Krall E, Beutner D, Grosheva M. Botulinum toxin therapy in Frey' s syndrome: a retrospective study of 440 treatments in 100 patients. Clin Otolaryngol.; 42(2):295–300.

[8] Motz KM, Kim YJ. Auriculotemporal syndrome (Frey syndrome). Otolaryngol Clin North Am.; 49(2):501–509.

[9] Neumann A, Rosenberger D, Vorsprach O, Dazert S. [The incidence of Frey syndrome following parotidectomy: results of a survey and follow-up]. HNO.; 59(2):173–178.

[10] Laage-Hellman JE. Treatment of gustatory sweating and flushing. Acta Otolaryngol.; 49(2):132–143.

[11] Baek CH, Chung MK, Jeong HS, et al. Questionnaire evaluation of sequelae over 5 years after parotidectomy for benign diseases. J Plast Reconstr Aesthet Surg.; 62(5):633–638.

[12] Green RJ, Endersby S, Allen J, Adams J. Role of medical thermography in treatment of Frey' s syndrome with botulinum toxin A. Br J Oral Maxillofac Surg.; 52(1):90–92.

[13] Hüttenbrink KB. [Therapy of gustatory sweating following parotidectomy. Frey' s syndrome]. Laryngol Rhinol Otol (Stuttg).; 65(3):135–137.

[14] Hosp C, Naumann MK, Hamm H. Botulinum toxin treatment of autonomic disorders: focal hyperhidrosis and sialorrhea. Semin Neurol.; 36(1):20–28.

[15] Drobik C, Laskawi R. Frey' s syndrome: treatment with botulinum toxin. Acta Otolaryngol.; 115(3):459–461.

[16] Cantarella G, Berlusconi A, Mele V, Cogiamanian F, Barbieri S. Treatment of Frey' s syndrome with botulinum toxin type B. Otolaryngol Head Neck Surg.; 143(2):214–218.

[17] Pomprasit M, Chintrakarn C. Treatment of Frey' s syndrome with botulinum toxin. J Med Assoc Thai.; 90(11): 2397–2402.

[18] Restivo DA, Lanza S, Patti F, et al. Improvement of diabetic autonomic gustatory sweating by botulinum toxin type A. Neurology.; 59(12):1971–1973.

[19] Arad-Cohen A, Blitzer A. Botulinum toxin treatment for symptomatic Frey' s syndrome. Otolaryngol Head Neck Surg.; 122(2):237–240.

[20] Xie S, Wang K, Xu T, Guo XS, Shan XF, Cai ZG. Efficacy and safety of botulinum toxin type A for treatment of Frey' s syndrome: evidence from 22 published articles. Cancer Med.; 4(11):1639–1650.

[21] Li C, Wu F, Zhang Q, Gao Q, Shi Z, Li L. Interventions for the treatment of Frey' s syndrome. Cochrane Database Syst Rev. (3):CD009959.

[22] Steffen A, Rotter N, König IR, Wollenberg B. Botulinum toxin for Frey' s syndrome: a closer look at different treatment responses. J Laryngol Otol.; 126(2):185–189.

[23] de Bree R, Duyndam JE, Kuik DJ, Leemans CR. Repeated botulinum toxin type A injections to treat patients with Frey syndrome. Arch Otolaryngol Head Neck Surg.; 135(3): 287–290.

[24] Valtorta F, Arslan G. The pharmacology of botulinum toxin. Pharmacol Res.; 27(1):33–44.

[25] Sellin LC. The action of botulinum toxin at the neuromuscular junction. Med Biol.; 59(1):11–20.

第18章
肉毒毒素治疗面部多汗症

Diana N. Kirke, Daniel Novakovic, and Andrew Blitzer

摘要

多汗症的特征是出汗过多，可能是原发性/特发性或继发性内分泌功能障碍、肿瘤或慢性感染。这种情况有几种可能的治疗方式：药物治疗有局部铝盐和抗胆碱药物。然而，这些药物的使用受到其副作用的限制。手术治疗是有效的，但是会有一定的风险，如霍纳综合征和神经痛。最后，肉毒毒素（BoNT）已被证明是一种安全有效的治疗特发性多汗症的临时疗法。目前，Onabotulinumtoxin A（Botox, Allergan plc, Irvine, CA）是美国食品和药品监督管理局批准的唯一用于治疗多汗症的制剂。在本章中，我们将讨论多汗症患者的治疗、注射技术以及可能的并发症，以提供全面的综述。

关键词：肉毒毒素、多汗症、神经系统疾病

18.1　简介

多汗症是一种常见的疾病，其特征是出汗的量超过调节体温所需的量。它可以分为原发性多汗症和继发性多汗症。原发性（特发性或原发性）多汗症是一种局灶性疾病，通常累及手掌、脚掌、腋下或面部[1-2]。原发性多汗症通常发生在青春期，30%～50%的受影响个体报道有阳性家族史，这表明该疾病可能存在遗传因素。原发性多汗症的基因位点已定位于14号染色体[3]。出汗可能由多种因素引发，包括辛辣食物、情绪应激源和精神/身体活动，但不会在睡眠期间发生。这会导致严重的社会和职业功能障碍及心理压力。继发性多汗症以全身性出汗为特征，通常与内分泌功能障碍、肿瘤或慢性感染等未缓解疾病引起的肾上腺素能过度刺激有关[4]。与神经系统疾病和药物副作用相关的自主神经功能障碍是较不常见的原因。味觉多汗症（Frey综合征）是腮腺手术后最常见的继发性局灶性病变，在第17章对此进行了讨论。

多汗症可以局部应用药物治疗，但结果往往并不令人满意。浓度为20%～25%的局部铝盐是一种有效的一线治疗方法，但局部灼伤、刺痛和皮肤刺激可能会限制其使用[5]。离子电渗疗法是一种二线疗法，使用电流通过皮肤输送离子。事实上，这种治疗方法的高局部刺激和高耗时的特性，限制了这种方法的广泛使用。

全身性药物主要用于治疗继发性多汗症。抗胆碱能药物，包括格隆溴铵、氧丁炔、溴化丙烷和甲磺酸苯扎托品，已获得部分成功。不幸的是，由于所需的剂量相对较大，临床使用中存在明显的副作用。常见的副作用包括口干、视力模糊、心动过速和尿潴留，限制了口服抗胆碱药物的临床使用[6]。

手术治疗可能有效，但风险相当大。内镜胸交感神经切除术包括切除或消融交感神经节。报道的显效率很高，高达86%的患者感受到生活质量的改善[7]。手术治疗足底多汗症的有效性似乎较低。手术的有效性受到高达86%患者躯干和下肢代偿性多汗症发生率的限制[6]。此外，还存在其他更严重并发症的风险，包括霍纳综合征和神经痛[5]。其他手术疗法也存在，例如去除腋窝汗腺组织，但在颅面部并不适用。

肉毒毒素（BoNT）不可逆地阻断神经肌肉连接处突触前乙酰胆碱的释放，从而发挥其肌肉麻痹作用。由于乙酰胆碱也是胆碱能神经分泌连接处传递的主要神经递质，注射BoNT也被证明是消除特发性多汗症局部出汗的一种安全且高效的方法。BoNT通过在两个不同的点位切割突触前SNARE蛋白，以类似的方式发挥其作用。所有A型肉毒毒素切割SNAP-25，B型肉毒毒素切割VAMP。与对肌肉的影响相比，BoNT在抑制腺体分泌方面的作用持续时间更长，这一现象机制尚不清楚，但很可能是由于腺体萎缩所致[8]。Onabotulinumtoxin A（Botox, Allergan plc, Irvine, CA）最初被用于手掌多汗症，但也常用于腋窝多汗症，并且这是被FDA批准用于治疗多汗症的唯一可使用的BoNT[9-13]。然而，Incomotulinumtoxin A（Xeomin, Merz North America Inc, Greensborough, NC）、Abobotulinumtoxin A（Dysport, Galderma Laboratories L.P., Fort Worth, TX）和其他目前正在试验中的A型肉毒毒素可能表现出类似的活性。

Böger等[14]报道了BoNT用于特发性颅面多汗症。在这项研究中，通过Minor的碘淀粉试验证实了这一诊断。前额的一半（以及相关的颞部）接受皮内注射A型肉毒毒素（Medicis Pharma ceutical, Scottsdale, AZ），以对侧为对照，等分0.1ng。根据区域的大小，注射25~40次。4周后对侧进行治疗。12名患者中有11名症状完全缓解。所有患者都有一定程度的前额无力，其中两名患者报道暂时性眉毛不对称（持续16周）。只有一名患者在9个月时复发[15]。

A型肉毒毒素（BoNT-A）和B型肉毒毒素（BoNT-B）在多汗症的治疗中都是有效的。这两种亚型之间存在一些药理学差异。有证据表明，与BoNT-A相比，BoNT-B起效更快，自主神经系统对BoNT-B相对更敏感，在25U/mL的最佳浓度下，每单位的平均无汗面积为0.69cm^2。此外，患者主诉注射BoNT-B的感受更不适，这可能是由于其更强的酸性[16-17]导致。Glogau表明，BoNT-B的扩散更均匀，其扩散特性优于BoNT-A[18]。

尽管BoNT-B可能具有更大的自主亲和力，但我们并没有将其用于面部多汗症。它的作用时间比BoNT-A短，其更强的扩散性可能会导致头部和颈部出现更多局部副作用，包括口干、散瞳、眼睛干涩和面部肌肉无力。一些研究还表明，与BoNT-A相比，BoNT-B会产生更多的系统性副作用[17]。

18.2 诊断

全面的病史采集对于区分原发性和继发性多汗症至关重要。病史采集应包括出汗的位置、发病年龄、致病因素和家族史，以及旨在识别可能表明继发病因的相关症状的系统综述。全身多汗症应及时转诊进行内分泌检查，包括甲状腺功能检查和儿茶酚胺水平检查。局灶性特发性多汗症的诊断可以通过MIST测试来确诊，尽管这不是严格必需的，但可以正确标记受累部位，并在治疗失败时识别需要再次注射的部位。

18.3 解剖学机制

小汗腺（外泌汗腺）负责汗液的产生，汗液是一种清澈、无味、低渗的液体。腺体本身是一个长分支结构，有一个卷曲的分泌区和一个直的导管区[1-2]。外泌汗腺集中分布在手掌和脚掌，其次是前额、腋下和脸颊。它们由交感神经系统的胆碱能纤维支配，并协助调节体温。

18.4 注射技术

患者舒适地坐在躺椅上。治疗部位的选择基于患者病史和体格检查，以确定最活跃的区域。可选择进行碘淀粉测试以提高准确性（见第17

章）。在多汗症的活动区，用记号笔或眼线笔画出1cm×1cm的网格（▶图18.1）。局部麻醉并非常规使用连接在32G针头及1mL注射器进行注射。

Onabotulinumtoxin A以2.5U：0.1mL的稀释度使用，因为该浓度已被证明具有最强的抗胆碱能作用[16]。将0.1mL的等份试样输送到真皮-皮下连接处，到达网格线上交叉处的每个点位[19]。必须特别注意每次注射时产生特有的皮内“丘疹”，不同于面部肌肉注射时产生的皮下“风团”。应避免过度压力，以尽量减少扩散到下层肌肉组织。通常首先治疗前额区，因为它有最高浓度的小汗腺，是汗液分泌过多的最常见区域。该区域的平均注射剂量约为40U。对于鼻部和上唇多汗症，平均注射剂量为10U[19]。

18.5　随访与预后

患者在3周后接受复查，以监测进展和并发症。在这一点上，可以使用相同的技术，借助MIST测试，进行进一步的加强注射治疗。在得到满意的治疗效果后，将根据需要进行后期疗程设置。

18.6　并发症与潜在风险

扩散到底层肌肉组织导致相关肌肉无力可能是治疗最常见的并发症。在前额区，这种现象几乎是普遍存在的，但临床意义不大[14]。必须小心避免眉毛不对称或前额活动。此外，注射太靠近眉部可能会导致上睑下垂。因此，应避免在瞳孔外侧且距离眉毛2cm范围以内的前额区域进行注射。由于面部肌肉组织可能会对美容和功能产生影响，因此应更加谨慎地注射中面部和下面部。特别是在治疗鼻子时，注射位置应尽可能保持在中间，以避免扩散到鼻肌肉。此外，应充分告知患者，治疗上唇可能会导致嘴唇无法进行噘嘴动作，从而降低口腔功能[19]。谨慎注射可提高疗效并减少不必要的并发症。彻底的病史和体格检查对于确定继发性多汗症的症状和体征非常重要。

18.7　结论

肉毒毒素是一种安全、有效、持久、可靠的治疗面部多汗症的方法，可用于保守治疗失败且不愿接受手术的有症状患者。

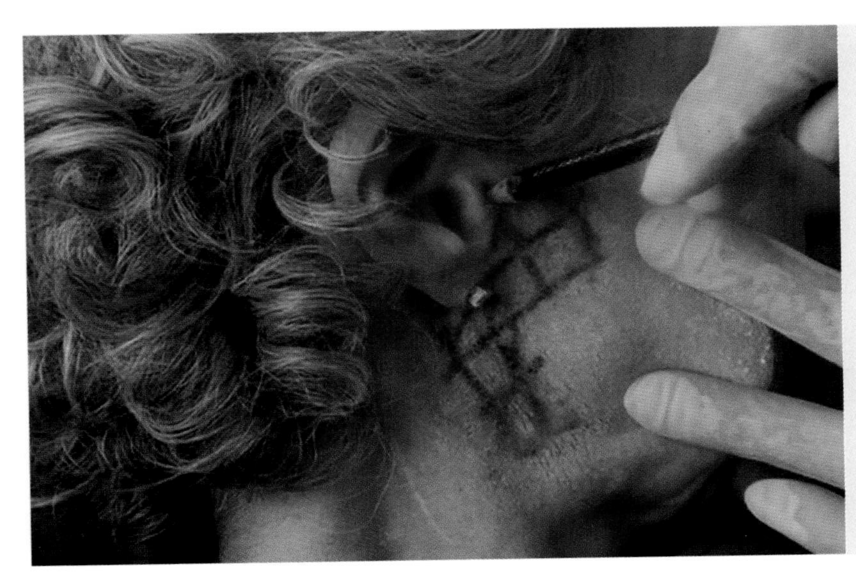

图18.1　用1cm×1cm网格标记高分泌区

18.8 要点回顾

- 肉毒毒素（BoNT）已被证明是一种安全有效的临时治疗特发性多汗症的药物。
- 目前，Onabotulinumtoxin A（Botox, Allergan plc, Irvine, CA）是FDA针对多汗症治疗的唯一配方。
- A型肉毒毒素（BoNT-A）和B型肉毒毒素（BoNT-B）均有效；然而，通常不使用BoNT-B，因为有迹象表明它可能比BoNT-A产生更多的副作用。
- 前额区的平均注射剂量为40U，而鼻和上唇多汗症的平均注射剂量为10U。

参考文献

[1] Kreyden OP, Scheidegger EP. Anatomy of the sweat glands, pharmacology of botulinum toxin, and distinctive syndromes associated with hyperhidrosis. Clin Dermatol.; 22(1):40–44.
[2] Trindade de Almeida AR, Hexsel DM. Hyperhidrosis and Botulinum Toxin. Sao Paulo: A.R.T. Almeida; 2004.
[3] Higashimoto I, Yoshiura K, Hirakawa N, et al. Primary palmar hyperhidrosis locus maps to 14q11.2–q13. Am J Med Genet A.; 140(6):567–572.
[4] Böni R. Generalized hyperhidrosis and its systemic treatment. Curr Probl Dermatol.; 30:44–47.
[5] Haider A, Solish N. Focal hyperhidrosis: diagnosis and management. CMAJ.; 172(1):69–75.
[6] Connolly M, de Berker D. Management of primary hyperhidrosis: a summary of the different treatment modalities. Am J Clin Dermatol.; 4(10):681–697.
[7] de Campos JR, Kauffman P, Werebe E de C, et al. Quality of life, before and after thoracic sympathectomy: report on 378 operated patients. Ann Thorac Surg.; 76(3):886–891.
[8] Dressler D, Adib Saberi F, Benecke R. Botulinum toxin type B for treatment of axillar hyperhidrosis. J Neurol.; 249(12):1729–1732.
[9] Shelley WB, Talanin NY, Shelley ED. Botulinum toxin therapy for palmar hyperhidrosis. J Am Acad Dermatol.; 38(2, Pt 1):227–229.
[10] Naumann M, Flachenecker P, Bröcker E-B, Toyka KV, Reiners K. Botulinum toxin for palmar hyperhidrosis. Lancet.; 349(9047):252.
[11] Schnider P, Binder M, Auff E, Kittler H, Berger T,Wolff K. Double-blind trial of botulinum A toxin for the treatment of focal hyperhidrosis of the palms. Br J Dermatol.; 136(4):548–552.
[12] Bushara KO, Park DM. Botulinum toxin and sweating. J Neurol Neurosurg Psychiatry.; 57(11):1437–1438.
[13] Bushara KO, Park DM, Jones JC, Schutta HS. Botulinum toxin-a possible new treatment for axillary hyperhidrosis. Clin Exp Dermatol.; 21(4):276–278.
[14] Böger A, Herath H, Rompel R, Ferbert A. Botulinum toxin for treatment of craniofacial hyperhidrosis. J Neurol.; 247(11):857–861.
[15] Nicholas R, Quddus A, Baker DM. Treatment of primary craniofacial hyperhidrosis: a systematic review. Am J Clin Dermatol.; 16(5):361–370.
[16] Rystedt A, Swartling C, Naver H. Anhidrotic effect of intradermal injections of botulinum toxin: a comparison of different products and concentrations. Acta Derm Venereol.; 88(3):229–233.
[17] Baumann LS, Halem ML. Botulinum toxin-B and the management of hyperhidrosis. Clin Dermatol.; 22(1):60–65.
[18] Glogau RG. Review of the use of botulinum toxin for hyperhidrosis and cosmetic purposes. Clin J Pain.; 18(6) Suppl:S191–S197.
[19] Glaser DA, Galperin TA. Botulinum toxin for hyperhidrosis of areas other than the axillae and palms/soles. Dermatol Clin.; 32(4):517–525.

第19章
肉毒毒素治疗流涎

Brianna K. Crawley, Scott M. Rickert, Senja Tomovic, and Andrew Blitzer

摘要

流涎可能是神经系统疾病的一种使人衰弱的后遗症。肉毒毒素（BoNT）浸润到主要唾液腺是一种可以减少唾液分泌量的很好的非侵入性选择。在这一章节，我们将重点阐述使用BoNT治疗唾液溢的解剖学机制、干预措施和技术。

关键词：唾液溢、腮腺、下颌下腺、超声引导、帕金森病、肌营养性侧索硬化症、腮腺炎

19.1　简介

流涎的定义是溢出唇缘的唾液分泌。婴儿流涎被认为是正常的生理现象，通常会在出生后第二年停止流涎。而4岁或4岁以上的患者流涎被认为是病理性的。流涎是一种常见于成人的神经功能缺损，如卒中、肌萎缩侧索硬化（ALS）、帕金森病（PD）患者，以及儿童和成人神经功能缺损（如脑瘫、智力低下等）患者的疾病。这主要是由于口腔/面部肌肉控制不良、唾液腺的高分泌状态、不良的姿势和不良的咬合等多种原因造成的。

正常成年人每天大约产生1.5L唾液。六大唾液腺中的双侧腮腺、下颌下腺和舌下腺，产生的唾液占总唾液的90%。口腔和口咽中的数百个小唾液腺产生其他的唾液。在静息基线状态，大约70%的唾液腺来自下颌下腺和舌下腺。当充分刺激时，唾液产量可增加5倍，腮腺产量显著增加[1]。唾液对口腔功能和健康很重要，它润滑食物团，为最初的食物分解提供淀粉酶，并通过其抑菌和杀菌特性防止局部感染。

唾液分泌的神经途径来自副交感神经系统，其信号来源于脑桥和髓质。节前纤维在耳和下颌下神经节中形成突触，然后节后到达腮腺（通过耳神经节）、下颌下腺和舌下腺（通过下颌下神经节）。受刺激时，交感肌收缩增强唾液的分泌。

与流涎相关的并发症有脱水、口臭和口腔/口腔周围卫生不良，这可能导致频繁的局部感染。这些并发症导致了许多社会心理问题，如孤立、社会地位低下和对护理的进一步依赖，并影响患儿和患者的正常社会化活动（比如对于流涎患儿来说，由于过度流涎而无法与其他小朋友共享玩具）。由于这些患者通常也有其他紧迫的医疗问题，流涎作为一个潜在的可治疗问题，常常被忽视。团队化地进行流涎治疗，治疗团队包括初级保健、牙科、神经病学、耳鼻喉科和心理职业治疗，可以较好地优化治疗结果[2]。

流涎有多种不同的病因，通常是多因素合并导致的，包括神经肌肉功能障碍、唾液分泌过多、感觉功能障碍和运动功能障碍。帕金森病（PD）是成人最常见的病因。假性延髓性麻痹、延髓性麻痹、面神经麻痹和中风是较不常见的原因。在儿童中，脑瘫和智力低下是最常见的病因。

唾液分泌过多通常由出牙、龋齿或口腔感染引起。药物、反流和病毒是导致唾液分泌过多的其他可能原因。帕金森病患者经常出现吞咽功能差的情况。解剖学结构异常，如巨舌症和错颌畸形、生理变化和神经系统变化，如面瘫，都会导致口腔功能

异常和分泌物增多。

19.2 诊断

流涎的评估应包括彻底的病史和体格检查，以确定其严重程度和频率，并衡量对患者生活质量的影响程度。请注意流涎的特征——在典型的一天中，流涎的一致性和流动模式对制定有效的治疗计划很重要。

全面的头颈部检查（特别强调神经系统检查）对于制定成功的治疗计划至关重要。头部位置、舌体大小、扁桃体大小、腺样体大小、口周皮肤情况、牙齿健康情况、下颌位置、错位咬合情况、是否存在鼻塞和口呼吸等都是重要的因素。神经系统体征，如吐舌癖、低敏感和高敏感的吞咽反射、吞咽效率低下、喉低敏感和高敏感，以及舌头的移动度是非常重要的需要注意的事项。可弯曲鼻咽喉镜是全面评估上气道解剖或神经异常检查的重要手段。

流涎可以用主观评估量表和客观评估量表来进行评估（▶ 表19.1）。

表19.1 流涎的主观评估和客观评估量表

流涎的主观评估量表	
1	流涎系数（Drooling quotient，DQ）：（观测到）40次/10h DQ =观察到的流涎百分比
2	流涎量表：
	1=无流涎
	3=偶尔流涎
	5=持续流涎打湿衣服/家具
3	Thomas-Stonell/Greenberg流涎评估[3]：
	程度：
	1=无流涎（嘴唇干燥）
	2=轻度流涎（打湿嘴唇）
	3=频繁流涎
	4=持续流涎
4	Wilkie and Brody流涎评估[4]：
	优秀：唾液控制正常
	良好：唾液轻微流失 ± 嘴唇干燥
	一般：显著残留唾液丢失或口腔周围泡沫增厚
	差：无法控制/太干
流涎的客观评估量表	
1	放射性同位素扫描[5]：在指定时间段在下巴采集
2	唾液流速（mL/min）：在口腔处使用牙卷，并在指定时间段后测量体重差

19.3 解剖学机制

流涎主要来自主要唾液腺：双侧腮腺和双侧下颌下腺（▶ 图19.1）。下颌下腺位于前颈部的二腹肌上方。每个腺体都有一个浅叶和深叶，由下颌舌肌分开。通常，深叶包含大部分腺体。分泌物从腺体分泌出来，沿着腺体上表面的下颌下腺导管，穿过舌神经并继续向前，至口底舌系带的外侧排出。

腮腺位于颧弓和下颌角之间，正好位于外耳的前方或下方。它的形状像一个倒置的金字塔。腮腺附近的标志物包括内侧的茎突、内侧的二腹肌后腹部、前方的下颌骨和后方的胸锁乳突肌。3个主要结构贯穿腮腺：将腮腺上叶和深叶分开的面神经及其相关分支、颈外动脉的上颌支和颞浅动脉分支，以及下颌后静脉。

来自小导管结构的唾液流在腮腺导管中汇合，并向内侧和外侧引流至口腔黏膜口，其开口靠近第二上臼齿。

19.4 治疗技术

团队化进行流涎的治疗在临床上往往是最事半功倍、最成功的方式[1]。职业治疗师和语言病理学家致力于改善吞咽功能，并通过练习或头背式轮椅等设备帮助提供姿势支持。口腔科医生治疗咬合错位问题及口腔龋坏问题。牙齿矫正器具或定制的

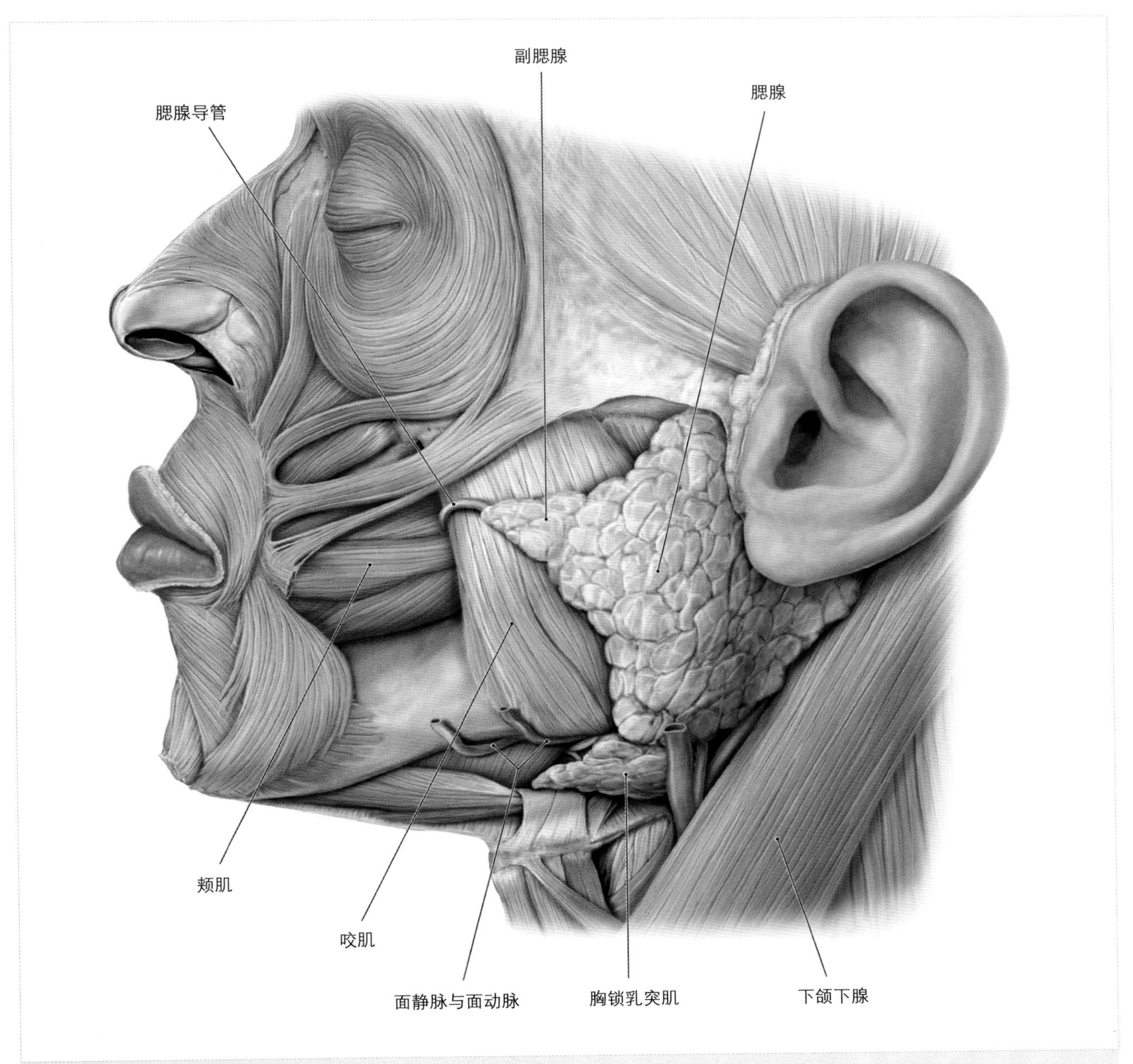

图19.1　下颌下腺和腮腺（Schuenke M, Schulte E, Schumacher U. THIEME Atlas of Anatomy: Head, Neck, and Neuroanatomy. Illustrations by Voll M and Wesker K. 2nd Ed. New York: Thieme Medical Publishers; 2016.）

上颚镶嵌物可以帮助提高口腔功能。初级护理和社会工作团队致力于改善影响患者的基本生活质量问题。耳鼻喉科团队努力纠正可能导致流涎的任何解剖学结构异常，如腺样体/扁桃体肥大、鼻塞和巨舌。神经科医生帮助确定任何与流涎相关的神经性病变，以制订有助于治疗计划的适当口服药物。

当所有团队成员开会讨论患者的各种问题时，将根据患者的意见制订整体治疗计划。治疗方法应从保守治疗开始（观察、姿势改变、生物反馈治疗），到更积极的药物治疗、放射治疗和手术治疗。

抗胆碱能药物在减少流涎方面非常有效，但可能受到药物副作用的限制。将BoNT-A注射到腮腺和下颌下腺是安全有效的治疗方法，但由于效果是暂时的，因此需要重复注射。手术干预，比如唾液腺切除、唾液管结扎和导管改道，为严重的流涎患者提供了最有效且永久的治疗，可以长效改善患者的生活质量。

19.4.1 非侵入性技术

对于症状轻微或神经功能不稳定的患者，观察也是一种选择[1]。对于4岁以下的儿童，如果流涎不严重，通常也会观察一下。对于那些依从性良好的患者，可以以控制口腔运动为目的，启动长期的喂食/进食计划和长期的练习。

生物反馈已被证明在与流涎有关的轻度神经功能缺损患者和8岁以上的患者中是有效的[8]。缺点是，这些患者通常习惯于反馈，如果反馈装置持续一成不变，则其效用会随着时间的推移而降低[9]。进一步的正强化反馈和负强化反馈也可以作为控制流涎的辅助方法，但这些方法往往都收效甚微[10]。

对那些口腔闭合性较差的患者，护板的设计可以帮助其嘴唇更好地闭合[11-12]。珠子可以放在上护板上，也可以用来刺激舌头的运动，并将唾液引向咽喉，对流涎起到温和的改善效果[13-14]。

在一项小型研究中，舌部的针灸疗法显示出有限的主观改善效果[15]。尽管需要进一步研究，但对于那些无法忍受更多侵入性治疗方法的人来说，这种方法是一种可供选择的微创技术。

如果这些非侵入性方法都不能改善流涎，那么可能需要采用更具侵入性的技术，如口服药物、注射BoNT、放射治疗和外科干预。

19.4.2 抗胆碱能药物

抗胆碱能药物通过阻断唾液流的副交感神经支配发挥作用。格隆溴铵和东莨菪碱都已被证明是有效的。依照惯例，抗胆碱能药物在青光眼、阻塞性尿路病、胃肠动力紊乱或重症肌无力患者中禁用，并且在老年患者中通常耐受性较差[6]。不幸的是，格隆溴铵和东莨菪碱都有严重的副作用，超过30%的患者无法耐受这些药物。例如，23%服用格隆溴铵的患者有明显的行为改变[16]，而大量服用东莨菪碱或格隆溴铵的患者并发尿潴留和视力模糊[16-17]。

19.4.3 肉毒毒素注射技术

由于抗胆碱能药物的副作用相对较高，BoNT注射成为流涎非手术治疗的主要方法。它不仅阻断神经肌肉突触终板处乙酰胆碱的释放，还阻断唾液腺的胆碱能副交感神经分泌纤维。有几个系列和随机对照临床试验评估了BoNT改善各种神经系统疾病患者流涎的能力。通过绝大多数患者的主观评估量表、观测到唾液分泌的客观减少，BoNT显示出显著的治疗效果。Dashtipour等的一项系统综述综合了最新的数据，评估了BoNT治疗PD和ALS患者流涎的6项随机对照试验。研究中涉及的样本量为9～54名患者，在腮腺和下颌下腺注射BoNT-B和BoNT-A，注射剂量分别为1000～4000U和250U，随访时间为4～16周。结果显示，流涎的主观和客观指标均有显著改善，且并发症较少。尽管在剂量、技术和随访方面存在局限性和可变性，但这清楚地表明了强有力的证据支持BoNT治疗流涎的有效性和安全性[18]。最近对长期数据和文献的另一项回顾发现，在主观和客观减少唾液方面，有类似的统计学上显著的积极成果。这项研究还强调，与ALS患者相比，老年患者效果持续时间更长，PD患者具有良好的安全性/疗效比率[19]。BoNT在唾液腺瘘中的应用也越来越多，以帮助优化治疗结果，缩短愈合时间，并减少更多侵入性干预的需要[20-21]。

潜在的并发症包括口干、唾液黏度变化、轻度短暂吞咽困难、轻度咀嚼无力、颈部疼痛和腹泻。这些症状可能是由于剂量依赖性、针头放置不准确或BoNT扩散到局部肌肉。目前没有证据表明唾液减少导致口腔健康变化的担忧。尚未报道龋齿风险增加，此外，一项研究表明，在注射BoNT-A前和注射后1个月，唾液成分或致癌细菌计数没有显著变化[22]。

文献中报道的BoNT-A典型注射剂量范围为每个腺体5～50U。在我们的实践中发现，在超声引导下注射中等剂量的药物，并在必要时进行后期注射，已获得了令人满意的效果。尽管BoNT可以单独注射到腮腺，但同时注射到下颌下腺和腮腺时，它在控制流涎方面更为显著。注射可以通过触诊腺体、EMG引导或超声引导进行。一些作者认为，使用超声引导注射肉毒毒素可以降低并发症的风险[23]。在EMG引导下注射时，EMG用于避免在肌肉内注射。在注射下颌下腺时，进入腺体后听到的听觉动作电位可能反映了下颌舌肌的活动，并表明针尖已经越过腺体的实质。在超声引导下注射时，可以看到针头，了解相邻组织的运动，并且可以在针尖部位清楚地看到一个小的"液泡"（▸图19.2，▸图19.3）。

出于上述原因，尤其是下颌下腺更难触诊，作者建议在超声引导下进行注射。邻近多块吞咽肌的腺体位置增加了BoNT注射意外或扩散的风险，导致在下颌下腺神经切断之前，在已经有吞咽困难风险的人群中造成吞咽困难。

文献报道总体支持BoNT注射作为一种安全有效的治疗流涎的方法。然而，需要注意的是，理想剂量、最佳类型的BoNT和最有效的注射方法尚未确定。长期控制病情需要多次注射，通常每4个月注射一次（对于BoNT-A）。

肉毒毒素注射治疗流涎的技术

一旦确定了解剖学结构，就用局部利多卡因乳膏或1%利多卡因肾上腺素注射液（1：100 000）对患者进行表面麻醉。用一只手触摸腺体，将针头插入腺体内。如果腺体难以触诊，可以进行仔细的口内反压。将BoNT缓慢注射到整个腺体中，直到达到所需的注射剂量。如果腺体不易触到，超声引导对指导注射非常有用。只要注射在腺体内，肉毒毒素扩散到局部肌肉组织的风险就很低。缓慢注射可降低扩散压力，并有助于将这种风险降至最低。

超声引导下注射可以从视觉上保证正确的注射位置和分布。用乙醇清洗皮肤表面，首先用被无菌

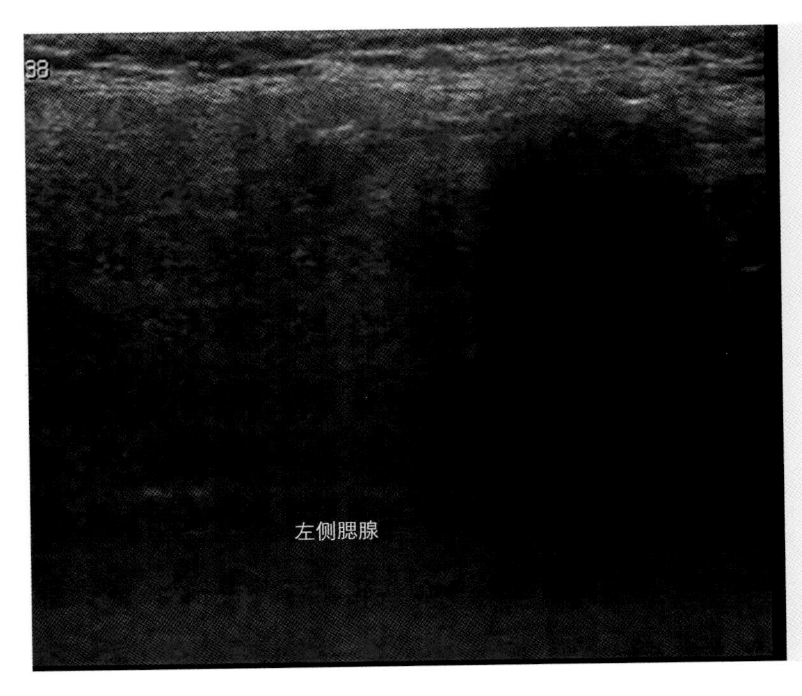

图19.2 超声引导下腮腺内注射

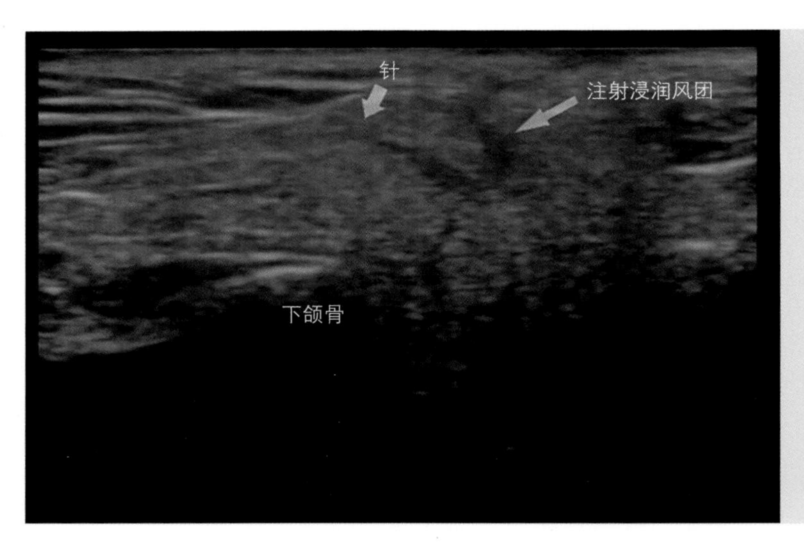

图19.3 超声引导下进行左侧腮腺注射。箭头处指示针和液泡

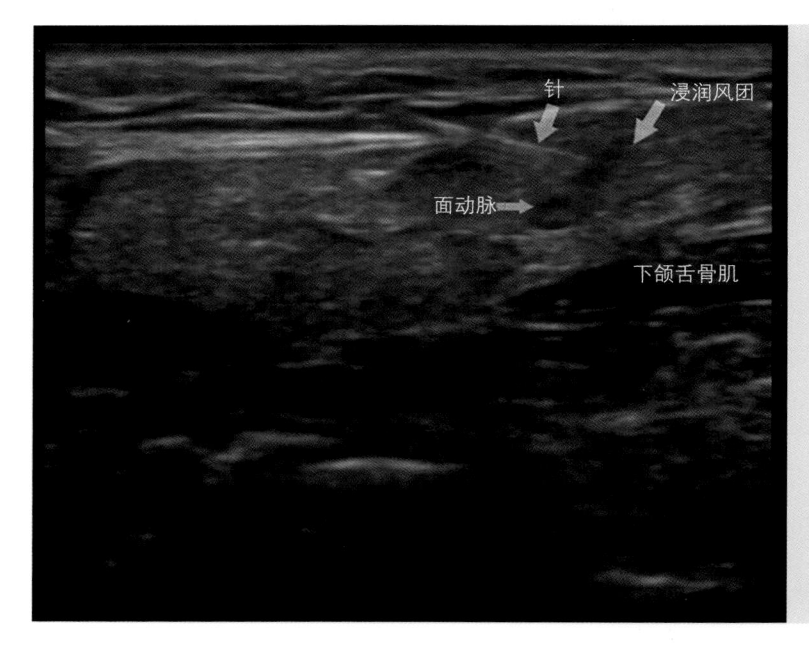

图19.4 超声引导下进行右下颌下腺腺体内注射。箭头指示针和浸润风团，关键结构（下颌舌骨肌和面部动脉）是可视化的并可以避免的

覆盖的超声探头观察腺体。然后将一根25G的注射针在超声显影下插入腺体。当证实BoNT位于腺体实质内，而不是肌肉组织或血管内时，BoNT就会缓慢浸润，在超声下可见浸润风团（▶ 图19.3，▶ 图19.4）。

然后可以在超声引导下将针推进或重新定位。我们通常从每个下颌下腺注射17.5～25U BoNT-A开始，每侧腮腺注射25～50U BoNT-A。可根据患者报道的症状根据需要调整剂量。根据作者的经验，尾部区域存在大量腮腺组织，尤其是腺体萎缩时，超声有助于更精确地显示该区域。

19.4.4 放射治疗

除了BoNT注射外，对于那些无法接受医疗或外科治疗的患者，唾液腺放射治疗是另一种选择[24]。可以精确滴定到所需的效果，因为放射治疗会导致口干。由于潜在的恶性肿瘤通常不会在放射治疗后15～20年发生，因此这种治疗仅适用于虚弱和年老的患者。

19.4.5　手术治疗

流涎有几种可行的外科治疗方法，包括唾液管改道、唾液管结扎和切除唾液腺的手术。通常，手术干预包括上述方法的联合应用，以提供更完整和永久的唾液溢解决方案。

下颌下腺或腮腺导管的重新定位有助于向后引导唾液流，以限制流涎。这种方法可能导致潜在的龋齿，并增加误吸的风险，但它避免形成外部切口。

鼓室神经切除术可以使中耳鼓室丛的唾液腺失神经。这是一个相对简单的手术，可以在轻度镇静下进行。由于靠近鼓索，味觉丧失较罕见。这种干预通常是暂时性的，因为神经纤维会在12～18个月再生其通路[25]。

下颌下腺切除术是控制流涎的最有效的方法，也是外科治疗的主要方法。通常，该手术通过外部切口进行，存在一定风险，例如面神经损伤，特别是下颌边缘神经，但近期的面神经监测和良好的解剖学标志很好地控制了风险的发生。最有效的手术方法是下颌下腺切除术和腮腺导管重新定位术或腮腺导管结扎术，以限制腮腺唾液流量。其在控制流涎方面非常有效，导致面肌无力的概率较低，并显著改善患者的生活质量[7]。那些采用其他治疗方案失败的患者，使用这种最积极的治疗流涎的方法取得了良好的效果。

19.5　唾液腺中肉毒毒素的新用途

BoNT的临床使用范围已经在逐渐扩大，最近已经在腮腺炎的背景下进行了一些新的探索。虽然限于FDA的批准适应证，这些新的尝试仅在病例报道中被描述过，但值得一提的是，它为治疗这些顽固性和进展性疾病开辟了新的前景。

一些研究表明BoNT在Sjögren综合征相关复发性腮腺炎中的应用[26-27]。Sjögren综合征中复发性腮腺炎的潜在机制涉及腺体和导管系统的淋巴细胞浸润导致的唾液扩张，导致唾液淤滞，进而导致炎症和感染。通过注射BoNT减少唾液积聚量，已经能够减少腮腺炎的症状和所需的抗生素治疗次数[26-27]。此外，有一份报道称，BoNT用于导管扩张失败的症状性涎腺导管狭窄，并替代了唾液腺切除术[28]。在所有病例中，当其他干预措施失败时，可以注射BoNT治疗阻塞性唾液腺炎，作为一种侵袭性较低的降低风险的替代方案。

19.6　结论

流涎在患有神经系统疾病的成人和儿童人群中都是一个常见的问题。了解患者的生活质量问题对于以团队方式更好地制定治疗策略非常重要。非侵入性方法，如观察、姿势改变和生物反馈，适用于轻度病例。然而，更严重的病例通常需要内科、放射科或外科联合治疗。向唾液腺注射BoNT是一种有效且安全的短期解决方案，需要在3～4个月的周期内重复注射。放射治疗适用于不适合外科和内科治疗的患者。对于保守治疗失败或预期神经功能障碍延长的严重病例，手术干预措施如唾液管改道、唾液管结扎、鼓室神经切除术和唾液腺切除术可再次使用。

19.7　要点回顾

- 流涎是由神经肌肉功能性障碍、唾液分泌过多、感觉功能性障碍和运动功能性障碍综合引起的。
- 由初级保健医生、口腔科医生、神经科医生、耳鼻喉科医生和职业治疗师组成的治疗团队可改善治疗效果。
- 包括姿势改变、生物反馈和口腔器械在内的非侵入性技术是轻度流涎的治疗选择。口服抗胆碱能药物的效果受到副作用的限制。

- 肉毒毒素是流涎的主要非手术治疗方法，可暂时性主观和客观减少流涎。超声引导和重复注射可优化效果。
- 手术干预包括唾液腺切除术和唾液管结扎或改道，是为流涎提供永久治疗的有效方法。

参考文献

[1] Stuchell RN, Mandel ID. Salivary gland dysfunction and swallowing disorders. Otolaryngol Clin North Am.; 21(4): 649–661.

[2] Crysdale WS. Drooling. Experience with team assessment and management. Clin Pediatr (Phila).; 31(2):77–80.

[3] Thomas-Stonell N, Greenberg J. Three treatment approaches and clinical factors in the reduction of drooling. Dysphagia.; 3(2):73–78.

[4] Wilkie TF. The problem of drooling in cerebral palsy: a surgical approach. Can J Surg.; 10(1):60–67.

[5] Sochaniwskyj AE. Drool quantification: noninvasive technique. Arch Phys Med Rehabil.; 63(12):605–607.

[6] Hockstein NG, Samadi DS, Gendron K, Handler SD. Sialorrhea: a management challenge. Am Fam Physician.; 69(11):2628–2634.

[7] Shott SR, Myer CM, III, Cotton RT. Surgical management of sialorrhea. Otolaryngol Head Neck Surg.; 101(1):47–50.

[8] Domaracki LS, Sisson LA. Decreasing drooling with oral motor stimulation in children with multiple disabilities. Am J Occup Ther.; 44(8):680–684.

[9] Lancioni GE, Brouwer JA, Coninx F. Automatic cueing to reduce drooling: a long-term follow-up with two mentally handicapped persons. J Behav Ther Exp Psychiatry.; 25(2): 149–152.

[10] Thorbecke PJ, Jackson HJ. Reducing chronic drooling in a retarded female using a multi-treatment package. J Behav Ther Exp Psychiatry.; 13(1):89–93.

[11] Asher RS, Winquist H. Appliance therapy for chronic drooling in a patient with mental retardation. Spec Care Dentist.; 14(1):30–32.

[12] Hoyer H, Limbrock GJ. Orofacial regulation therapy in children with Down syndrome, using the methods and appliances of Castillo-Morales. ASDC J Dent Child.; 57(6):442–444.

[13] Limbrock GJ, Fischer-Brandies H, Avalle C. Castillo-Morales' orofacial therapy: treatment of 67 children with Down syndrome. Dev Med Child Neurol.; 33(4):296–303.

[14] Inga CJ, Reddy AK, Richardson SA, Sanders B. Appliance for chronic drooling in cerebral palsy patients. Pediatr Dent.; 23(3):241–242.

[15] Wong V, Sun JG, Wong W. Traditional Chinese medicine (tongue acupuncture) in children with drooling problems. Pediatr Neurol.; 25(1):47–54.

[16] Mier RJ, Bachrach SJ, Lakin RC, Barker T, Childs J, Moran M. Treatment of sialorrhea with glycopyrrolate: a double-blind, dose-ranging study. Arch Pediatr Adolesc Med.; 154(12):1214–1218.

[17] Talmi YP, Finkelstein Y, Zohar Y. Reduction of salivary flow with transdermal scopolamine: a four-year experience. Otolaryngol Head Neck Surg.; 103(4):615–618.

[18] Dashtipour K, Bhidayasiri R, Chen JJ, Jabbari B, Lew M, Torres-Russotto D. RimabotulinumtoxinB in sialorrhea: systematic review of clinical trials. J Clin Mov Disord.; 4:9.

[19] Petracca M, Guidubaldi A, Ricciardi L, et al. Botulinum Toxin A and B in sialorrhea: long-term data and literature overview. Toxicon.; 107 Pt A:129–140.

[20] Lim YC, Choi EC. Treatment of an acute salivary fistula after parotid surgery: botulinum toxin type A injection as primary treatment. Eur Arch Otorhinolaryngol.; 265(2):243–245.

[21] Laskawi R, Winterhoff J, Köhler S, Kottwitz L, Matthias C. Botulinum toxin treatment of salivary fistulas following parotidectomy: follow-up results. Oral Maxillofac Surg.; 17(4):281–285.

[22] Tiigimäe-Saar J, Taba P, Tamme T. Does Botulinum neurotoxin type A treatment for sialorrhea change oral health? Clin Oral Investig.; 21(3):795–800.

[23] Marina MB, Sani A, Hamzaini AH, Hamidon BB. Ultrasoundguided botulinum toxin A injection: an alternative treatment for dribbling. J Laryngol Otol.; 122(6):609–614.

[24] Borg M, Hirst F. The role of radiation therapy in the management of sialorrhea. Int J Radiat Oncol Biol Phys.; 41(5):1113–1119.

[25] Frederick FJ, Stewart IF. Effectiveness of transtympanic neurectomy in management of sialorrhea occurring in mentally retarded patients. J Otolaryngol.; 11(4):289–292.

[26] O' Neil LM, Palme CE, Riffat F, Mahant N. Botulinum toxin for the management of Sjögren syndrome-associated recurrent parotitis. J Oral Maxillofac Surg.; 74(12):2428–2430.

[27] Daniel SJ, Diamond M. Botulinum toxin injection: a novel treatment for recurrent cystic parotitis Sjögren syndrome. Otolaryngol Head Neck Surg.; 145(1):180–181.

[28] Kruegel J, Winterhoff J, Koehler S, Matthes P, Laskawi R. Botulinum toxin: a noninvasive option for the symptomatic treatment of salivary gland stenosis - a case report. Head Neck.; 32(7):959–963.

第20章
肉毒毒素治疗辐射性痉挛和疼痛

Diana N. Kirke, Brian E. Benson, and Tanya K. Meyer

摘要

肉毒毒素（BoNT）可用于头颈部癌症放射治疗后遗症的治疗。术语“辐射纤维化综合征”（RFS）涵盖了这些后遗症，包括肌肉痉挛、颈部肌张力障碍和肌肉萎缩，以及神经性疼痛，包括三叉神经痛、颈丛神经痛和偏头痛。治疗头颈部癌症（HNC）患者的重要性在于，几乎一半的患者在完成治疗后继续受到慢性疼痛的困扰，因此有面临阿片类药物滥用的风险。现在癌症患者都有可能长期生存，这确实会影响生活质量。本章讨论了辐射HNC患者所需的适当检查和注射技术。

关键词：肉毒毒素、头颈部、疼痛、辐射、痉挛

20.1 简介

肉毒毒素（BoNT）治疗头颈部疾病的应用也可以扩展到HNC治疗的后遗症。这些并发症包括颈部手术如颈淋巴结清扫术等术后慢性和神经性疼痛、放射治疗后的肌肉痉挛，以及放射诱导的肌肉萎缩和纤维化[1]。事实上，在治疗后的几年中，45%的患者会受到疼痛的持续困扰，其中1/4的患者会出现严重疼痛[2]。随着癌症患者的长期生存变得越来越普遍，疼痛会非常影响患者的生活质量（QOL），并可能导致严重抑郁、焦虑和社会活动减少[2-3]。这是令人担忧的，因为这可能导致阿片类药物滥用。与其他癌症患者（如肺癌和结肠癌）相比，确诊为HNC的患者更有可能服用阿片类药物[4]。虽然BoNT的镇痛效果尚不明确，但有证据表明，使用BoNT可以在帮助缓解HNC治疗后的身体后遗症方面发挥重要作用[1,5-8]。此外，近期的《头颈部癌症生存指南》中建议使用BoNT作为辅助治疗，以治疗颈部肌张力障碍（CD）和与张口受限相关的疼痛[3]。

辐射纤维化综合征（RFS）是一个术语，用于描述放射治疗后的并发症，并将并发症分为两大类，包括肌肉痉挛和神经性疼痛。肌肉痉挛包括颈部肌张力障碍（CD）和张口受限，而神经性疼痛包括三叉神经痛、颈丛神经痛和偏头痛[1]。本章将以RFS为框架，回顾前几章，并强调与HNC患者相关的重要问题，并依次讨论以下几种情况[1]：

- 肌肉痉挛：
  - 颈部肌张力障碍。
  - 张口受限。
- 神经性疼痛：
  - 三叉神经痛。
  - 颈丛神经痛。
  - 偏头痛。

20.2 诊断

患者应提供完整的病史和体格检查，以排除其症状可归因于复发或新发恶性肿瘤的可能性。如果有怀疑，则应进行适当的评估，包括对该部位进行影像学检查。如果没有复发或新的恶性肿瘤，并且患者的标准保守治疗和药物治疗失败，那么可以考

虑在受累区域注射BoNT。保守治疗可包括物理治疗如肌筋膜松解、运动范围训练和淋巴水肿管理。药物治疗可包括使用镇痛药，如对乙酰氨基酚、布洛芬、阿片类药物、局部使用利多卡因，以及神经稳定剂，如加巴喷丁和阿米替林。在开始BoNT治疗之前，患者必须经历多少次治疗失败尚不清楚，但一项研究提示需要至少两次治疗失败[5]才选择BoNT治疗。注射前后需要考虑的重要指标包括疼痛的视觉模拟量表（VAS）和与患者最相关的QOL量表。

20.3 解剖学机制和技术

解剖学机制和注射技术已在第7章（颈部肌张力障碍）、第12章（颞下颌关节紊乱）、第14章（偏头痛）和第16章（三叉神经痛）中描述。然而，与HNC患者相关的一些重要考虑因素将在下文中讨论，因为它们与RFS框架相关。注射的剂量汇总在图20.1中。

20.3.1 肌肉痉挛性颈部肌张力障碍

放疗后HNC患者颈部肌肉痉挛，根据定义并不应该是肌张力障碍，但肯定与颈部肌肉的持续固定导致颈部、头部和肩部的异常姿势相关。这是由于颈部肌肉组织的放射性纤维化，进而导致伴有或不伴有肌筋膜疼痛的不自主痉挛。目前的《头颈部癌症生存指南》建议，如果在检查中有这些发现，则转诊接受BoNT-A注射，可以治疗的肌肉通常是那些引起侧颈的肌肉，包括同侧的胸锁乳突肌（SCM）、头夹肌、斜角肌复合体、肩胛提肌和斜方肌，相关内容见第7章表7.1和图7.1。

如果手术中使用了覆盖皮瓣（例如胸大肌皮瓣），那么该皮瓣覆盖区也会受到影响[9]。与CD一样，注射的肌肉也有变化；然而，注射应该在挛缩峰值部位进行，可以通过触诊颈部的明显条索来进行评估（▶ 视频20.1）[9]。使用的剂量也有差异，一项研究报道，为了避免吞咽功能受损，每块肌肉平均注射22U的BoNT-A，而另一项研究表明，使用的剂量与治疗CD通常使用的剂量（200～300U的BoNT-A）相同，不需要降低剂量[6,8]。

张口受限

放疗后，多达38%的患者会出现张口受限，张口受限的定量定义为最大间隔≤35mm[3]。张口受限是咀嚼肌放疗后纤维化的结果，通常与疼痛相关，并且会影响饮食、说话和口腔卫生[7]。在迄今为止唯一测量BoNT注射前后口腔间距离的研究中，双侧咬肌注射后，最大张口距离没有改善，但疼痛有所改善。因此，根据《头颈部癌症生存指南》，BoNT-A可作为一种辅助治疗[3]。对于其他颞下颌关节疾病，咬肌注射的起始剂量应为25U，每侧咬肌不超过50U[6]。

20.3.2 神经性疼痛——三叉神经痛

第16章所述症状也可能发生在放疗之后HNC患者身上。据报道，该亚组患者的BoNT-A使用剂量范围为70～200U[1]。

颈丛神经痛

HNC患者的神经病理性疼痛部位通常分布在颈丛[10]。这种类型的疼痛通常被描述为灼痛或放射痛和/或异常性疼痛。与BoNT在颈部挛缩症中的广泛应用不同，这种情况下，可以将BoNT直接注射在疼痛部位，从而获得不错的镇痛效果[9]。

偏头痛

第14章所述症状也可能发生在放疗后的HNC患者身上。据报道，该患者亚组的BoNT-A使用剂量为100U[1]。

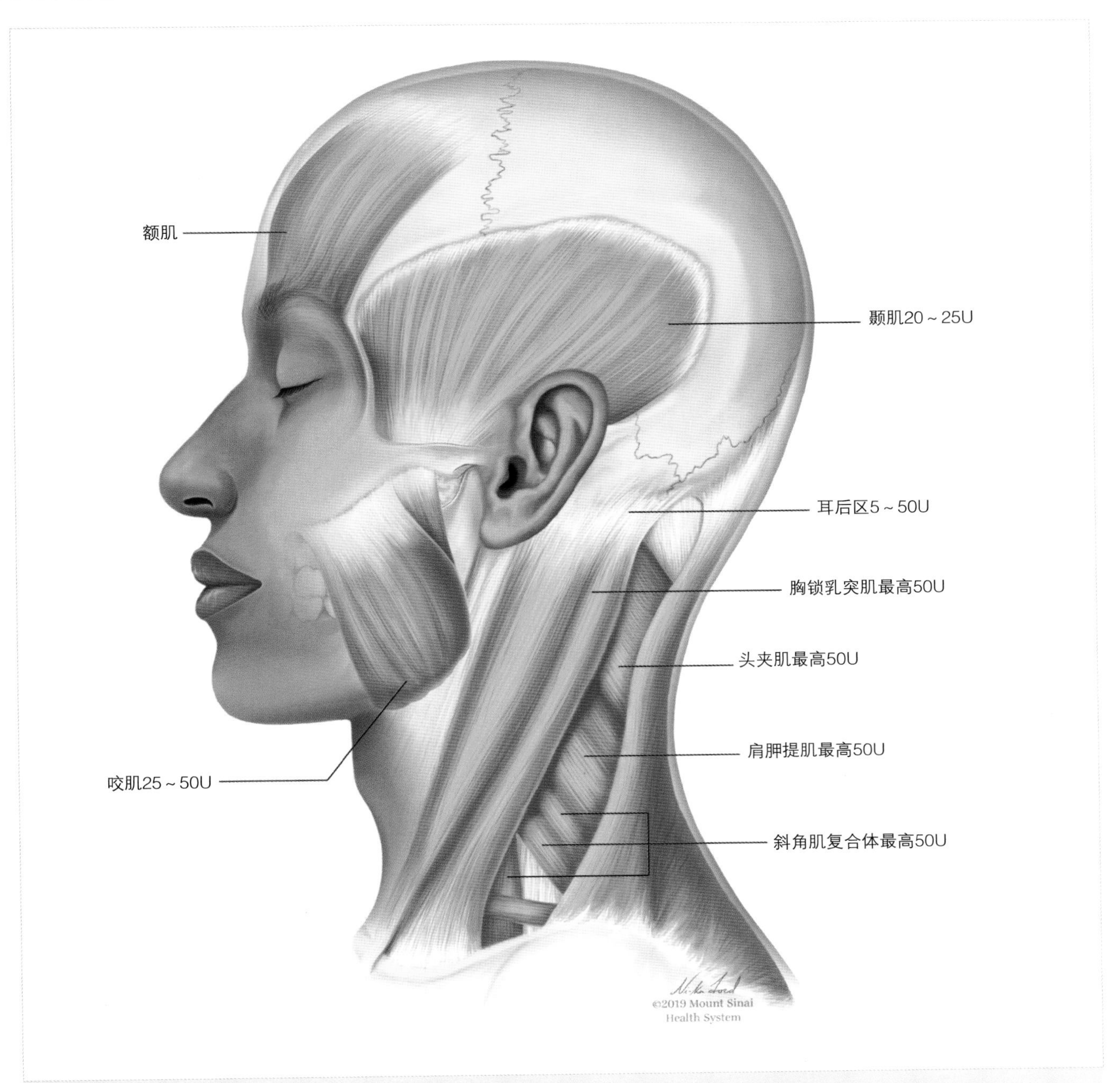

图20.1 放射性头颈部癌症患者可能需要注射肉毒毒素（BoNT）的部位，以及BoNT-A的相关注射剂量（Printed with permission from Mount Sinai Health System.）

20.4 随访与预后

患者应在注射后2周进行随访，以评估治疗效果。如果效果不理想，则可以使用相同的技术进行再次注射，而如果治疗后效果令人满意，则患者可以根据需要进行随访。

20.5 并发症与潜在风险

与这些注射技术相关的并发症已在第7章（颈部肌张力障碍）、第12章（颞下颌关节紊乱）、第14章（偏头痛）和第16章（三叉神经痛）中描述。然而，在与HNC患者相关时，存在一些应考虑的其他相关因素，包括吞咽困难和口干暂时恶化的可能性。虽然症状短暂且通常持续不超过2周，但仍然会给患者带来困扰，好在这些并发症可以通过减少注射剂量来缓解，特别是在注射前颈部时，可优先向上注射，以尽可能使BoNT扩散远离咽部肌肉组织[1]。

20.6 要点回顾

- 肉毒毒素可用于治疗头颈部癌症手术治疗和放化疗后的早期和晚期后遗症。
- 它可以广泛治疗的症状包括肌肉痉挛和神经性疼痛：
  - 肌肉痉挛包括颈部肌张力障碍和肌肉萎缩。
  - 神经性疼痛包括三叉神经痛、颈丛神经痛和偏头痛。

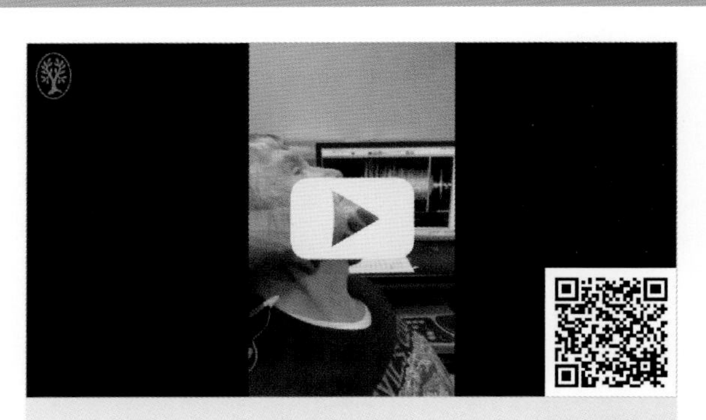

视频20.1 颈部肌张力障碍。该患者在喉癌放射治疗后，双侧胸锁乳突肌（SCM）出现疼痛性痉挛。患者接受EMG引导下的双侧SCM（视频中显示的右侧SCM）注射25U，当患者推压注射器的对侧手时，可以听到其肌肉活动的声音。[0:45]

参考文献

[1] Stubblefield MD, Levine A, Custodio CM, Fitzpatrick T. The role of botulinum toxin type A in the radiation fibrosis syndrome: a preliminary report. Arch Phys Med Rehabil.; 89(3):417–421.

[2] Cramer JD, Johnson JT, Nilsen ML. Pain in head and neck cancer survivors: prevalence, predictors, and quality–of–life impact. Otolaryngol Head Neck Surg.; 159(5):853–858.

[3] Cohen EEW, LaMonte SJ, Erb NL, Beckman KL, Sadeghi N, Hutcheson KA, et al. American Cancer Society Head and Neck Cancer Survivorship Care Guideline. CA Cancer J Clin.; 66(3):203–239.

[4] Sethi RKV, Panth N, Puram SV, Varvares MA. Opioid prescription patterns among patients with head and neck cancer. JAMA Otolaryngol Head Neck Surg.; 144(4):382–383.

[5] Rostami R, Mittal SO, Radmand R, Jabbari B. Incobotulinum toxin–A improves post–surgical and post–radiation pain in cancer patients. Toxins (Basel).; 8(1):22–28.

[6] Mittal S, Machado DG, Jabbari B. OnabotulinumtoxinA for treatment of focal cancer pain after surgery and/or radiation. Pain Med.; 13(8):1029–1033.

[7] Hartl DM, Cohen M, Juliéron M, Marandas P, Janot F, Bourhis J. Botulinum toxin for radiation–induced facial pain and trismus. Otolaryngol Head Neck Surg.;

138(4):459–463.
[8] Van Daele DJ, Finnegan EM, Rodnitzky RL, Zhen W, McCulloch TM, Hoffman HT. Head and neck muscle spasm after radiotherapy: management with botulinum toxin A injection. Arch Otolaryngol Head Neck Surg.; 128(8):956–959.
[9] Bach CA, Wagner I, Lachiver X, Baujat B, Chabolle F. Botulinum toxin in the treatment of post–radiosurgical neck contracture in head and neck cancer: a novel approach. Eur Ann Otorhinolaryngol Head Neck dis.; 129(1):6–10.
[10] Wittekindt C, Liu W–C, Preuss SF, Guntinas–Lichius O. Botulinum toxin A for neuropathic pain after neck dissection: a dose–finding study. Laryngoscope.; 116(7):1168–1171.

索引